Praxis der Brustoperationen

Springer
*Berlin
Heidelberg
New York
Barcelona
Budapest
Hongkong
London
Mailand
Paris
Santa Clara
Singapur
Tokio*

U. Herrmann · W. Audretsch

Praxis der Brustoperationen

Tumorchirurgie – Organerhaltung
Wiederherstellung – Formveränderung

Mit 86 meist farbigen Abbildungen in 329 Teilfiguren
und 11 separaten Schnittmodellen

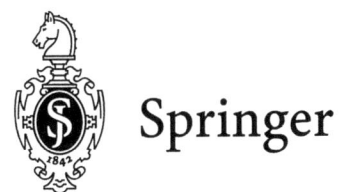

Privatdozent Dr. Dr. Uwe Herrmann
Klinik Aschaffenburg, Frauenklinik, 63739 Aschaffenburg

Professor Dr. Werner Audretsch
Krankenhaus Gerresheim, Abteilung für Senologie, 40625 Düsseldorf

Wissenschaftliche Zeichnungen: Teresa Renau, Berlin

Abbildung auf dem Einband: Exstirpation eines malignen Mammatumors, s. S. 32.

ISBN-13: 978-3-642-79609-8

Die Deutsche Bibliothek – CIP-Einheitsaufnahme

Herrmann, Uwe:
Praxis der Brustoperationen: Tumorchirurgie – Organerhaltung; Wiederherstellung – Formveränderung / U. Herrmann; W. Audretsch. – Berlin; Heidelberg; New York; Barcelona; Budapest; Hong Kong; London; Mailand; Paris; Tokyo: Springer, 1996
  ISBN-13: 978-3-642-79609-8   e-ISBN-13: 978-3-642-79608-1
  DOI: 10.1007/978-3-642-79608-1
NE: Audretsch, Werner:

Dieses Werk ist urheberrechtlich geschützt. Die dadurch begründeten Rechte, insbesondere die der Übersetzung, des Nachdrucks, des Vortrags, der Entnahme von Abbildungen und Tabellen, der Funksendung, der Mikroverfilmung oder der Vervielfältigung auf anderen Wegen und der Speicherung in Datenverarbeitungsanlagen, bleiben, auch bei nur auszugsweiser Verwertung, vorbehalten. Eine Vervielfältigung dieses Werkes oder von Teilen dieses Werkes ist auch im Einzelfall nur in den Grenzen der gesetzlichen Bestimmungen des Urheberrechtsgesetzes der Bundesrepublik Deutschland vom 9. September 1965 in der jeweils geltenden Fassung zulässig. Sie ist grundsätzlich vergütungspflichtig. Zuwiderhandlungen unterliegen den Strafbestimmungen des Urheberrechtsgesetzes.

© Springer-Verlag Berlin Heidelberg 1996
Softcover reprint of the hardcover 1st edition 1996

Die Wiedergabe von Gebrauchsnamen, Handelsnamen, Warenbezeichnungen usw. in diesem Werk berechtigt auch ohne besondere Kennzeichnung nicht zu der Annahme, daß solche Namen im Sinne der Warenzeichen- und Markenschutz-Gesetzgebung als frei zu betrachten wären und daher von jedermann benutzt werden dürften.
Produkthaftung: Für Angaben über Dosierungsanweisungen und Applikationsformen kann vom Verlag keine Gewähr übernommen werden. Derartige Angaben müssen vom jeweiligen Anwender im Einzelfall anhand anderer Literaturstellen auf ihre Richtigkeit überprüft werden.

Satz: K+V Fotosatz GmbH, Beerfelden
SPIN 10082224   21/3135-54321 – Gedruckt auf säurefreiem Papier

Vorwort

Die nachfolgend beschriebenen Vorgehensweisen sind Bestandteil der täglichen Arbeit in einer der ersten Schwerpunkteinrichtungen für operative Senologie unter W. Audretsch geworden.
Von den Verfassern wurden die aktuellen Verfahrensweisen mammachirurgischer Eingriffe systematisiert und didaktisch aufgearbeitet.
Einleitend sind die verschiedenen Voraussetzungen für die Durchführung mammachirurgischer Eingriffe vorangestellt.
Die Eingriffe werden nach folgender Matrix beschrieben:

- Prinzip/Inaugurator,
- Indikationen/Vorbedingungen,
- Kontraindikationen/Gefahren,
- Anzeichnung/Planung des Zugangsweges, Hautschnittmusters, Resektionsvolumens, Ersatzvolumens,
- Lagerung/Abdeckung,
- Operationsgang/spezielle Instrumente, Drainagen,
- Verband/postoperative Lagerung,
- Nachbehandlung/Belastung/Drainage- und Fädenentfernung.

Das vorliegende Buch kann allen aktiven Interessierten auf dem Gebiet der operativen Senologie sowohl als Übersicht als auch zum Nachschlagen spezieller Operationsschritte dienen. Für den Operateur selbst und seiner Assistenz stellt die Publikation eine gelistete Briefing-Möglichkeit vor Operationsbeginn dar.
Eine besondere Hilfestellung sollen die Abbildungen in Form von „Schnittmustern" bieten, die dem Buch zweifarbig noch einmal gesondert beiliegen. Mit ihnen läßt sich das persönliche Vorstellungsvermögen insbesondere bei Lappenplastiken trainieren.
Wir danken allen, die am Entstehen dieses Buches mitgewirkt haben. Unser ganz besonderer Dank gilt Frau Teresa Renau für die hervorragende zeichnerische Umsetzung der wesentlichen operationstechnischen Details.

Aschaffenburg, im März 1995   U. Herrmann
                                                                   W. Audretsch

Inhaltsverzeichnis

1	**Voraussetzungen zum Durchführen mammachirurgischer Eingriffe**	1
1.1	Planung, Aufklärung, Anzeichnen, Dokumentation	1
1.2	Gerätetechnik, Instrumente, Materialien	8
1.3	Mammaimplantate	16
1.4	Angewandte Mammaästhetik	18
1.5	Standardlagerung, Standardabdeckung, Standardverbände	19
1.6	Intraoperatives Management	22
2	**Exstirpierende Eingriffe**	25
2.1	Jet-Nadelbiopsie	25
2.2	Urbansche Operation	27
2.3	Tumorektomie (Segmentresektion, „wide excision")	29
2.4	Quadrantektomie (Teilmastektomie)	31
2.5	Subkutane Mastektomie	33
2.6	Modifizierte radikale Mastektomie	34
2.7	Axilläre Lymphadenektomie nach Haagensen	36
3	**Onkoplastische Operationen**	41
3.1	Mastopexietechniken und tumorlageradaptierte Hautschnittmuster	43
3.2	Spezielle Reduktionsplastiken (B-Technik; kaudaler Tumorsitz)	45
3.3	Beispiele für die Positionierung eines Latissimusinsellappens	48
4	**Wiederherstellende Eingriffe**	49
4.1	Thorakoepigastrische Lappenplastik (TEL)	49
4.2	Latissimus-dorsi-Lappenplastik (LAT)	51
4.3	TRAM-Lappenplastik (TRAM)	61
4.3.1	Doppelt-gestielte TRAM-Lappenplastik	61
4.3.2	Split-TRAM	68
4.3.3	Einfach-gestielte TRAM-Lappenplastik	71
4.3.4	TRAM-Delay-Technik	80
4.4	Epigastrische Rektuslappenplastik (ERF) als Volumenersatz	82
4.5	Modifizierter Dermofettlappen als Volumenersatz mit Reduktionstechnik	84
4.6	Biospan-Expanderimplantation	86
4.7	Epimuskuläre Prothesenimplantation	87
4.8	Submuskuläre Prothesenimplantation	87
4.9	Prothesenwechsel mit Implantatkapselexstirpation	90
4.10	Endoskopische Laser-Kapsulotomie	92
4.11	Inframammärfalten-Nahttechnik nach Rayen	93

5	**Mamillenrekonstruktion**	95
5.1	Papillenrekonstruktion nach Star-Technik mit freier Areolahauttransplantation	95
5.2	Papillenrekonstruktion nach modifizierter Hartrampf-Technik	98
5.3	Simultane Papillenrekonstruktion bei hautsparender Mastektomie	101
5.4	Mamillentätowierung	104
5.5	Papillenelevationsplastik	105

6	**Reduktionsplastiken, Mastopexien**	109
6.1	Reduktionsplastik nach McKissock	109
6.2	Reduktionsplastik nach modifizierter Rubin-Technik	115
6.3	Double-skin-Plastik	117
6.4	Reduktionsplastik nach Ribeiro	118
6.5	Mastopexien	122

7	**Augmentationsplastiken**	125
7.1	Subglanduläre/epimuskuläre Prothesenimplantation	125
7.2	Submuskuläre Prothesenimplantation	126
7.3	Endoskopische Prothesenimplantation	127

	Anhang	129
A	Tabellarische Übersicht zur Anatomie der mammachirurgisch relevanten Muskeln	129
B	Übersicht zur brusterhaltenden Therapie	130
C	Tabellarische Übersicht zum Zeitpunkt der Fäden- und Drainageentfernung bei rekonstruktiv-mammachirurgischen Eingriffen	131

Weiterführende Literatur 133

Sachverzeichnis 135

Einstecktasche am Buchende: 11 Schnittmodelle

1 Voraussetzungen zum Durchführen mammachirurgischer Eingriffe

1.1 Planung, Aufklärung, Anzeichnen, Dokumentation

Planung

Bei mammachirurgischen Eingriffen handelt es sich überwiegend um planbare Maßnahmen. Dies gilt auch für die Karzinomchirurgie.

Zusammengefaßt geht es bei der Planung um folgende 4 Fragen:
1. **Was** soll erfolgen?
2. **Wie** soll es erfolgen?
3. **Wann** soll es erfolgen?
4. **Welche** Vorbedingungen sind zu erfüllen?

Spezielle Empfehlungen
- Stop des Nikotinabusus sowie der Östrogen-Gestagenapplikation mindestens 4, besser 8 Wochen vor dem geplanten Eingriff.
- Zur Klärung eines Krebsverdachtes kürzestmöglichen Zeitraum bis zum diagnostischen Eingriff (z. B. Jet-Nadelbiopsie) wählen. Die Patientin sollte jedoch nicht den Eindruck gewinnen, es handle sich um einen Notfall.
- Über konsekutive Maßnahmen nach histologisch verifiziertem Mammakarzinom entscheidet die Fallkonferenz. *Zweizeitiges* Vorgehen ist besser als einzeitiges. Kein „Zeitdruck", sondern Planung.
- Konsekutiv-rekonstruktive Maßnahmen nach ablativem Eingriff besser *sequentiell* als simultan durchführen.
- Bei großen Eingriffen ausreichend Zeitraum für die mentale und körperliche Vorbereitung der Patientin (z. B. Eigenblut) einplanen.
- Onkoplastische Operationen sind immer Bestandteil eines schrittweisen Fallmanagements nach prätherapeutischer operativ-radioonkologischer Konferenz.
- Bei elektiven Eingriffen grundsätzlich wiederholte präoperative Konsultationen zur Konsensusfindung und Klärung der Kostenübernahme durch die Krankenkasse vorsehen.

Aufklärung

Eine grundlegende Bedeutung für die Patientenaufklärung unter medizinischem und juristischem Aspekt kommt dem Aufklärungsgespräch zu. Es findet zwischen der Patientin und am besten dem Operateur bzw. einem anderen kompetenten Arzt der Behandlungseinrichtung spätestens einen Tag vor dem Eingriff statt. Das Aufklärungsgespräch sollte den Abschluß eines der jeweiligen Situation angemessenen Überdenkensprozesses zur letztlich bestmöglichen Vorgehensweise bilden. Bei problematischen Aufklärungsgesprächen empfiehlt es sich, einen weiteren Arzt als Zeugen des Gespräches hinzuzuziehen. Bei elektiven Eingriffen sind die Alternativen oder die Folgen eines Unterlassens aufzuzeigen.

Das Aufklärungsgespräch wird durch folgende Implikationen charakterisiert:

- Der Arzt offeriert der Patientin das dem vorliegenden Befund und dem modernen Erkenntnisstand adäquate Behandlungsverfahren einschließlich der damit verbundenen Risiken und intraoperativ evtl. notwendig werdender Erweiterungen des vorgesehenen Eingriffes.
- Zwischen dem Arzt und der Patientin muß *Einverständnis* bestehen, d.h. beide müssen in bezug auf die Operation auch das gleiche verstehen. Der aufklärende Arzt sollte durch Rückfragen feststellen, ob diese Forderung auch tatsächlich erfüllt und ob aneinander vorbeigeredet wird. Falls eine Patientin auf völlig anderen Vorstellungen bezüglich des geplanten Eingriffes insistiert, als ärztlicherseits wiederholt dargelegt wurde, so würde ein solches Fehlverständnis zum Absetzen bzw. Aufschub der Operation zwingen. Evtl. ist eine Überprüfung der Erwartungshaltung durch ein psychologisches Gutachten hilfreich.
- Die Patientin erhält Gelegenheit, alle einschlägigen Fragen an den Arzt zu stellen, der diese nach bestem Wissen und Gewissen beantwortet. Es

muß gewährleistet sein, daß dafür ausreichend Zeit vorhanden ist.
- Der Patient wird bewußt gemacht, daß ein bestimmter Heilungserfolg nicht garantiert bzw. nicht sicher vorausgesagt werden kann.
- Die Patientin gibt am Ende des Gespräches ihre mündliche Einwilligung zum Durchführen des Eingriffes.
- Auf einem speziellen Aufklärungsbogen (Abb. 1) wird handschriftlich und in komprimierter Form das Aufklärungsgespräch dokumentiert. Sämtliche Eintragungen sollten vom gesprächsführenden Arzt selbst, gut lesbar, ohne Abkürzungen und ohne lateinische Fachbezeichnungen vorgenommen werden. Der Aufklärungsbogen wird gemeinsam von der Patientin und dem aufklärenden Arzt unterschrieben. Die Patientin erklärt mit ihrer Unterschrift gleichzeitig die Einwilligung in den vorgeschlagenen Eingriff.
- Bei großen Eingriffen (Transplantationen und onkoplastische Operationen) kann ein Gespräch der Patientin mit einer anderen Betroffenen, die einen solchen Eingriff hatte, hilfreich für das Verständnis sein.

Anzeichnung

Beim Anzeichnen des Zugangsweges oder Hautschnittmusters kann noch einmal erläuternd überprüft werden, inwieweit die Patientin das Aufklärungsgespräch verstanden hat. Bei größeren Eingriffen sollte sie die vorgesehenen Schnittführungen vor dem Spiegel überprüfen können.

Markierungen
- *Orientierungslinien,*
    u.a. Mittellinie (Jugulum-Processus-xiphoideus-Nabel-Symphyse),
    Inframammärfaltenlinie,
    Brustbasis-Zirkumferenzlinie,
    Rippenbogenlinie;
- *Schnittlinien;*
- *Orientierungspunkte,*
    u.a. dopplersonographische Gefäßortung;
- *Plus-Zeichen,*
    d.h. Markieren der größeren Brust, falls Größendifferenz;
- *Arealkennzeichnung* (Schrägstriche),
    u.a. Tumor-, Narben-, Schmerzgebiet;
- *Resektionsvolumen, Hautschnittmuster,*
    abhängig von Klinik, Mammographie, Sonographie, MR-Mammographie.

Das Anzeichnen erfolgt zunächst mit einem chirurgischen Markierstift; danach wird die definitive Anzeichnungsfigur mit einem in Hauttinte getränkten Watteträger nachgezeichnet. Intraoperativ wird dann noch einmal an der liegenden Patientin nachgezeichnet.

Rezeptur für Hauttinte	
– Argentum nitricum	70,0
– Aqua dest.	80,0
– Diamantfuchsin	2,5
– Alcohol. absolut. denat.	347,5
	500,0
a in b, c in d lösen; beide Lösungen mischen	

Anzeichnungen mittels Hauttinte sind gegen die Hautdesinfektionsprozedur relativ resistent.
Das Anzeichnen bedeutet also eine zusätzliche Aufklärungsmöglichkeit in bezug auf das konkrete operationstechnische Vorgehen. Außerdem können dabei Befund bzw. Beschwerdeareale in unmittelbarer Abstimmung mit der Patientin markiert werden.

Dokumentation

Aufklärung und Einwilligung
Auf einem gesonderten Aufklärungsblatt erfolgen die Bestätigung zu Inhalt und Form des Aufklärungsgespräches sowie die Einwilligung in den vorgeschlagenen Eingriff durch Unterschrift der Patientin sowie des aufklärenden Arztes (s. Abb. 1).

Befund und Schnittführung
Befund sowie vorgesehene Schnittführung werden dokumentiert durch
1. Fotoaufnahmen (Sofortbild und ggf. Diapositiv mit 3 Einstellungen (s. Abb. 2a-f):
    - von vorne (ventral),
    - von schräg/seitlich rechts,
    - von schräg/seitlich links;
    evtl. zusätzlich:
    - mit erhobenen Armen,
    - Heberegion bei Lappenplastik,
    - Rückenregion bei LAT,
    - Bauchdeckenprofil.
2. Dokumentationsskizze zu Befund und Procedere (Abb. 3):
    - *vor* dem operativen Eingriff,
    - *unmittelbar nach* dem operativen Eingriff mit genauer *intraoperativer* Anatomie (Operationsdokumentation).

```
                            M U S T E R

                              KLINIK

Name:          ........................

Vorname:       .......................          Adrema

Geburtsdatum:  .................

              ERKLÄRUNG ZUM AUFKLÄRUNGSGESPRÄCH MIT SCHRIFTLICHER
              EINWILLIGUNG IN EIN DIAGNOSEVERFAHREN, EINE BEHANDLUNGSMASSNAHME
                           UND/ODER EINE OPERATION

Herr/Frau Dr. ..............................................................
```

hat heute mit mir ein Aufklärungsgespräch geführt. Es wurde der Eingriff näher erläutert, der von ärztlicher Seite als vorteilhafteste Methode im Falle meiner Erkrankung eingeschätzt wird. Ich konnte Fragen stellen, besonders nach der Art des ärztlichen Eingriffes, nach den spezifischen Risiken, nach der Vor- und Nachbehandlung sowie nach möglicherweise notwendigen Nebeneingriffen. Alternativen zu der vorgeschlagenen Maßnahme wurden mit mir besprochen. FÜR DAS GESPRÄCH STAND AUSREICHEND ZEIT ZUR VERFÜGUNG. DAS GESPRÄCH ERFOLGTE IN EINER FÜR MICH VERSTÄNDLICHEN FORM. ICH HABE KEINE WEITEREN FRAGEN. ES BESTEHT EINVERSTÄNDNIS. Ich willige in den mir vorgeschlagenen **ärztlichen Eingriff** ein.

....

....

....

....
(Für Ergänzungen siehe Rückseite, evtl. mit Schema-Zeichnung; bitte auch gegenzeichnen)

Die Einwilligung erstreckt sich auch auf die vorbereitende, begleitende und Nach-Behandlung. Ich bin mit medizinisch angezeigten Änderungen und Erweiterungen des ärztlichen Eingriffes einverstanden.
MIR IST BEKANNT, DASS EIN BESTIMMTER HEILUNGSERFOLG NICHT GARANTIERT ODER SICHER VORAUSGESAGT WERDEN KANN.

Mit der Übersendung von Berichten an die vordiagnostizierenden, einweisenden und mitbehandelnden Ärzte bin ich einverstanden. Ich entbinde die behandelnden Ärzte von der Schweigepflicht zur Auskunft über meine Erkrankung und den Krankheitsverlauf gegenüber folgenden Personen:
....

Datum:

Unterschrift des Arztes   Unterschrift der Patientin/Eltern/
                                              Sorgeberechtigten

Abb. 1. Dokumentation (Muster) zum Aufklärungsgespräch sowie zur Einwilligung in ein Diagnoseverfahren, eine Behandlungsmaßnahme und/oder eine Operation

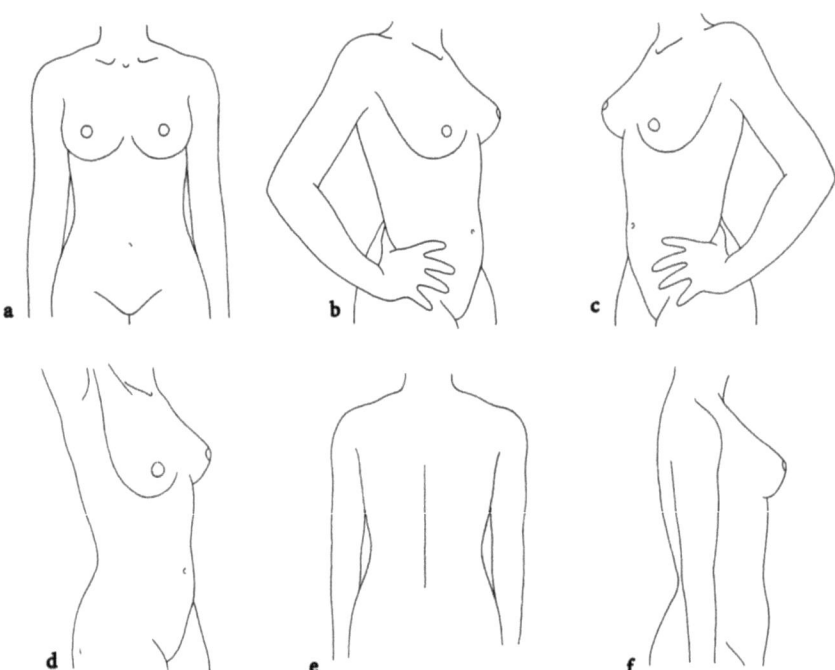

Abb. 2a–f. Einstellungen bei Fotodokumentation.
a–c Standardeinstellungen
d, e Latissimus-dorsi-Lappenplastik (LAT)
f Transverser Rektus-abdominis-Muskulokutanlappen (TRAM), epigastrische Rektus-Lappenplastik („epigastric rectus flap", ERF)

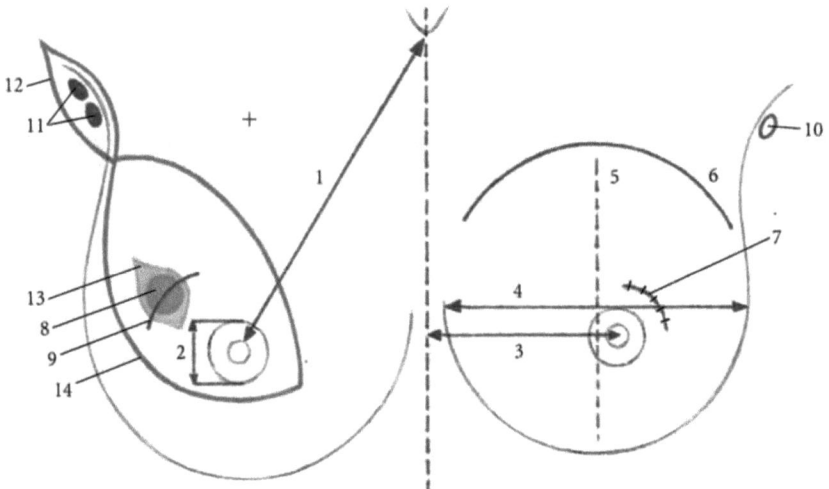

Abb. 3. Dokumentationsskizze zu Befund und Procedere. Der besseren Übersichtlichkeit wegen werden die einzelnen Parameter auf *beiden* Brustseiten dargestellt.
1 Abstand Papille–Jugulum
2 Mamillendurchmesser
3 Abstand Papille–Linea mediana
4 Transversaler Brustbasisdurchmesser (Sternalrand-vordere Axillarlinie)
5 Linie Brustmitte (unabhängig von Mamillenposition)
6 Brustbasisrandlinie nach kranial
7 Narbe nach Eingriff
8 Bestehendes Tumorvolumen
9 Vorgesehener Zugangsweg für Tumorexstirpation
10 Nicht-suspekter axillärer Lymphknoten
11 Suspekte axilläre Lymphknoten
12 Beispiel für axilläres Hautschnittmuster
13 Resektionsvolumen mit Sicherheitssaum
14 Beispiel für Mammahautschnittmuster
+ größere Brust

Besonderheit der Anzeichnung und Schnittmusterplanung bei onkologischen Fällen mit präoperativer Tumor-Reduktionsbehandlung (Chemotherapie und/oder Strahlentherapie):
Anzeichnung und Fotodokumentation der *späteren* Operation am „Original"-Tumor, d.h. vor Beginn einer neoadjuvanten Therapie. *Begründung:* Nach erfolgter Vorbehandlung und Response läßt sich der Tumor nicht mehr tasten.

Familienanamnese
Eine durch das Auftreten von Mammakarzinom belastete Familienanamnese wird in einer speziellen Übersicht dargestellt (Abb. 4).

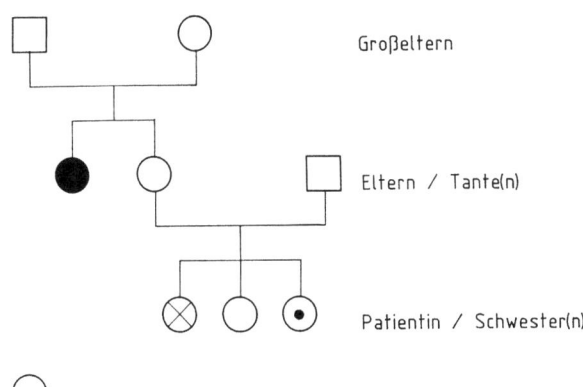

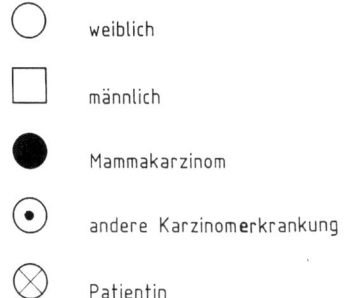

Abb. 4. Dokumentationsschema zur Familienanamnese bei Mammakarzinom

Implantateinlage bzw. Implantatentfernung
Das Einlegen bzw. das Entfernen eines Implantates wird auf dem sog. Implantatregister-Formblatt (Abb. 5) dokumentiert. Das von der Arbeitsgemeinschaft für wiederherstellende Operationsverfahren in der Gynäkologie (AWO) erstellte Formblatt wird 4fach ausgefertigt:

Blatt 1 und 2: Für das Implantatregister,
Blatt 3: Kopie für das Krankenblatt,
Blatt 4: Kopie für das Ambulanzregister.

Für jede Implantation, Explantation oder jedes Ereignis bei liegendem Implantat ist ein Extraformblatt auszufüllen. Danach sind beispielsweise bei einem einseitigen Prothesenwechsel 2 Formblätter anzulegen.
Das Implantatregister-Formblatt wird vorbereitet und angelegt bei
a) Operation *mit* Implantat:
   - Implantateinlage (Implantation),
   - Implantatentfernung (Explantation),
   - Implantatwechsel,
   - mammaendoskopischer Eingriff bei liegendem Implantat.
b) Operation *ohne* Implantat:
   - Ereignis im Weichteilmantel der Implantatumgebung,
   - systemisches Ereignis.

Der Aufkleber mit der Bestell- und Kontrollnummer, der jedem Implantat in der Verpackung beigefügt ist, wird unmittelbar nach beendeter Operation in den Patientenunterlagen sowie in der Registratur fixiert.

TNM-Dokumentation
Orientierende Übersicht über die TNM-Klassifikation des Mammakarzinoms:[1]

TNM-Klassifikation
Die TNM-Klassifikation ist die prätherapeutische klinische Klassifikation

T Primärtumor
TX Primärtumor kann nicht beurteilt werden
T0 Kein Anhalt für Primärtumor
Tis Carcinoma in situ: intraduktales Carcinoma in situ, lobuläres Carcinoma in situ oder M. Paget der Mamille ohne nachweisbaren Tumor
    Anmerkung: Der M. Paget, kombiniert mit einem nachweisbaren Tumor, wird entsprechend der Größe des Tumors klassifiziert.
T1 Tumor 2 cm oder weniger in größter Ausdehnung
T1a 0,5 cm oder weniger in größter Ausdehnung
T1b Mehr als 0,5 cm, aber nicht mehr als 1 cm in größter Ausdehnung
T1c Mehr als 1 cm, aber nicht mehr als 2 cm in größter Ausdehnung
T2 Tumor mehr als 2 cm, aber nicht mehr als 5 cm in größter Ausdehnung
T3 Tumor mehr als 5 cm in größter Ausdehnung
T4 Tumor jeder Größe mit direkter Ausdehnung auf Brustwand oder Haut
    Anmerkung: Die Brustwand schließt die Rippen, die Interkostalmuskeln und den vorderen Serra-

---
[1] Projektgruppe Mammakarzinom des Tumorzentrums München (1994) Empfehlungen zur Diagnostik, Therapie und Nachsorge – Mammakarzinome, 5. Aufl., S. 33–35.

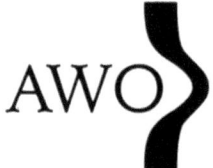

Abb. 5. Implantatregister-Formblatt der Arbeitsgemeinschaft für wiederherstellende Operationsverfahren in der Gynäkologie (AWO)

	tusmuskel mit ein, nicht aber die Pektoralismuskulatur.
T4a	Mit Ausdehnung auf die Brustwand
T4b	Mit Ödem (einschließlich Apfelsinenhaut), Ulzeration der Brustwand oder Satellitenmetastasen der Haut der gleichen Brust
T4c	Kriterien 4a und 4b gemeinsam
T4d	Entzündliches Karzinom

Anmerkung: Entzündliche Karzinome der Brust sind durch eine diffuse braune Induration der Haut mit erysipelähnlichem Rand gekennzeichnet, gewöhnlich ohne eine darunter befindliche palpable Tumormasse. Wenn die Hautbiopsie negativ ist und sich kein lokalisierter meßbarer Primärtumor findet, entspricht dem klinischen entzündlichen Karzinom (T4d) bei der pathologischen Klassifikation pTX.

Bei der pT-Klassifikation wird die Tumorgröße nach der Messung der invasiven Komponente bestimmt. Wenn eine große In-situ-Komponente (z. B. 4 cm) und eine kleine invasive Komponente (z. B. 0,5 cm) bestehen, wird der Tumor als pT1a klassifiziert.

Einziehungen der Haut oder der Mamille oder andere Hautveränderungen außer denjenigen, die unter T4 aufgeführt sind, können in T1, T2 oder T3 vorkommen, ohne die T-Klassifikation zu beeinflussen.

N	Regionäre Lymphknoten

Regionäre Lymphknoten sind
1. Axilläre(ipsilaterale) Lymphknoten: Interpektorale (Rotter-)Lymphknoten und Lymphknoten entlang der V. axillaris und ihrer Äste; sie können in folgende Level unterteilt werden:
   - Level I (untere Axilla): Lymphknoten lateral des lateralen Randes des M. pectoralis minor
   - Level II (mittlere Axilla): Lymphknoten zwischen dem medialen und lateralen Rand des M. pectoralis minor sowie interpektorale (Rotter-)Lymphknoten
   - Level III (apikale Axilla): Lymphknoten medial des medialen Randes des M. pectoralis minor einschließlich der als subklavikulär, infraklavikulär oder apikal bezeichneten Lymphknoten

Anmerkung: Die intramammären Lymphknoten werden als axilläre Lymphknoten klassifiziert.

2. Ipsilaterale Lymphknoten an der A. mammaria interna:
Lymphknoten, die den Rand des Brustbeines entlang in der endothorakalen Faszie der ipsilateralen Interkostalräume lokalisiert sind.
Jede andere Lymphknotenmetastase wird als Fernmetastase (M1) klassifiziert, einschließlich supraklavikulärer, zervikaler oder kontralateraler Lymphknotenmetastasen an der A. mammaria interna.

NX	Regionäre Lymphknoten können nicht beurteilt werden (z. B. vor klinischer Klassifikation bioptisch entfernt)
N0	Keine regionären Lymphknotenmetastasen
N1	Metastasen in beweglichen ipsilateralen axillären Lymphknoten
N2	Metastasen in ipsilateralen axillären Lymphknoten, untereinander oder an andere Strukturen fixiert
N3	Metastasen in ipsilateralen Lymphknoten entlang der A. mammaria interna
M	Fernmetastasen
MX	Das Vorliegen von Fernmetastasen kann nicht beurteilt werden
M0	Keine Fernmetastasen
M1	Fernmetastasen

pN-Klassifikation

Die pTN-Beschreibung ist die pathologisch-anatomische Klassifikation, die sich durch die exaktere Beurteilung der Lymphknotenmetastasierung von der TNM-Klassifikation unterscheidet.

pN1a	Nur Mikrometastasen (keine größer als 0,2 cm)
pN1b	Metastasen in Lymphknoten, zumindest eine größer als 0,2 cm
	i Metastasen in 1–3 Lymphknoten, eine größer als 0,2 cm, aber alle kleiner als 2 cm
	ii Metastasen in 4 oder mehr Lymphknoten, eine größer als 0,2 cm, aber alle kleiner als 2 cm
	iii Ausdehnung der Metastasen über die Lymphknotenkapsel hinaus (alle kleiner als 2 cm in größter Ausdehnung)
	iv Metastasen in Lymphknoten 2 cm oder mehr in größter Ausdehnung
pN2	Metastasen in ipsilateralen axillären Lymphknoten, untereinander oder an andere Strukturen fixiert
pN3	Metastasen in Lymphknoten entlang der A. mammaria interna

Histologischer Malignitätsgrad

Beim histologischen Grading werden folgende 3 Kriterien berücksichtigt:
Zellkernmorphologie, Mitoserate, drüsige Ausdifferenzierung.
Grading bei lobulären Karzinomen nicht statthaft.

G	Grading
GX	Differenzierungsgrad kann nicht bestimmt werden
G1	Gut differenziert
G2	Mäßig differenziert
G3	Schlecht differenziert
G4	Undifferenziert

1.2 Gerätetechnik, Instrumente, Materialien

Gerätetechnik

Ultraschalldopplergerät

Anwendungsgebiet
Prä- und intraoperative Dopplersonographie zum Orten des Verlaufes der Aa. epigastricae craniales et caudales sowie der myokutanen Kollateralgefäße beim TRAM.
Es kann mit dem *handydop* (Fa. Kranzbühler) oder dem TDM2-Taschendoppler (Fa. Vasocare) gearbeitet werden.

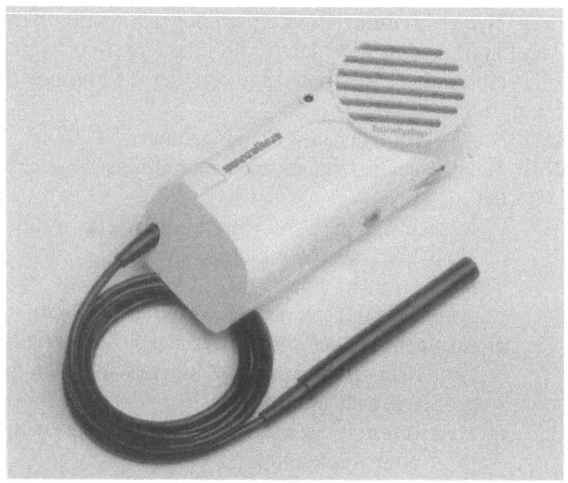

Abb. 6. Dopplerultraschall-Handgerät *handydop* mit 8-MHz-Schallkopf

a) *Handydop-Set* (Abb. 6). Es umfaßt:
 - Grundgerät (mit eingebautem Lautsprecher),
 - 8-MHz-cw-Sonde,
 - 2 Ni-Cd-Akkus (9 V),
 - Ladegerät.
b) Taschendoppler-Set TDM2 (Abb. 7). Es besteht aus:
 - Taschendoppler TDM2,
 - 10-MHz-Sonde (Kabellänge 2,50 m).

Hinweise zur Sterilisation:
- Reinigen mit wäßrigem Desinfektionsmittel (z. B. 10% Gigaseptlösung oder 2% Buratonlösung).
 Keinesfalls Sonde ganz in Flüssigkeit tauchen!
- Gassterilisation mit Ethilenoxid oder Formalin. Keinesfalls Temperatur von 60°C überschreiten, keinesfalls Sonde dampfsterilisieren!
 ▷ *Notabene:* Je kürzer die Sterilisationszeit, desto länger die Lebensdauer der Sonde.

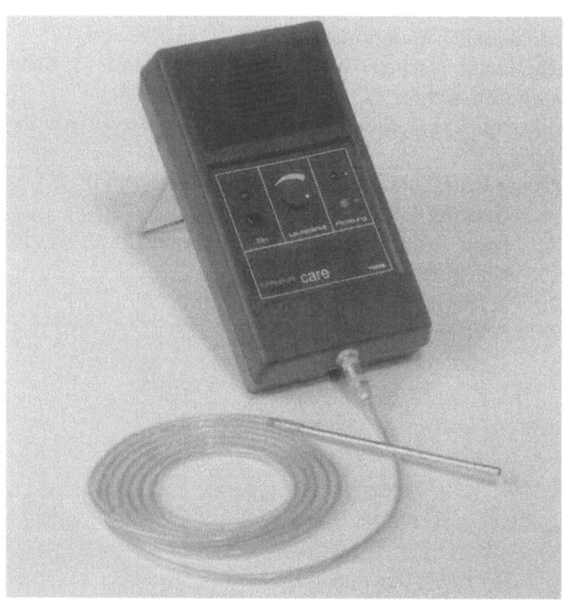

Abb. 7. Taschendoppler *TDM2* mit 10-MHz-Sonde

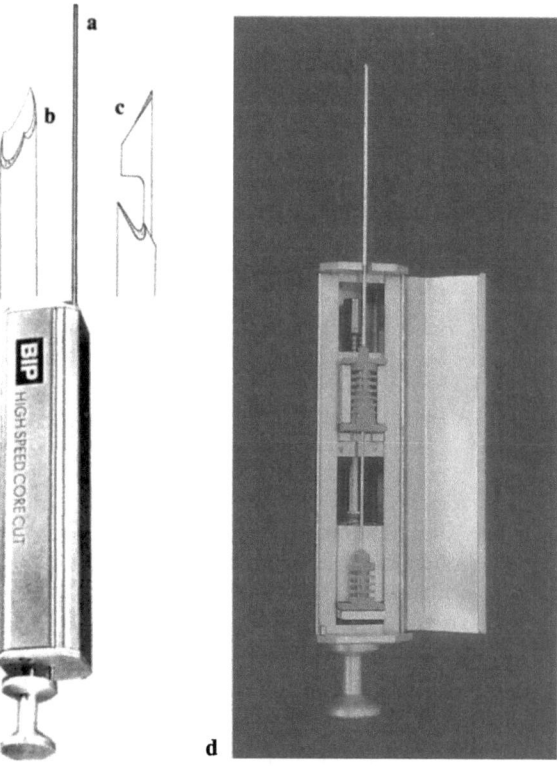

Abb. 8 a–d. High Speed Core Cut 2.
a Pistolett mit eingelegter Biopsienadel
b Schneidfläche der Crown-Core-Cut-Nadel
c Schneidmechanismus der Biopsienadel
d Gerät aufgeklappt, mit eingelegter Nadel

Hochgeschwindigkeitsbiopsie-Gerät[2]
Anwendungsgebiet
Mammatumor-Gewebeentnahme zur Diagnosesicherung vor der Primärtherapie.

Voraussetzung
Voraussetzung für die Hochgeschwindigkeitsbiopsie ist ein palpatorisch bzw. mammasonographisch eindeutig verifizierbares Mammagewebeareal.
Es werden die Geräte *High Speed Core Cut 2* und *High Speed Multi HSM 22/15* (beide Geräte BIP, Biomed.-Instrumente Produkte) eingesetzt.
a) High Speed Core Cut 2 (Abb. 8a–d). Das Gerät besteht aus 2 Funktionselementen:
   – Antriebsmechanismus (Pistolett), sterilisierbar und somit stets erneut verwendbar.

[2] Identisch mit Jet-Nadelbiopsie-Gerät.

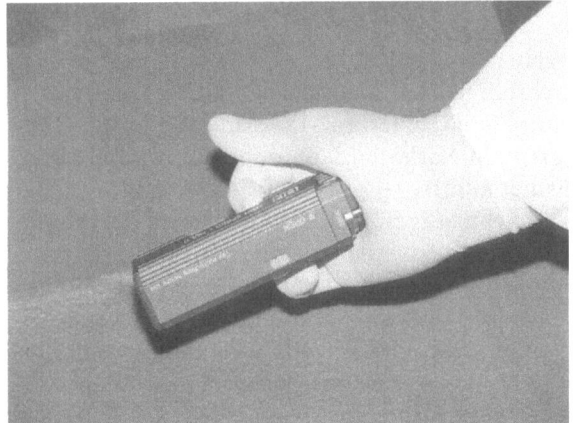
a
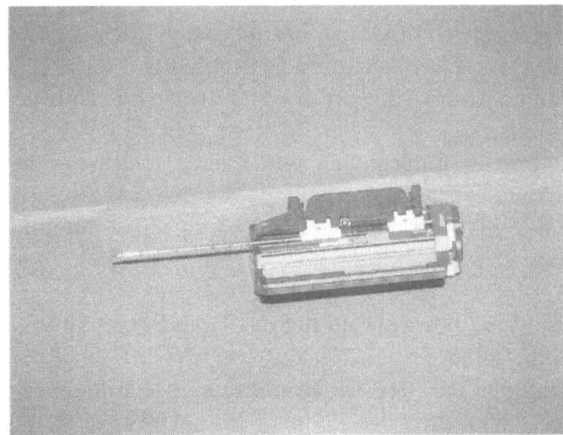
b
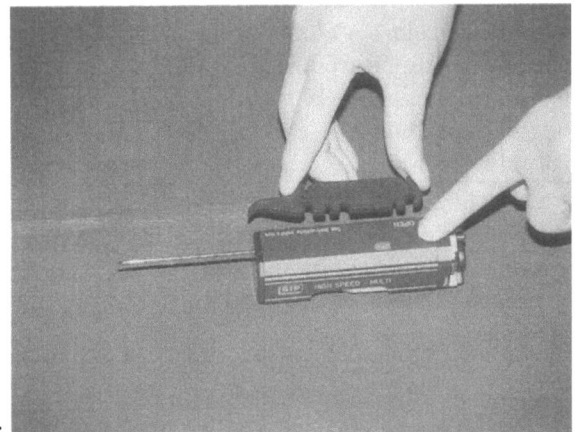
c
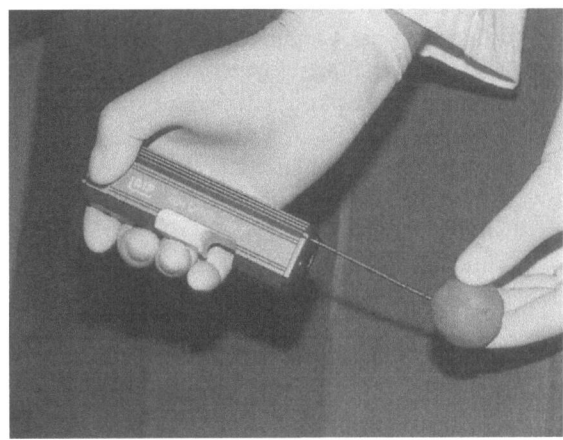
d
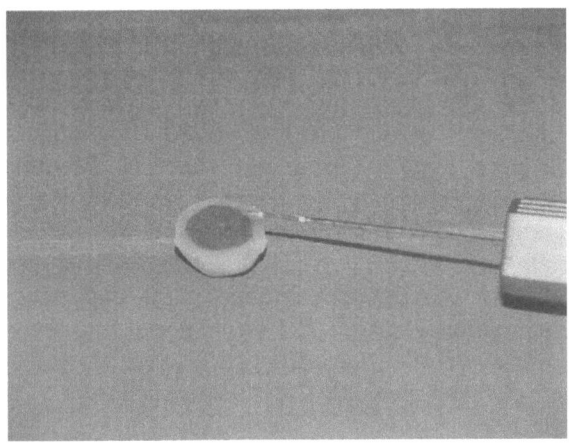
e

Abb. 9 a–e. High Speed Multi HSM 22/15.
a Spannen des Gerätes
b Gerät mit eingelegter Biopsienadel
c Entfernen des Abstandhalters
d Auslösen des Biopsievorganges
e Biopsat in Nadelkehlung

- Biopsienadel (Crown-Core-Cut-Needle), steril angeliefert, nicht resterilisierbar und somit nur einmal verwendbar.
  Nadellänge: 160 mm,
  Nadeldurchmesser: 2,1 mm,
  Biopsatlänge: 15 mm.
b) *High Speed Multi HSM 22/15*
  - Weiterentwickeltes Jet-Nadelbiopsiegerät.
  - Biopsiegerät resterilisierbar.
  - Sterile Einmal-Stanzbiopsienadeln (nicht resterilisierbar!).

Die Gewebeentnahme beruht bei beiden Geräten auf einer Zweifachaktion (s. Abb. 20):
Tempo 1: Einschießen des Mandrins (Einschußtiefe 25 mm)
Tempo 2: Einschießen der Kanüle (seitlicher Abschneidevorgang)
Beide Aktionen erfolgen sehr kurzzeitig aufeinander.

Handling bei Anwendung des High Speed Multi HSM 22/15
1. Spannen des Gerätes durch zweistufiges Zurückziehen des weißen Spanngriffes;
   Statusfenster: silber;
   Sicherungshebel in Stellung „S".
2. Aufklappen des Gehäusedeckels.
3. Einlegen der Stanzbiopsienadel mittels rotem Handgriff (Abstandhalter) in vorgespanntes Gerät (s. 1).
4. Zuklappen des Gehäusedeckels;
   Entriegeln und Abziehen des roten Abstandhalters;
   Schließen des Gehäusedeckels.
5. Einstellen der Einschußtiefe (22 mm oder 15 mm).
6. Entsichern: Hebel in Stellung „F".
7. Nadelspitze an Rand des zu punktierenden Gewebeareals plazieren.
8. Betätigen des seitlichen Auslösers und Gewebebiopsie;
   Statusfenster: blau.
9. Einstufiges Zurückziehen des weißen Spanngriffes;
   Statusfenster: silber/blau.
10. Sterile Gewebeentnahme (im allgemeinen Entnahme von 3 Biopsaten).

Liposuktionsinstrumentarium (einschließlich Handling)

Voraussetzung
Die Liposuktion ist eine sehr subtile Operationstechnik, die eine mindestens einjährige Lernphase und ständige Weiterbildung erfordert. Ihre Technik unterliegt einer raschen dynamischen Weiterentwicklung. Der Besuch einschlägiger Weiterbildungsveranstaltungen bzw. Hospitationen ist im Interesse einer Qualitätssicherung und zur Vermeidung von Komplikationen dringend anzuraten.

Indikationen
Inframammärfaltenbildung, laterale Brustkonturierung, regionale Fettgewebeschichtausdünnung bei TRAM-Tunnelpräparation.

Vorgehen
Durchführen der Liposuktion mittels *Tumeszenz-Liposuktion*: Tumeszenz-Lokalanästhesie oder Tumeszenz in Narkose (dann ohne Zusatz von Lokalanästhetikum):
1. Gleichmäßiges, pralles Aufdehnen der absaugenden Fettgeweberegion mittels Tumeszenz-Injektionslösung über „Pump-Saug-Spritze" (Wells Johnson Company, Tucson/AZ) (Abb. 10a), Einwirkzeit 20–40 min.
   ▷ *Notabene*: Betont langsames und gefühlvolles Injizieren; Weißwerden der Haut.

Zusammensetzung der Injektionslösung (J.A. Klein, Irvine):

40,0 ml Lidocain 1% ohne Adrenalin
30,0 ml Natriumbicarbonat
0,5 ml Triamcinolon 10 mg
0,5 ml Suprarenin
500,0 ml 0,9% NaCl

571,0 ml Lidocain 0,071%

2. Absaugen des Fettgewebes über Kanülen (Wells Johnson Company, Tucson/AZ) (s. Abb. 10b–d) mittels Vakuum in Spritze (Stopper) bzw. Absauggerät.
   ▷ *Notabene*: Gewebewiderstände mit Kanülenspitze umgehen; Öffnung(en) der Kanüle beim Absaugen nicht in Richtung Haut halten.

Je oberflächlicher die Absaugung, desto dünner die verwendete Kanüle (Abb. 10e und Tabelle 1).

Tätowiergerät
Eingesetzt wird das *ACCENTS*-Tätowiergerät (Newport Medical Products, über Fa. Mentor) (Abb. 11). Es besteht aus einem Netz- sowie einem Handgerät. Als Handgerät werden sog. Mehrnadelgeräte (mit 3 bzw. 7 Nadeln) verwendet. Bei den Mehrnadelhandgeräten ist zur Erzielung eines gleichmäßigen Farbresultates eine Penetrationsstärke Stufe 7, 8 oder 9 erforderlich. Die Nadeln treten hierbei nicht mehr als 2,25±0,25 mm hervor (Tabelle 2).

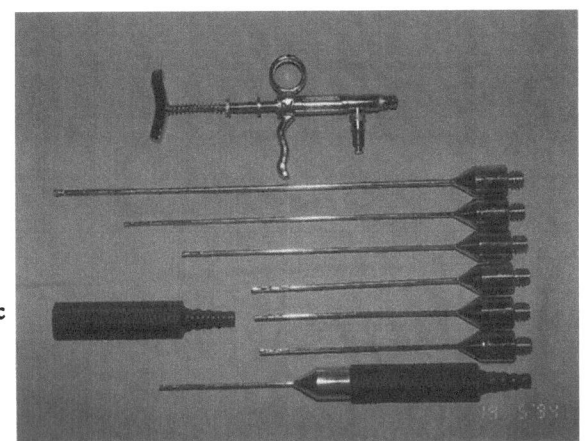

Abb. 10 a–d. Set zur Tumeszenzliposuktion.
a Pistolettinjektionsspritze
b Absaugkanülen mit Klein-Tip
c Auswechselbares Handstück
d Handstück mit eingelegter Kanüle
e Durchmesser des Liposuktionskanals in Abhängigkeit von der Schichttiefe des subkutanen Fettgewebes (mod. nach Toledo)

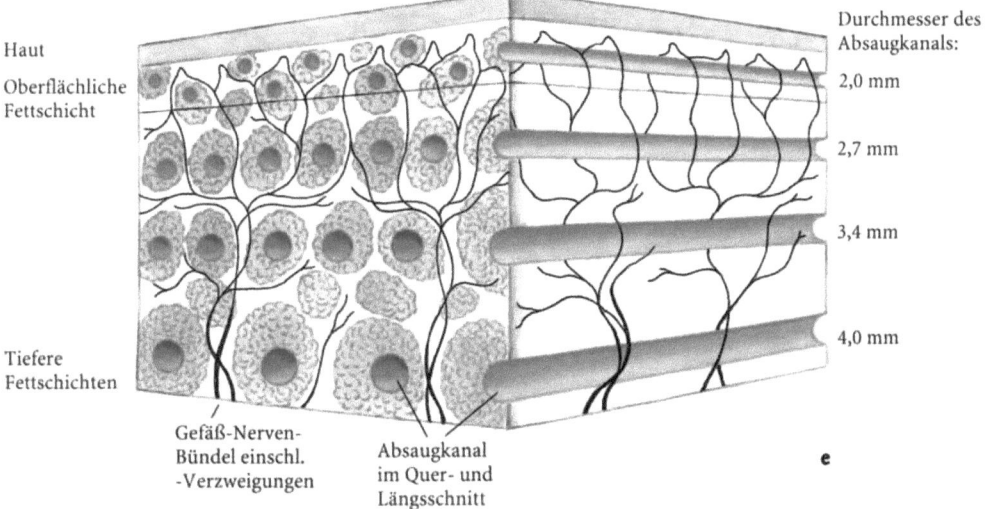

Tabelle 1. Empfehlungen für das Zusammenstellen eines Liposuktionskanülensets

Absaugkanülen mit Klein-Tip		
Anzahl [Stück]	Durchmesser [mm]	Länge [cm]
1	2,0	10
1	2,0	15
1	2,0	20
1	2,7	15
1	2,7	20
1	3,4	15
1	3,4	25
1	4,0	30

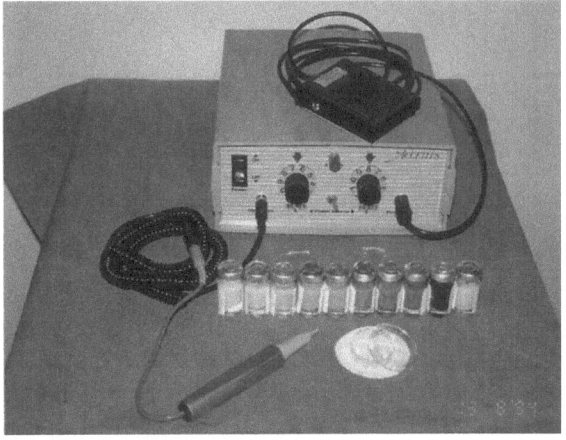

Abb. 11. *ACCENTS*-Tätowiergerät mit Zubehör

Tabelle 2. ACCENTS-Mehrnadelgeräte[a], deren Parameter und Applikationsgebiete

Handgerät	Nadelextension [mm]	Nadelstärke [gg]	Penetrationsstärke [Stufe]	Applikationsgebiet
3-Nadel-Gerät	2,25±0,25	26	7, 8, 9	schmale/punktförmige Narbe
7-Nadel-Gerät	2,25±0,25	28	7, 8, 9	Mamille/Narbe

[a] Stromquelle B mit 60 Hz (60 Schwingungen/s); roter Extend-Knopf: maximale Extension des Nadelkopfes zu dessen Begutachtung.

Die Nadeln im Mehrnadelhandgerät werden über die Stromquelle B mit 60 Hz (60 Schwingungen/s) angetrieben.
Auf der Vorderseite des Netzgerätes findet sich der rote Extend-Knopf. Wird dieser Knopf gedrückt, dann werden die Nadeln auf maximale Extension gebracht, so daß der Zustand der Nadeln visuell überprüft werden kann.

Specboard

Prinzip
Beim *Specboard* (Macbrud Corporation, Miami, über Fa. Krauth) handelt es sich um ein Hilfsmittel zur Röntgenstrahlung-kontrollierten Exstirpation sowie exakten Schnellschnitt-Lokalisation bei nonpalpabler mammographischer Läsion (Abb. 12a–c).

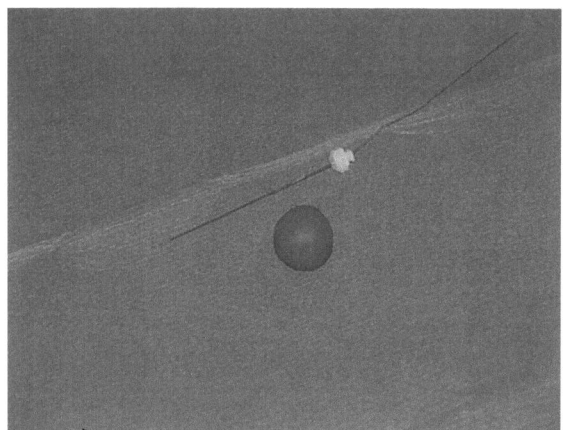
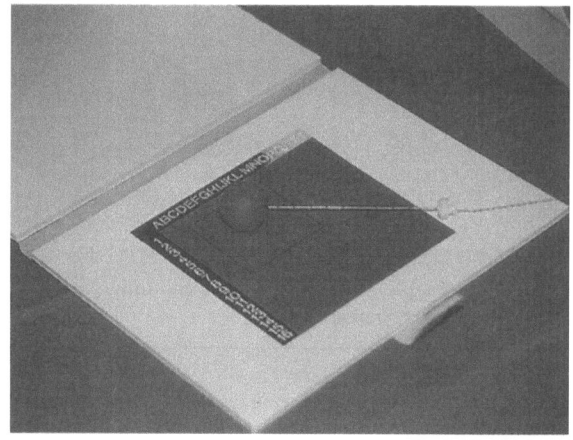
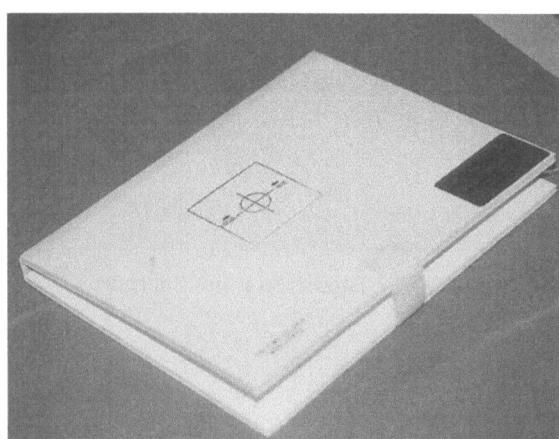

Abb. 12 a–c. *Specboard* mit Gewebemodell.
a Markerdraht mit Gewebemodell
b Markiertes Gewebemodell auf Koordinatennetz
c Specboard in geschlossenem Zustand mit fixiertem Gewebemodell

Vorteile
- Ein Koordinatensystem (Netzgitter) bietet die Möglichkeit der genauen Lokalisation des mammographischen Befundes in der Präparatradiographie und damit der Schnellschnittstelle (Läsion bis zu 2 mm Durchmesser lokalisierbar).
- Das Fixieren der Gewebeprobe zwischen den Deckeln gewährleistet, daß keine Positionsänderung des Präparates auftreten kann.
- Der Transport des Specboards im Polyäthylenbeutel bedeutet sicheren Infektionsschutz für das Personal.

Handling
1. Einzeichnen der Stelle der Läsion sowie des Markierungsdrahtes in beiliegendes Mammadiagramm.
2. Markieren des medialen und kranialen Randes vor Exstirpation der Gewebeprobe aus der Brust.
3. Aufklappen des Specboards durch Assistenzperson und Plazieren des Biopsates mit dem kranialen Rand an die obere linke Ecke des Koordinatengitters.
4. Zuklappen des Specboards und Verschließen mittels Klettband.
5. Hineingeben des Specboards in den Polyäthylenbeutel, Verschließen des Beutels und Präparatradiographie.
6. Überbringen des Specboards mit Röntgenaufnahme einschließlich röntgenologischem Befund zum Pathologen.
7. Bestimmen der Lokalisation der Läsion innerhalb des Biopsates auf Grundlage der rechtwinkelig zum Koordinatensystem verlaufenden Röntgenstrahlen.

WarmTouch-Wärmeeinheit
Die Wärmeeinheit *WarmTouch* (Mallinckrodt Medical GmbH) ist ein Patientenwärmesystem.
Es umfaßt:
- Wärmeeinheit WarmTouch 5600-Komfort.
- Care Drape, Unterkörperdecke für Erwachsene.
Das WarmTouch-Wärmesystem ist durch folgende Merkmale charakterisiert:
- Höhere Effizienz als Warmwassermatratze.
- Basiert auf Technologie der konvektiven Luftwärmung.
- Geräuscharmes Arbeiten (max. 50 dB).
- Möglichkeit der prä-, intra- und postoperativen Anwendung.

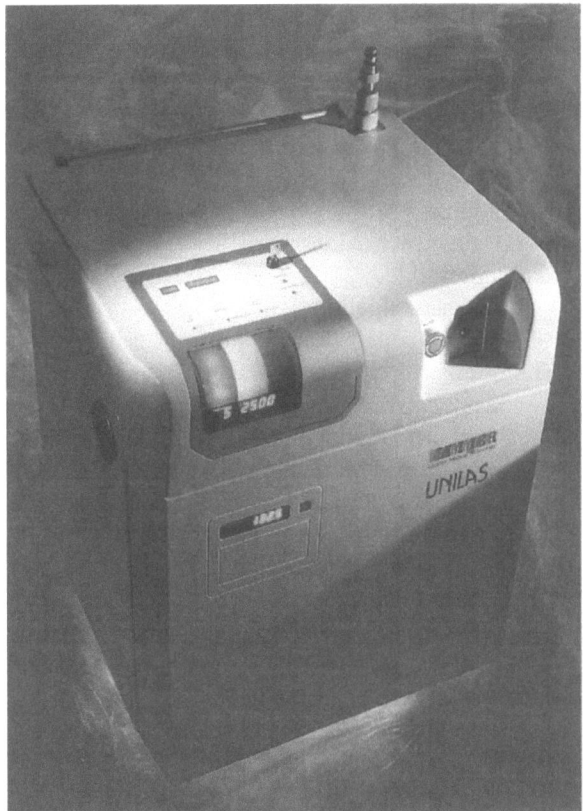

Abb. 13. Holmium:YAG-Laser

Holmium:YAG-Laser
Applikation des Holmium:YAG-Laserstrahles bei der endoskopischen Kapsulotomie mittels L.E.C.-Technik.
Der *Holmium:YAG-Laser* (Limmer Medical Technology) (Abb. 13) verfügt über folgende Charakteristika:
Wellenlänge: 2120 nm (farblos)
Pulsenergie: 5 J
Pulsdauer: 50–1000 µs
Pulsrate: 10 Hz
Pilotlaser: Helium-Neon 632,8 nm (rot), Leistung 5 mW
Kühlsystem: Interner geschlossener Kühlkreislauf. Externer Leitungswasser-Kühlkreislauf
Stromversorgung: 230 V, 50 Hz, 16 A
Fußschalter: Wassergeschützt.

Instrumente[3]

- **Pinzetten**
  - spitze Pinzetten (Blutstillung)

---

[3] Standardübersicht ohne Anspruch auf Vollständigkeit.

- kräftige chirurgische Pinzetten
- Westermann-Pinzetten (für Lymphknotenpräparation in Venennähe)
- Scheren:
  - gebogene Präparierschere
  - spitze gerade Schere
  - Fadenschere
  - Drain-Abschneideschere
- Skalpelle:
  - Wechselskalpelle
  - Elektroskalpell (kurzer/langer Ansatz)
- Klemmen:
  - Backhaus-Tuchklemmen
  - Backhaus-Hautklemmen (mit angeschliffenen Spitzen, Modellieren)
  - gebogene Präparier- und Ligaturklemme nach Overholt-Geissendörfer
  - Péan-Klemmen (Blutstillung)
  - Kocher-Klemme
  - gefensterte Dreiecksklemme nach Duval-Collin
- Zangen:
  - Titanium-Clip-Zange
  - Hautklammern-Zange
  - Hautklammern-Entferner
- Haken:
  - Roux-Haken (großes und kleines Paar)
  - Langenbeck-Haken (2 lange, 1 kurzer)
  - Wund- und Venenhaken nach Cushing-Kocher
  - Trachealhäkchen (scharf, 2 zweizinkige, 2 einzinkige)
  - Kardiahaken
  - Kaltlichtspekulum (Fa. Aesculap) (Handgriff mit auswechselbarem Wundhakenblatt unterschiedlicher Größen)
- Unabhängige Kaltlichtquelle (Sonde)
- Dissektoren:
  - Dingman-Dissektor (1 Paar)
  - Hegar-Doppelstift-Dissektor
- Spieße:
  - 2 Drainspieße
- Außerdem:
  - Nadelhalter
  - Nierenschale
  - Absaugrohr mit Schlauchverbindung.

Materialien[4]

- Nahtmaterial:
  - Vicryl V 304 (4-0)
  - Vicryl V 474 (1)
  - Vicryl V 516 (3-0)
  - Ethilon EH 7115 (0)
  - Ethilon EH 7553 (2-0)
  - PDS Z 339 (2-0)
  - PDS-Schlinge PO 2924S (0)
  - PDS (3-0, farblos, FS-2-Nadel)
- Clipmaterial:
  - Titaniumclip 5 mm
  - Titaniumclip 7,8 mm
- Außerdem:
  - Dermoskript-Stift, Kat.-Nr. 26.665.00.601 (pfm, Köln)
  - Flacher Silikondrain nach Jackson-Pratt (7 mm breit, voll perforiert)
  - Sterifix-Mini-Spike (für Drainage ohne Sog)
  - 50-ml-Kunststoff-Spritze (für Spülung der epi- bzw. submuskulären Implantatloge)
  - Micropore (2,5 cm und 5 cm breit)
  - Oleotüll (10 cm×10 cm)
  - Cellona-Binde (15 cm breit)
  - Elastische Binde (20 cm breit)
  - Schaumstoffplatte (30 cm×20,5 cm×1 cm, Reston Products, 3 M)
  - Elastoplast (10 cm breit)
  - Mefix (10 cm breit)
  - Mercuchrom 2%
  - Silnet (jodfrei)
  - Drainobag 600 V (Redon-Hochvakuumdrainagesystem mit Verbindungsschlauch, Schiebeklemme und variablem Drainverbinder Ch.6-18, Füllvolumen 300 oder 600 ml)
  - Methylenblau
  - Wattestäbchen, klein, steril (Johnson+Johnson MEDICAL) – Methylenblau-getränkt zum intraoperativen Anzeichnen von Gewebe
  - Folioplast (selbstklebendes Lochtuch, ein- oder zweiteilig, 45×75 cm)
  - Surgikos (Tip Cleaner für Elektroskalpell)
  - Zetuvit-Kompressen (13,5 × 25 cm, P. Hartmann AG)
  - Surgifix (Schumacher, Medical Produkte).

Konsensusfindung und Implantattechnologie
Informationsblatt für die Patientin (zusätzliches Einverständnis- und Informationsblatt) (Abb. 14)

▷

---

[4] Basisausstattung ohne Anspruch auf Vollständigkeit.

> **Muster**
> **Information zur Einlage einer Silikonprothese**
> Arbeitsgemeinschaft für wiederherstellende Operationsverfahren in der Gynäkologie (AWO)
> Sektion der Deutschen Gesellschaft für Gynäkologie und Geburtshilfe
>
> Liebe Patientin,
>
> bei Ihnen soll durch einen operativen Eingriff fehlendes Brustgewebe durch eine Silikonprothese ersetzt werden.
>
> Es handelt sich dabei um eine Maßnahme, die wegen ihrer möglichen gesundheitlichen Folgen z. Z. umstritten ist und über die wir Sie deshalb ausführlich informieren möchten.
>
> In den USA sind Silikonprothesen in den Verdacht geraten, durch die Verschleppung feinster Silikonpartikel in den Körper zu Autoimmunkrankheiten, rheumatischen Beschwerden oder gar zu Krebs führen zu können. Obwohl es dafür keinen Beweis gibt, hat die amerikanische FDA (Food and Drug Administration, vergleichbar mit dem Deutschen Bundesgesundheitsamt/BGA), den Einsatz solcher Prothesen bis zu dem Beweis ihrer Sicherheit nur noch unter besonderen Ausnahmebedingungen erlaubt:
>
> 1. bei Zustand nach Wiederaufbau der Brust durch einen Hautexpander,
> 2. bei schweren Verhärtungen, Formveränderungen oder anderen Defekten bei bereits liegender Prothese,
> 3. bei dringend erforderlichem Wiederaufbau nach Amputation oder schwerer Deformität der Brüste oder der Brustwand.
>
> Auf keinen Fall sollten Prothesen eingesetzt werden, wenn eine Patientin schwanger ist oder stillt oder wenn sie an allgemeinen oder örtlich begrenzten Infektionen, Autoimmunerkrankungen, wie Sklerodermie oder Lupus erythematodes, oder schweren Stoffwechselerkrankungen, wie Diabetes mellitus, leidet. Protheseneinlagen bei Raucherinnen sind wegen der schlechteren Durchblutungsverhältnisse mit einem höheren Risiko belastet.
>
> Eine Protheseneinlage sollte grundsätzlich nur bei einer Patientin durchgeführt werden, die den zu erwartenden Gewinn an Lebensqualität ganz bewußt in Relation zu den möglichen Risiken setzen kann:
>
> Diese Risiken sind:
>
> 1. medizinische Unsicherheit über die Prothese selbst,
> 2. Operations- und Narkoserisiko,
> 3. Gefahr von Nachblutungen und Entzündungen,
> 4. Gefahr von Beschwerden, Verhärtungen (Kapselfibrose), Asymmetrie, häßlichen Narben, Fremdkörpergefühl, Sensibilitätsstörungen.
> 5. Im ungünstigsten Fall müssen die Prothesen durch eine erneute Operation wieder entfernt werden. Das Ergebnis danach kann schlechter sein als der Zustand vor Protheseneinlage.
>
> Nach einer Protheseneinlage wird empfohlen, daß die Patientin an einer 5jährigen Nachsorge teilnimmt, wobei im 1. Jahr 3monatige, im 2. Jahr halbjährliche und im 3. Jahr jährliche Kontrollen bei einem erfahrenen Arzt (Facharzt/Hausarzt) vorgesehen sind.
>
> Wenn Sie sich nach diesen Informationen weiterhin für die Protheseneinlage entscheiden, wenn Sie an den Nachsorgeuntersuchungen teilnehmen und wenn Ihnen der unterzeichnende Arzt alle Fragen beantwortet hat, bitten wir Sie, dies mit Ihrer Unterschrift zu bestätigen.
>
> Datum: ....
>
> ....
> (Arzt)   (Patientin)

Abb. 14. Informationsblatt für Patientinnen vor Einlage einer Silikonprothese, Muster der AWO

1.3 Mammaimplantate

Prinzip

Mammaimplantate werden für Brustwiederaufbau bzw. -augmentation eingesetzt.
Bei Mammaimplantaten ist zwischen Dauerprothesen und Expanderprothesen zu unterscheiden.
Dauerprothesen werden in brustvolumen- und brustformadäquate Gewebelogen eingelegt.
Expanderprothesen werden dagegen in Brustbasisdurchmesser-adäquate schmale Gewebespalten eingelegt, die durch das Aufdehnen des Expanders zu brustvolumen- und -formadäquaten Gewebelogen umgewandelt werden.

Charakteristika
1. Volumenaufbau:
   - Permanent (definitives Gesamtvolumen),
   - Doppellumen (definitives Kernvolumen, adaptiertes Hüllenvolumen),
   - variabel (adaptiertes Gesamtvolumen).
2. Oberfläche:
   - Glatt (Slics),
   - texturiert (mikrostrukturiert),
   - beschichtet (Polyurethan).
3. Füllmedium:[5]
   - Silikongel,
   - 0,9%-NaCl,
   - Silikongel/0,9%-NaCl.
4. Basisgröße und -form:
   - Größenbestimmung mittels Templates,
   - runde oder ovale Basisform.
5. Profilhöhe und -form:
   - „low-, moderate-, high-profile",
   - Halbkugel-, Tropfenprofilform.

Es sollten ausschließlich qualitativ hochwertige Implantate von etablierten Herstellern verwendet werden. Die Brustimplantate müssen die Kriterien der europäischen Richtlinien für Medikalprodukte und ggf. nationale Auflagen erfüllen.

Implantationschirurgische Maßnahmen sollten stets auch kritisch im Hinblick auf explantationschirurgische Maßnahmen gewertet und in dieser Weise in die Aufklärung einbezogen werden!

Die Gewebelogen für die Implantate können epimuskulär (ventral vom M. pectoralis major) oder submuskulär (dorsal vom M. pectoralis major) angelegt werden.

Als *Inflatables* werden Implantate bezeichnet, deren Hülle mittels 0,9%-NaCl (Füllmedium) auf ein definitives Gesamtvolumen bei der Einlage in die Gewebeloge aufgefüllt werden.

Besonderheit bei Inflatables, nachträglich mit 0,9%-NaCl gefüllten definitiven Implantaten und Expandern:

Zur Vermeidung störender Geräusche (Gluckern) beim Bewegen ist eine *komplette Entlüftung* des Implantates erforderlich. Sicherste Technik dafür ist die fraktionierte Luftabsaugung des Implantates mit aufgesetzter Spritze.

Kurzer zeitgeschichtlicher Überblick und Standortbestimmung zu Mamma-Silikonimplantaten

1919 Erstmals durch *Kipping* synthetisiert: Chem. Polydimethylsiloxan

$$\begin{bmatrix} & CH_3 & & CH_3 & & CH_3 & \\ & | & & | & & | & \\ -Si & - & O - Si & - & O - Si & - O - \\ & | & & | & & | & \\ & CH_3 & & CH_3 & & CH_3 & \end{bmatrix}_x$$

1945 Herstellung von hochpolymerisiertem Silikon („silicone rubber"), in Abhängigkeit vom Polymerisationsgrad unterschiedliche Zustandsformen:
Silikonöl – Silikongel – Silikongummi (Silikonelastomer);
Herstellen des Silikonelastomers durch mehrstündiges Tempern bei ca. 200 °C.
Amerikanisch: „silicon" = Silicium (= Element), „silicon*e*" = Silikon (= Polymer). „e" oft Ursache für Mißverständnis.

1948 Oppenheimer-Effekt:
Bei Implantation von Fremdmaterialien (u.a. auch Silikon) in die Bauchwand von Nagetieren entwickeln diese nach 1–2 Jahren mit 35%iger Wahrscheinlichkeit Sarkome.
Später Präzisierung des Oppenheimer-Effektes:
- Effekt durch irgendwelche festen Fremdkörper und
- nur bei Nagern erzielbar.

1962 Erste Implantation einer sog. Cronin-Prothese (silikongelgefüllter Silasticbeutel) durch *Gerow*.

1970 Herstellung eines mit Polyurethan beschichteten Silikongel-Implantates durch *Ashley*.

---

[5] „Neuartige" Füllmedien werden angeboten bzw. empfohlen. Verglichen mit Silikongel bzw. 0,9%-NaCl sind diese jedoch im allgemeinen noch ungenügend getestet.

1982 Aufforderung der FDA (Food and Drug Administration) an Hersteller: Erbringen des wissenschaftlichen Beweises der Sicherheit und Wirksamkeit von Brustimplantaten anhand von Daten.

5/1990 1. Anforderung der Daten von den Firmen durch FDA.

4/1991 2. Anforderung der Daten von den Firmen durch FDA.

7/1991 Letzter Termin, um Antrag auf Marktzulassung von Mamma-Silikonimplantaten zu stellen.

11/1991 Expertengremium, um FDA-Kommission zu beraten:
- Studien der Firmen nicht ausreichend, um Sicherheit der Produkte zu gewährleisten.
- Verbleib der Implantate auf Markt, da keine Hinweise für ernste Risiken.

1/1992 Moratorium („Stillhalteabkommen") des US-amerikanischen Gesundheitsamtes (FDA):
Für die folgenden 45–60 Tage werden erbeten:
- Freiwilliger Verzicht der US-amerikanischen Chirurgen auf Verwendung silikongefüllter Implantate.
- Freiwillige Einstellung des Vertriebs silikongefüllter Implantate durch US-amerikanische Hersteller.
- 1/1992 Enthüllung über Hintergründe der Kampagne gegen die Verwendung von Silikonimplantaten in den USA im *Wallstreetjournal*:
Kommerzielle Interessen einer einflußreichen Rechtsanwaltsvereinigung („Ralph Nader Group").

1/1992 Deutsches Expertentreffen in Frankfurt/Main zum Thema „Sicherheit von Silikon-Brustimplantaten":
- Mammaimplantate gehören in der BRD zu anzeigepflichtigen Arzneimitteln, deren Vertrieb vom Gesundheitsministerium des jeweiligen Bundeslandes überwacht wird.
- 2 nationale zentrale Register zur Qualitätssicherung und wissenschaftlichen Beobachtung der Implantatträgerinnen (Register der AWO und Register der Vereinigung Deutscher Plastischer Chirurgen).
- Kritische Faktenanalyse ergibt:
In ca. 100 weltweit durchgeführten Studien kein Kausalzusammenhang zwischen Silikonimplantaten und Krebs- bzw. Autoimmunerkrankungen gefunden.
- Empfehlungen:
  • Weiterhin Einsatz von silikongelgefüllten Mammaimplantaten,
  • Implantataustausch nach jeweils 10 Jahren,
  • „diagnostische" Mammographie bei Implantatträgerinnen,

1/1992 BGA-Empfehlungen:
- Strenge medizinische Indikationsstellung für die Implantation silikongelgefüllter Mammaendoprothesen:
  • Brustwiederaufbau nach Mastektomie,
  • schwere Formstörungen der Brust,
  • schwere Brustasymmetrien,
  • Ersatz von Expanderprothesen,
  • nach Unfällen.
- Ausführliche mündliche und schriftliche Aufklärung über Risiken bei Silikongel-Protheseneinlage in angemessenem zeitlichem Abstand vor der Implantation auf Basis einer „Patienteninformation über Mammaendoprothesen" (analog zur Gebrauchs- und Fachinformation bei zulassungspflichtigen Arzneimitteln).
- Sicherstellung einer fachärztlichen Nachkontrolle nach 3, 6 und 12 Monaten und danach in jährlichen Abständen („Protokoll der Nachuntersuchung").
- Polyurethanbeschichtete Mammaendoprothesen werden als zulassungspflichtige Arzneimittel eingestuft und dürfen erst nach Abschluß des regulären Zulassungsverfahrens angewendet werden.

4/1992 Wiederzulassung der Silikon-Brustimplantate durch FDA unter strengen klinischen Bedingungen (Attest des behandelnden Arztes sowie Aufklärungs- und Einverständnisdokumentation).

7/1992 Gründung des European Committee of Quality Insurance and Medical Device (EQUAM) in der plastischen Chirurgie – Qualitätssicherung in Klinik und Praxis.

93/1994 „Global settlement" (Vergleich) für Frauen mit vermeintlichen Gesundheitsschäden nach Implantation von Mammaprothesen; die Basis des Vergleichs bilden 4,25 Mrd. $.
Der Vergleich erfolgt aus rein wirtschaftlichen Zwängen ohne medizinisch-wissenschaftliche Begründung – ansonsten ca.

- 70 Mrd. $ Prozeßkosten zu erwarten (strenges Produkthaftungsgesetz in den USA). Es besteht kein Zusammenhang zwischen Erkrankungen und Vergleich nach Auffassung der Silikonimplantat-Hersteller.
1/1995 Inkrafttreten des Medizinproduktegesetzes auf europäischer Basis:
  - Einstufung der Mammaimplantate in Klasse 2b.
  - Für Klasse-2b-Produkte gelten besondere Fertigungsbedingungen und Produkt-Sicherheitsanforderungen.
  - Europäisch freiverkehrsfähige Medizinprodukte werden mit einem sog. CE-Gütesiegel (Conformité Européenne) und einer Registriernummer ausgestattet. Die Verkehrsfähigkeit von Medizinprodukten in der EU wird durch sog. „notified bodies" kontrolliert.

Beobachtungen bei Silikonimplantatträgerinnen

a) Objektive Beobachtungen:
  - Fremdkörperreaktion auf Silikonelastomer und Silikongel.
  - „Low-bleed"-Eigenschaft der Implantate.
  - Kein Silikon in Kapsel bei 0,9%-NaCl-gefüllten Implantaten.
  - 9 Patientinnen von 1 Mio. Silikonimplantatträgerinnen in den USA bekamen eine diffuse Sklerodermie (Raynaud-Syndrom, Arthralgien und Lungenfibrose); dies entspricht jedoch der Verbreitung der diffusen Sklerodermie in Normalbevölkerung.
  - Silikonom (Granulom).
  - Kapselfibrose Baker III/IV zwischen 4 und 41% (Tabelle 3).

Tabelle 3. Klassifizierung der Kapselfibrose nach Baker

Grad	Konsistenz/Aussehen
I	Natürliche Konsistenz und natürliches Aussehen
II	Natürliches Aussehen und Verhärtung
III	Verhärtung mit sichtbarer Deformierung
IV	Deutliche kugelartige Verformung

b) Subjektive Beobachtungen:
  Media Related Disease Syndrome (MRDS, nach Brody) – durch Medien ausgelöste subjektive Symptome bei Implantatträgerinnen mit bisher ungeklärtem Kausalzusammenhang („chronical fatigue symptom" etc.).

Beim Einsatz von alloplastischen Mamma-Endoprothesen empfiehlt sich eine optionale Blutuntersuchung auf
- antinukleäre Antikörper (ANA),
- antimitochondriale Antikörper (AMA),
- DNS-Antikörper,
- Immunglobuline (IgG, IgA, IgM),
- Antistreptolysin-Titer (AST),
- Rheumafaktor (RF),

jeweils vor dem Eingriff sowie 6, 12 und 24 Monate nach dem Eingriff.

1.4 Angewandte Mammaästhetik

Die Ästhetik der weiblichen Brust wird von den sog. 4 S (US-amerikanisch) sowie der Brustwarze bestimmt. Eine ausführliche Erstbeschreibung hierzu findet sich bei Bostwick II (1911).
Die „4 S" umfassen:
1. *SIZE* – körpergerechte Brustgröße,
2. *SHAPE* – natürliche Brustform,
3. *SOFTNESS* – natürliche Brustkonsistenz,
4. *SYMMETRY* – Symmetrie der Brüste.

Die Ästhetik der Brustwarze ergibt sich aus der Relation von Mamillendurchmesser und Brustgröße, der Mamillenposition auf dem Brusthügel, der Papillenprojektion sowie der Farbe des Papille-Areola-Komplexes.
Die Abweichungen der Mamillenposition befinden sich jeweils auf einer Linie zwischen unten außen und oben innen. Die extreme Mamillenposition oben innen führt zu der ästhetisch nicht akzeptablen „Schielposition". Ein iatrogener Mamillenhochstand ist schwer und nur unter Hinterlassen sichtbarer Narben korrigierbar. Die Abweichung der Mamillenposition nach unten außen ist bedingt akzeptabel.
Size: Die ästhetisch akzeptable Brustgröße ergibt sich aus der Relation zum Körperbild (Thoraxgröße). Modeabhängige Abweichungen nach unten oder oben gehen als modulierender Faktor in den ästhetischen Parameter „Brustgröße" ein.
Das operationstechnische Simulationsvermögen der ästhetisch relevanten Mamma-Charakteristika ist unterschiedlich ausgeprägt (Tabelle 4).
Shape: Die natürliche Brustform einschließlich Inframammärfalte stellt einen hohen Anspruch an das operationstechnische Simulationsvermögen.
Softness: Am schwierigsten simulierbar ist die natürliche Brustkonsistenz. Dies gelingt mit autologem Körpergewebe nur annähernd.
Symmetry: Die Symmetrie der Brüste unter dem Aspekt der Permanenz bedeutet einen extrem ho-

Tabelle 4. Ästhetische Brustcharakteristika und deren operationstechnische Simulation

Ästhetisches Charakteristikum	Operative Simulationstechnik
Körpergerechte Brustgröße	Meist kombinierter autologer/alloplastischer Volumenersatz
Natürliche Brustform	a) Rein autolog (am leichtesten) b) Anatomisch geformter, strukturierter Expander mit Austausch gegen PU-Prothese mit/ohne Stacking oder deepithelisiertes Eigengewebe (autologe Konversion)
Natürliche Brustkonsistenz	a) Autolog (TRAM) b) PU-Prothese c) Mobiles, glattwandiges Implantat

hen Anspruch an das operationstechnische Simulationsvermögen.

Onkoplastisches Konzept (vgl. Kap. 3)
Planen und Vorgehensweise in der Einheit von Exstirpation und Rekonstruktion bei mammatumorindizierten Eingriffen.

Die kompromißlose onkologische Resektion wird durch die wiederherstellende Maßnahme unterstützt (assistierte Operation).

Ästhetische Aspekte der Heberegion
Autologer Gewebeersatz bedeutet immer einen Hebedefekt an derselben Patientin. Dieser erfordert einen perfekten Verschluß der Heberegion. Voraussetzungen dafür sind:
1. Schnittführung im Hautlinienfeld,
2. Verschlußrichtung der Heberegion darf nicht mit Zugrichtung in Transplantatregion konkurrieren (Abb. 15).

1.5 Standardlagerung, Standardabdeckung, Standardverbände

Standardlagerung

Die Standardlagerung bei mammachirurgischen Eingriffen (Abb. 16) besteht in folgenden Merkmalen:
1. Keilkissen (Fa. Bisanz[6]) unter Beine.
2. Kippen des Op-Tisches fußwärts:
   Die Patientin wird dabei wieder in die Hori-

---

[6] Kissenmaße: 72 × 44 × 20 cm;
Schonbezug: 72 × 44 × 35 cm.

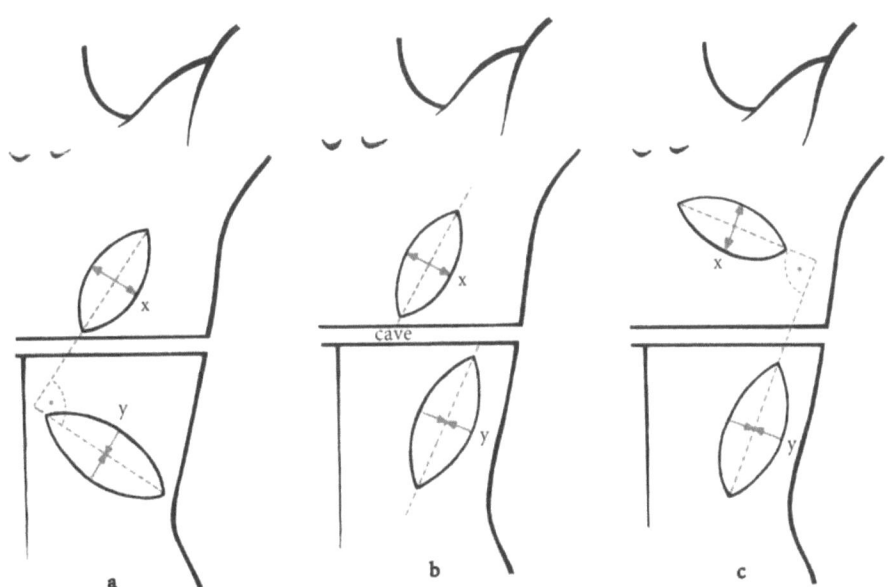

Abb. 15 a–c. Relationen zwischen Hebe- und Defektregion bei LAT-Lappenplastiken.
a, c richtig,
b falsch.
x Zugrichtung auf Implantat,
y Verschlußrichtung der Heberegion

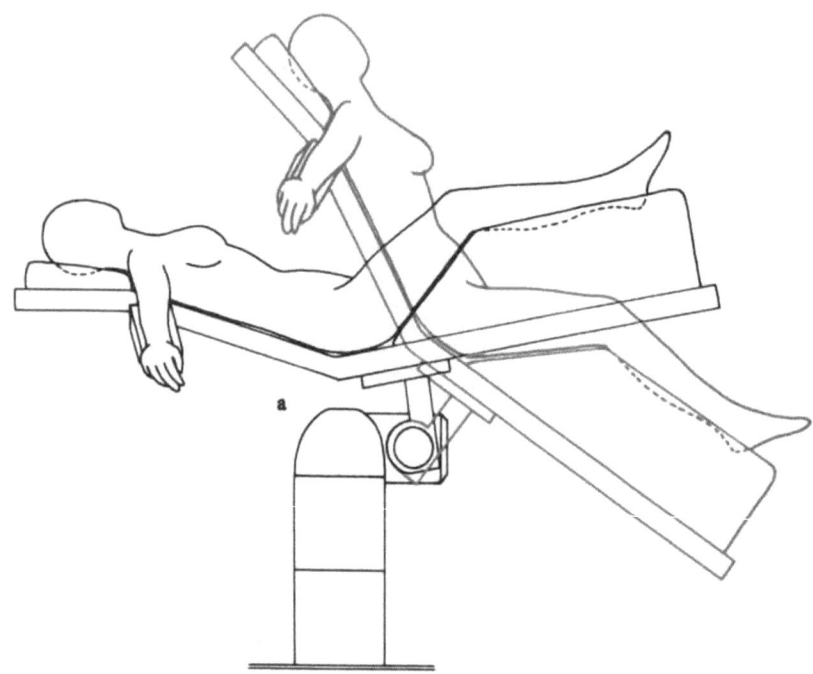

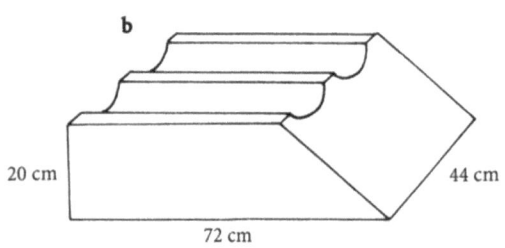

Abb. 16. a Standardlagerung bei mammachirurgischen Eingriffen. **b** Beinhochlagerungskeil. Obligate Tischstellung, Schwenkarm nach unten drehbar; (*rot*) Aufsetzen der Patientin zum Prüfen der natürlichen Ptosis

zontale gebracht, wobei die Rumpf-Kopf-Ebene leicht angehoben wird.
3. Armlagerung:
Auflageflächen von Op-Tisch und Armstütze befinden sich in etwa gleicher Höhe. Als Prüfkriterium für die richtige Höhe der Armstütze gilt, daß die flache Hand leicht zwischen Op-Tisch-Auflagefläche und Oberarmrückseite hindurchgeschoben werden kann.
Die Armstütze ist etwas abgewinkelt zum Fußende zu fixieren, so daß der Arm in einer Abduktion unter 90° gelagert wird.
Der Arm ist mittels Halteband oder unter sterilen Kautelen mittels steriler Longuette an der Armstütze zu fixieren.

▷ *Notabene.* Ein Herunterfallen des Armes von der Armstütze muß unbedingt vermieden werden – ansonsten Gefahr der Armplexus-Parese.
4. WarmTouch (Wärmeeinheit):
Anwendung bei zu erwartender Operationsdauer von >2 h, z. B. bei Lappenplastiken, längeren Eingriffen und onkoplastischen Operationen.

Standardabdeckung

1. Hautdesinfektion des Operationsgebietes:
   - Vor Beginn der Hautdesinfektion ein Papier- und darüber ein Stofftuch pro zu operierende Seite lateral unter Arm-Thorax-Region legen.
   - Mittels mehrerer Silnet-getränkter Stieltupfer Hautdesinfektion der Brust-, Bauch-, unteren Halsregion sowie des Armes (der von unsteriler Assistenzperson hochgehalten wird) bis zur Mitte des Unterarmes. Bei Makromastie/Mastoptose von Assistenzperson Brust mit 2 Stieltupfern nach medial halten lassen, damit Hautdesinfektion der laterokaudalen Brust- und Thoraxwandregion uneingeschränkt möglich.
   - Entfernen des vorher untergelegten Stofftuches mittels Kornzange.
2. Abdeckmodus mit intraoperativ frei beweglichem/n Arm/en:

- Stofftuch seitlich unter Schulter und seitliche Thoraxregion (Arm wird weiter hochgehalten).
- Klebetuch Schulter/seitliche Thoraxregion, möglichst weit dorsal fixieren (dazu wird hochgehaltener Arm von Assistenzperson leicht zur kontralateralen Seite gezogen).
- Bauchtuch an Schulter legen.
- Beinsack über Armstütze ziehen.
- Klebestreifen, um Bauchtuch und Beinsack aneinander zu fixieren.
- Klebetuch auf Armstütze legen.
- Hochgehaltenen Arm von Assistenzperson auf Klebetuch legen lassen.
- Einwickeln des Unterarmes in Klebetuch und Fixieren der Einwicklung durch Klebestreifen.
- Klebetuch Unterbauch quer. *Nabel frei lassen:* muß zur Orientierung im Op-Feld liegen!
- Klebetuch kontralateral-parasternal oder hintere Axillarlinie.
- Klebetuch Halsbasis-Clavicula-Acromion-Linie, bilateral.
- Stofftuch unten (Beine/Unterarm).
- Stofftuch oben (Schulter-Kopf-Bereich über Ständer, dahinter Anästhesiebereich).
- Stofftuch jeweils seitlich (V-förmig nach oben unter Arm/Schulter).
3. Abdeckmodus mit intraoperativ *nicht* frei beweglichem/n Arm/en:
   - Stofftuch seitlich unter Schulter und seitliche Thoraxregion (Arm wird weiter hochgehalten).
   - Klebetuch Schulter/seitliche Thoraxregion, möglichst weit dorsal fixieren (dazu wird hochgehaltener Arm von Assistenzperson leicht zur kontralateralen Seite gezogen).
   - Bauchtuch an Schulter legen.
   - Arm auf Armstütze legen und mittels Halteband fixieren lassen (Assistenzperson).
   - Beinsack über Arm und Armstütze ziehen.
   - Bauchtuch über Oberarm, mittels Klebestreifen an Oberarm fixieren.
   - Klebetuch Unterbauch quer, *Nabel frei lassen.*
   - Klebetuch kontralateral-parasternal oder hintere Axillarlinie kontralateral in sichtbares Operationsfeld einbeziehen, falls Prinzipien der Symmetrie beachtet werden müssen.
   - Klebetuch Halsbasis-Clavicula-Acromion-Linie, bilateral.
   - Stofftuch unten (Beine/Unterbauch).
   - Stofftuch oben (Schulter-Kopf-Bereich über Ständer, dahinter Anästhesiebereich).
   - Stofftuch jeweils seitlich (V-förmig nach oben unter Arm/Schulter).

Standardverbände

Brust-Formverband (Abb. 17)
1. Abkleben der Hautnähte (trocken!) mit ca.

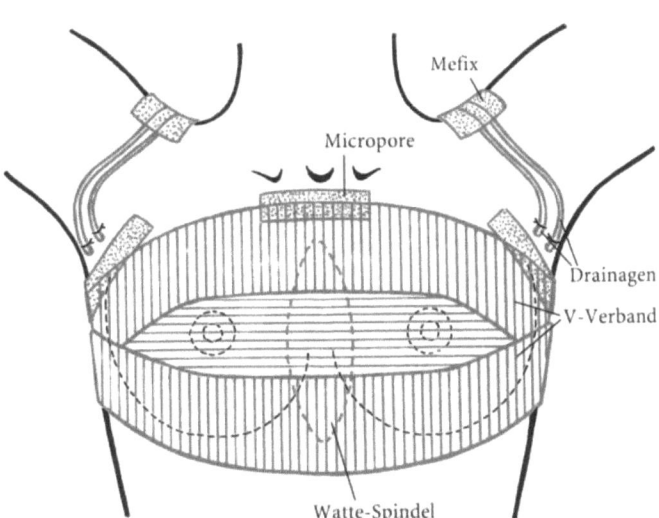

Abb. 17. V-förmiger stabiler Brust-Formverband mit Wattepolsterung, elastischer Binde und Elastoplast-Bandage. Ausleiten der Redon-Drainage in Axillanähe über die Schulter nach hinten

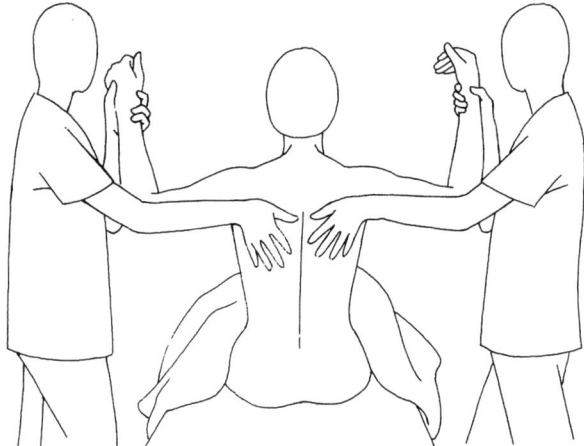

Abb. 18. Halten der Patientin beim Anlegen des Brust-Formverbandes

7 cm langen Micropore-Streifen (2 cm breit, von Rolle abreißen).
▷ *Notabene:* Streifen sind leicht überlappend zu kleben. Bei umgekehrter T-Naht Schnittpunktstelle der beiden T-Schenkel nicht überkleben.
2. Mull-Longuette inframammär auflegen und nur nach kaudal durch Micropore-Streifen (5 cm breit) fixieren (Stütz- bzw. Entlastungsfunktion).
3. Cellona-Verband (15 cm breit) jeweils der operierten Brustseite(n). Die Watte wird dabei leicht bogenförmig nach oben und unten aufgebracht.
▷ *Notabene:* Bei allen Plastiken werden zusätzlich auf die Cellonaschicht eine vom Operateur formadäquat zugeschnittene Schaumstoffplatte aufgeklebt und zwischen die Brüste ein Cellona-Polster gelegt.
4. Umwickeln des Thorax-Brust-Bereichs mit einer elastischen Binde (20 cm breit). Festkleben des Endes mit Mefix (10 cm breit). Darüber wird Elastoplast (10 cm breit) mit 1 1/2 Runden um den Thorax (oben und unten vorn doppelt) geklebt.
▷ *Notabene:* Für diese Aktion sind 2 Assistenzpersonen erforderlich, die mit der flachen Hand auf dem Schulterblatt das gesamte Gewicht des Oberkörpers halten, wobei an den abgewinkelten Armen keinesfalls gezogen werden darf (Abb. 18).
5. Drain-Austrittsstellen werden mit Mullkompressen abgedeckt, die mit breitem Micropore-Streifen an der Haut fixiert werden. Die Drains werden auf dem Bauch mit Mefix festgeklebt.

▷ *Notabene:* Mefix sollte ohne Zugspannung auf Haut aufgeklebt werden – ansonsten Gefahr der Hautschädigung.
Betupfen der Drain-Austrittsstellen mit Mercuchrom 2%.

Mamma-Netzverband
Bei Pflasterunverträglichkeit „Netzverband" der Brust mit Surgifix 7 (Schumacher, Medical Produkte) und sterilen Saugkompressen (Zetuvit, 13,5 × 25 cm; P. Hartmann AG).

Mamma-Stützverband
Bei Reduktionsplastiken und Mastopexien wird nach Entfernen des Kompressionsverbandes ein Cicatrex-Stützverband (Thuasne, Levallois-Perret/France) angelegt, wobei entsprechend dem Thoraxumfang Größe 0, 1 oder 2 zu wählen ist. Evtl. auch Spezial-BH anderer Firma (Hanro AG, Liestal/Schweiz; J. Mainat, Barcelona, über Medro Medizintechnik).

1.6 Intraoperatives Management

- Der jeweilige Eingriff steht über die volle Distanz des Operationsganges unter der Regie *eines* Operateurs. Beim Operieren in „à-deux-equipe" besteht eine *vertikale* Verantwortungsstruktur; evtl. ist „präoperatives briefing" sinnvoll.
- Bestimmte chirurgische Arbeiten können vom Operateur der Assistenz übertragen und von dieser selbständig und parallel zum weiteren Vorgehen des Operateurs ausgeführt werden.
- Operationszeit einsparende, dabei die Sorgfalt nicht einschränkende Modalitäten werden bevorzugt in den Operationsgang aufgenommen.
- Die weitgehend standardisierten Vorgehensweisen bei den Eingriffen sind stets der individuellen „Vor-Ort"-Befundsituation anzupassen.
- Exstirpiertes Gewebe ist grundsätzlich zu markieren, zu wiegen und zur histologischen Untersuchung zu geben. Ausgenommen hiervon ist exzidiertes Material, für das vom Operateur ausdrücklich ein Verwerfen angesagt wurde.
- Beim Übergeben von exstirpiertem Gewebe an die Instrumentenassistenz ist vom Operateur die eindeutige, nicht zu verwechselnde Kurzbezeichnung und Seite dieser Gewebeportion anzusagen. Die entsprechende Kurzbezeichnung ist von einer unsterilen Assistenzperson auf das Gefäß zu notieren, in welches die Gewebeprobe gegeben wurde.
- Im Operationsgang ist, basierend auf dem

Voraussetzungen zum Durchführen mammachirurgischer Eingriffe

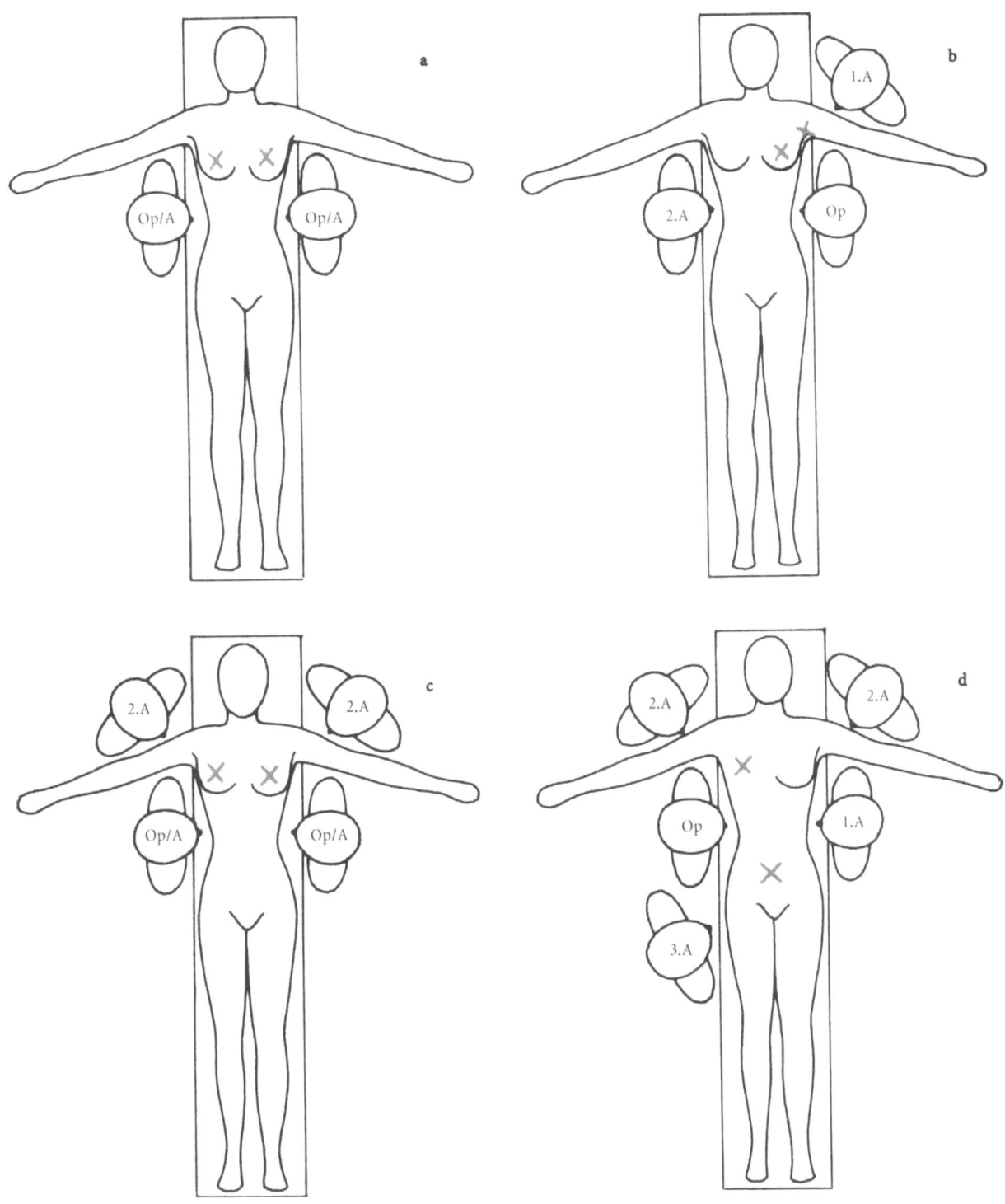

Abb. 19 a–f. Positionen von Operateur und Assistenten.
a Operateur und *ein* Assistent (Operateur steht jeweils auf zu operierender Brustseite),
   z.B. Mammatumorexstirpation, Urbansche Operation
b Operateur, 1. und 2. Assistent,
   z.B. Quadrantektomie und Axilladissektion
c Operateur, 1. Assistent und *zwei* 2. Assistenten (Operateur steht jeweils auf zu operierender Brustseite),
   z.B. Reduktionsplastik beidseits
d Operateur, 1. Assistent, *zwei* 2. Assistenten und *ein* 3. Assistent,
   z.B. TRAM-Lappenplastik
(Fortsetzung)

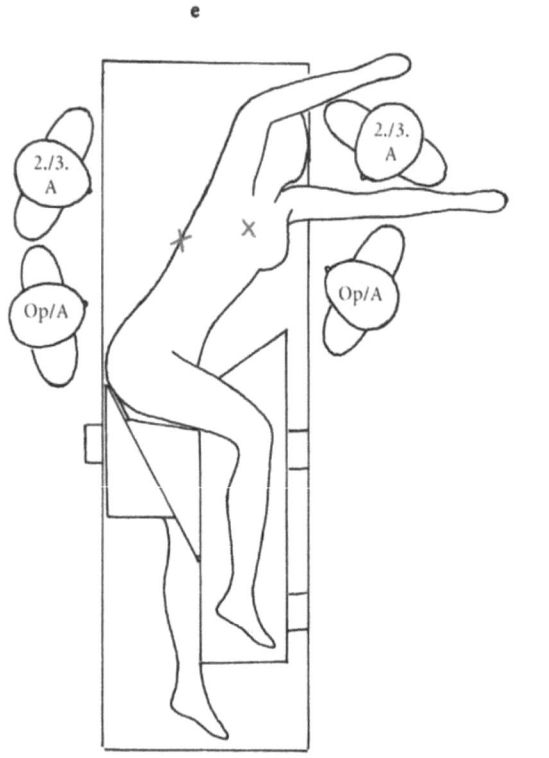
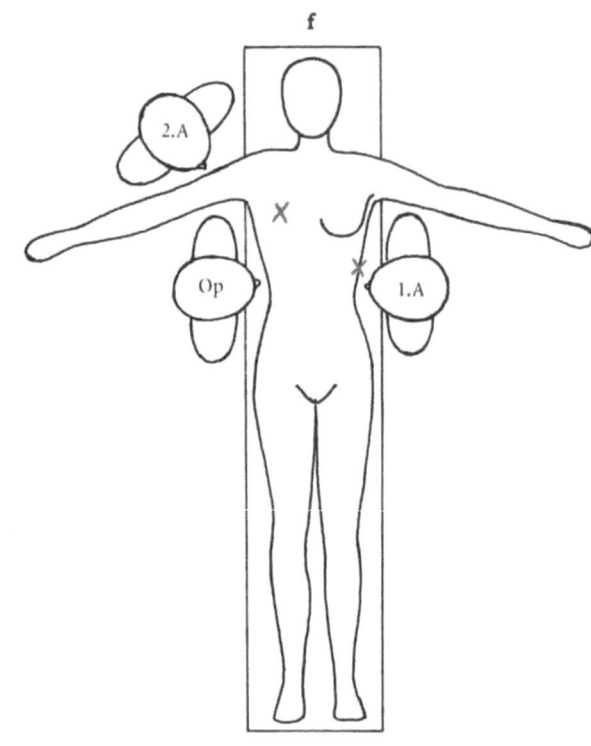

Abb. 19 (*Fortsetzung*)
e Operateur, 1. Assistent, *zwei* 2. Assistenten bei LAT-Lappenplastik in Seitenlage der Patientin (Operateur steht jeweils an Rücken- oder Brustseite, entsprechend der OP-Phase)
f Operateur, 1. und 2. Assistent bei kontralateraler LAT-Lappenplastik in Rückenlage der Patientin

unterschiedlichen Schwierigkeitsgrad des jeweiligen Operationsschrittes, zwischen langsamen und schnellen Phasen zu differenzieren und das Operationstempo entsprechend zu variieren.
- Telefonische Übermittlungen von Schnellschnittuntersuchungsergebnissen sollten vom Operateur persönlich entgegengenommen werden.
- Operateur und Assistent(en) nehmen abhängig von Operationsgebiet und Eingriffsart bestimmte Standardpositionen am Op-Tisch ein (Abb. 19a–f).

2 Exstirpierende Eingriffe

2.1 Jet-Nadelbiopsie

Prinzip
(Abb. 20a–e). Eine Metallnadel, die mit einer seitlichen Einkerbung versehen ist, wird mit hoher Geschwindigkeit in den Knoten eingebracht; anschließend folgt eine Kanüle, die das in der Kehlung der Nadel befindliche Gewebematerial abschneidet, so daß ein Gewebezylinder aus dem Herdbereich entsteht. Die Einstich- und Schnittgeschwindigkeit beträgt ca. 30 m/s. Die Hochgeschwindigkeit bedingt, daß bei einer Gefäßläsion der Biopsievorgang beendet ist, bevor Blut austritt. Sensitivität ca. 85%, Spezifität 100%.

Indikationen
- Diagnosesicherung eines Mammatumors durch histologische Untersuchung.
- Bestimmen der initialen Tumorparameter (komplettes Onkobiogramm), z. B. bei großen Tumoren vor Down-staging-Therapie.
- Festlegen der Schnittgrenzen (erforderliche Randsaumbreite).
- Präoperatives Planen der Hautschnittmuster, z. B. Zielvolumenreduktion mittels BET-Mastopexie.
- Hohes anästhesiologisches Risiko (keine Wartezeit in Narkose für Schnellschnittuntersuchung),

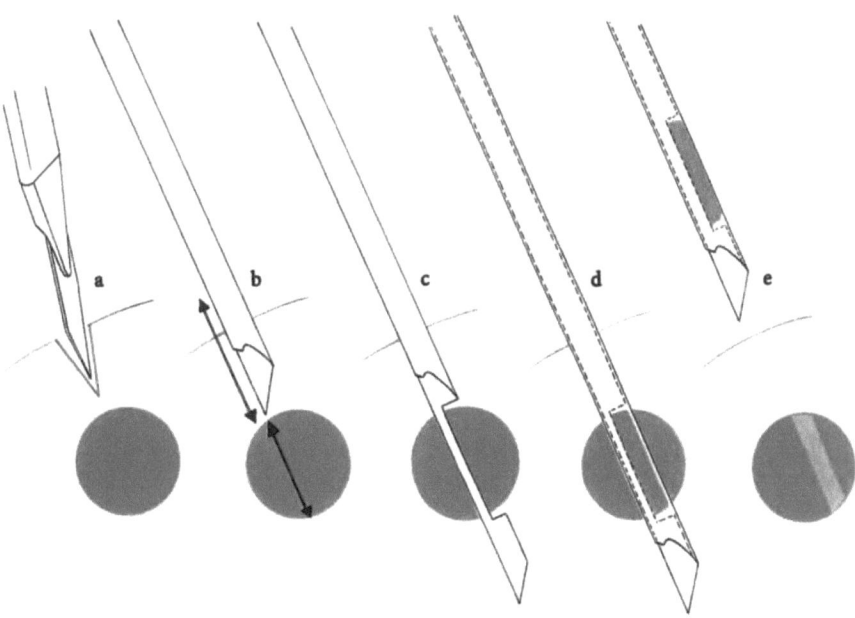

Abb. 20 a–e. Jet-Nadelbiopsie.
a Hautstichinzision mittels Stilettskalpell
b Vorschieben der Nadelspitze bis zum Tumor (dabei Ausrichten der Nadelachse auf größten Tumordurchmesser)
c Durchstechen des Tumors mit Nadel (Kehlung im Tumorareal): *Tempo 1*
d Exzidieren der Gewebeprobe mittels Schneidhülse: *Tempo 2*
e Entfernen der Nadel einschließlich Gewebeprobe

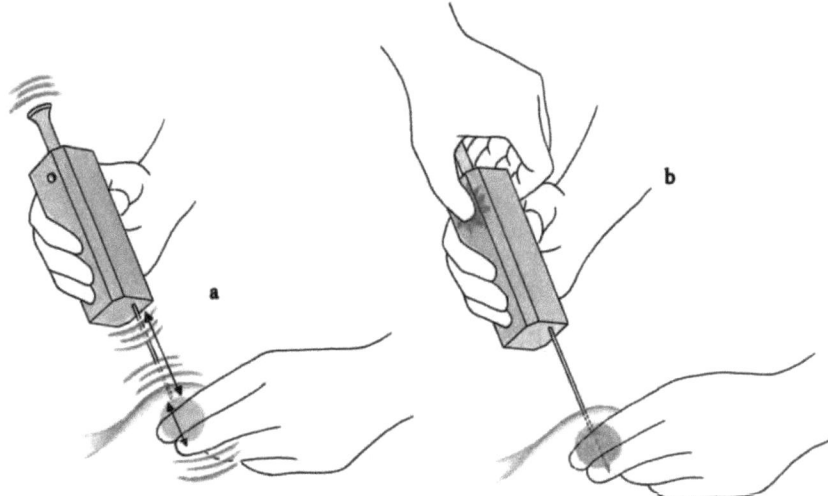

Abb. 21 a,b. Handling bei Jet-Nadelbiopsie.
a Kontaktierbewegung zwischen Tumor und Nadelspitze
b Betätigen des Auslöserdruckknopfes für Biopsiemechanismus (*Tempo 1 und 2*) durch Assistenzperson

z. B. bei Patientinnen mit ASA III–IV[1] Weiteroperieren (ohne Wartezeit) geboten.

Vorbedingungen
- Tumordurchmesser mindestens 5 mm.
- Erreichbarkeit des Tumors (vor allem bei zentralem Sitz und Makromastie).
- Palpatorischer oder mammasonographischer Tumornachweis.

Kontraindikationen
- Überängstliche Patientinnen mit ungenügender Compliance (Vortriebmechanismus mit Geräusch verbunden).
- Ungezielte Gewebebiopsie (Suchmethode).

Gefahren
- Nachblutung; deshalb *Sofortkompression* (5–10 min) wie bei intraarterieller Punktion und Anlegen eines Druckverbandes nach Jet-Nadelbiopsie.
- ! Cave: Pleurahöhlenpunktion durch Unerfahrenen (Kalkulation des Nadelvortriebes ins Gewebe von 25 mm).

Lagerung
- Entspannte Lage der Patientin auf Untersuchungsliege.
- Orten des Mammatumors mittels Palpation und/oder Mammasonographie sowie Anzeichnen der Tumorlokalisation.

Operationsgang/Instrumente
Für das Durchführen der Jet-Nadelbiopsie ist eine Assistenzperson erforderlich (Betätigen des Auslösers am Pistolett und steriles Abnehmen des Biopsates von der Nadel).
- Desinfektion der Haut über dem Tumor mittels Neo-Kodan-Sprühflasche.
- Abdecken der Umgebung mit sterilem selbstklebendem Lochtuch (ein- oder zweiteilig).
- Lokalanästhesie (2%-Xylonest) eines kleinen Hautareals für die folgende Inzision.
- Hautstichinzision mittels Stilettskalpell.
- Einlegen der Biopsienadel in das Pistolett:
  • Kunststoffschutzhülse vom Griff lösen; noch verbleibt diese auf der sterilen Kanüle;
  • Plastikgriffe der Nadel und der Kanüle auseinanderziehen;
  • beide Griffe in die vorgesehenen Aussparungen des Pistoletts einlegen (abgeflachter Griffteil dem Deckel zugewandt);
  • Schließen des Pistolettdeckels.
- Spannen des Federmechanismus des Pistoletts (dabei hörbares Klicken und Nach-außen-Treten des Auslöseknopfes).
- Nadelspitze durch Hautinzision auf den Mammatumor vorführen: Kontaktierbewegung (Abb. 21a) zwischen Nadelspitze und Tumoroberfläche; Nadelachse dabei auf den größten Tumordurchmesser einrichten;

---

[1] Narkoserisiko nach American Society of Anesthesiologists (ASA) in Gruppen I–VII unterschieden; III = schwere Störung des AZ; IV = schwerste, bereits lebensbedrohliche Störung des AZ.

Patientin auf Geräusch vorbereiten.
- Auslöseknopf durch Assistenzperson drücken lassen (Abb. 21b). Diese Aktion darf keine Positionsänderung der Nadel bewirken.
- Spanngriff um halbe Aufzuglänge herausziehen, so daß die Gewebeprobe frei liegt.
- Gewebezylinder aus der Nadelkehlung mittels sterilem Instrument (Pinzette oder Skalpell) von einer Assistenzperson herausnehmen und in ein vorbereitetes Gefäß (Formalin 10%) geben lassen.
- Erneutes Spannen des Pistoletts und weitere Biopsie in analoger Weise durchführbar (bis zu 4–5 Biopsien möglich).
- Sofort nach erfolgter Biopsie jeweils Kompression des Entnahmekanals mit sterilem Mulltupfer.
  ▷ *Notabene:* Vortreiben der Nadel stets nur innerhalb des Gewebes, ansonsten Deformation der Kanülenspitze.
- Es kommt eine spezielle sog. Crown-Core-Cut-Biopsienadel zum Einsatz (Nadellänge 160 mm; Nadelvortrieb ins Gewebe 25 mm; Biopsatlänge 15 mm; Nadeldurchmesser 2,1 mm).

Zubehör-Set bei Jet-Nadelbiopsie
- 5-ml-Spritze mit feiner Kanüle und 1 Amp. Xylonest 2%
- Stilett (steril)
- Neo Kodan (Sprühflasche)
- Sterile Mulltupfer und Mullkompressen
- Steriles Lochtuch (kein Klebetuch)
- 1 Paar sterile Handschuhe
- Kleines Präparategefäß mit Formalin 10%
- 2 sterile anatomische Pinzetten
- 1 Amp. 0,9%-NaCl
- 2 elastische Binden (20 cm breit)
- Micropore-Heftpflaster (5 cm breit)
- Präparatbegleitschein für histologische Untersuchung.

Empfehlung für zu benutzende Biopsienadel
- Bei normaler Konsistenz des Tumors: Crown-Core-Cut-Biopsienadel (mit schrägem Anschliff).
- Bei harter Konsistenz des Tumors: Koaxial-Biopsienadel (CCC-Biopsienadel kann abrutschen).
  Das Koaxialsystem besteht aus einer Kanüle und einer inneren Nadel. Beides zusammen wird vor die Läsion eingebracht. Nach dem Herausziehen der inneren Nadel wird durch die „Arbeitskanüle" eine Biopsienadel HS-2 bis zum Anschlag eingelegt und nun die Hochgeschwindigkeitsbiopsie (evtl. mehrfach) durchgeführt. Durch die „Arbeitskanüle" kann anschließend auch ein Markierungsdraht (Twistmarker) eingebracht (korkenzieherartiges Eindrehen) und dann die Arbeitskanüle entfernt werden.

Verband
- Auflegen steriler Mullkompressen auf das Biopsieareal und Fixieren der Kompressen mit Micropore-Streifen.
- Anlegen eines Brustkompressionsverbandes mit breiter elastischer Binde (20 cm breit), deren Ende mit Mefix festgeklebt wird.
- Der Verband kann nach 12 h entfernt werden.

Nachbehandlung
- Beobachtung der Patientin in der Klinik ca. 1 h nach dem Eingriff, danach bei unauffälligem Befund und Befinden Entlassung nach Hause.
- Wiedervorstellen nach 3 Tagen zur Kontrolle der Wundheilung, zum Besprechen des histologischen Resultates sowie des evtl. weiteren Vorgehens.

2.2 Urbansche Operation

Prinzip
Gezielte Exstirpation des/der sezernierenden Milchausführungsganges/-gänge unter „Aufklappen" der Mamille sowie Resektion eines zentral-retromamillären, kegelförmigen Gewebeareals.

Indikationen
- Blutende bzw. sezernierende Mamma.
- Galaktographischer Verdacht auf Milchgangpapillom.

Kontraindikation
Starker Karzinomverdacht.

Operationsgang
- Papille digital komprimieren, um festzustellen, aus welchem/welchen Ausführungsgang/-gängen Blut oder Sekret austritt.
- In entsprechende Austrittsöffnung/-en Lymphographienadel bzw. Speichelgangkatheter (Splint) einführen, Methylenblau mittels Insulinspritze instillieren (Markieren des/der zu exstirpierenden Milchganges/-gänge) (Abb. 22a).
- Nach Entfernen der Kanüle bzw. Nadel aus der Austrittsöffnung diese mit Collodium flüssig verkleben.
- Anlegen eines areolären Randschnittes; möglichst nicht mehr als Hälfte der Areola umschneiden (Abb. 22b).

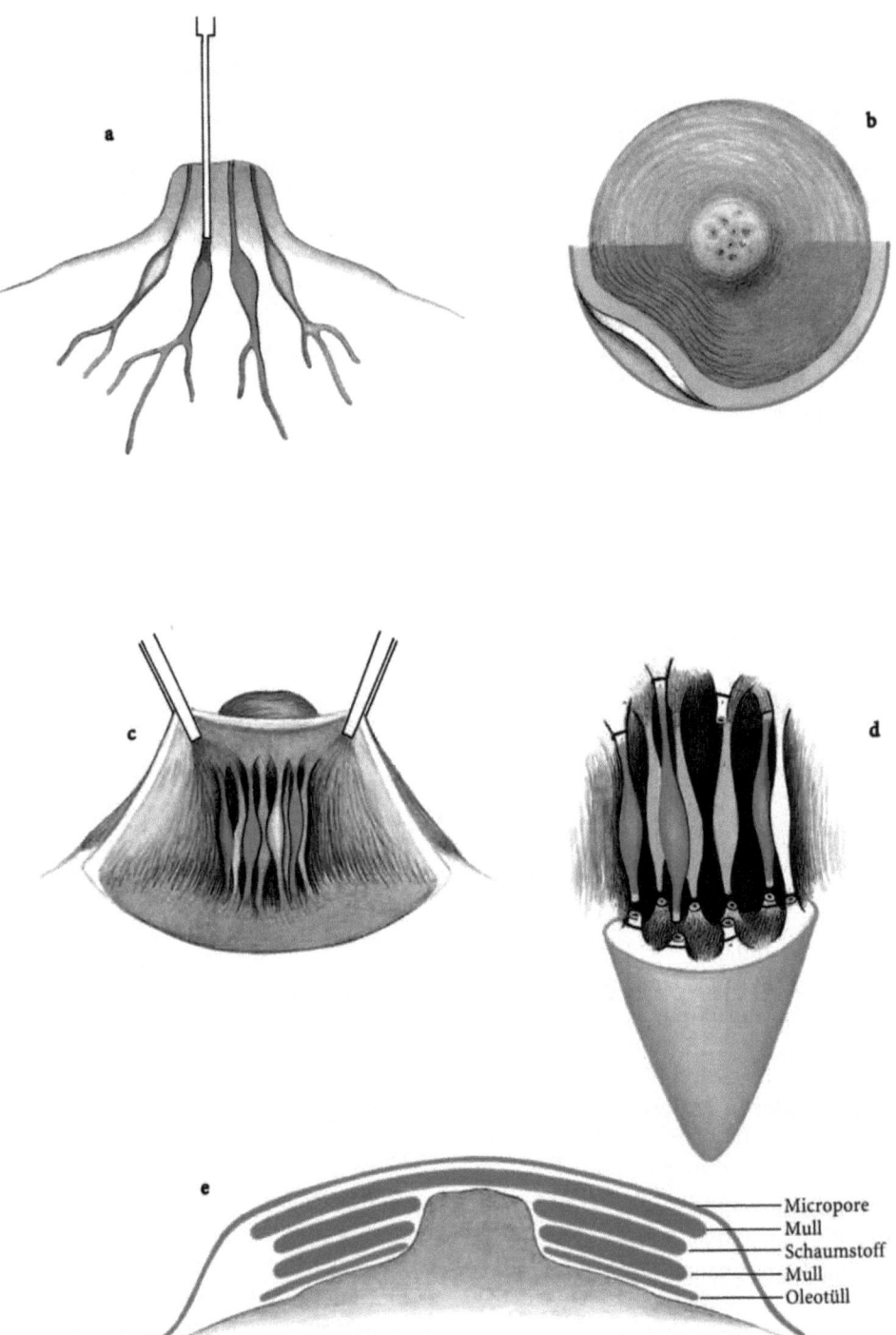

Abb. 22 a–e. Urbansche Operation.
a Farbmarkieren des/der sezernierenden Ausführungsganges/-gänge
b Halbkreisförmiger Areolarandschnitt
c Präparation der Milchausführungsgänge und Darstellen des/der farbmarkierten Ausführungsganges/-gänge
d Gezieltes Exzidieren des/der markierten Ganges/Gänge einschließlich eines Gewebekegels
e Mamillenandruckverband

▷ *Notabene:* Areolären Randschnitt ca. 2 mm parallel zur Areolarandgrenze in die Hautregion legen, da ansonsten später eine weiße Narbe in der pigmentierten Areolaregion zurückbleibt.
– „Aufklappen" der Mamille und Darstellen des retromamillären Milchausführungsgangbündels (Abb. 22c).

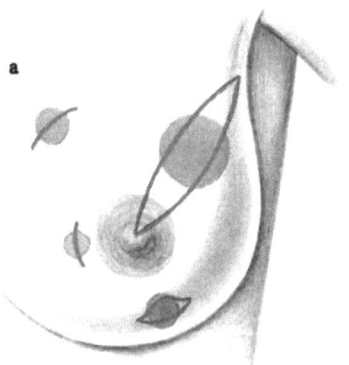
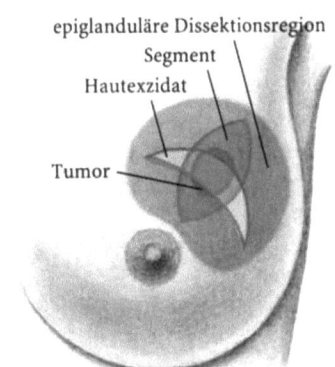

Abb. 23.
a Standardinzisionen mit/ohne Hautresektat bei Tumorsitz im medialen und lateralen Mammabereich. Radiärschnitt heute eher selten angewendet
b Segmentresektion mit Hautareal und epiglandulärer Dissektionsregion

- Herauspräparieren der blaumarkierten Milchgänge mittels gebogener Moskitoklemme.
- Papillennahes und -fernes Ligieren der blau markierten Milchgangabschnitte und danach deren Exzision (dieses Vorgehen verhindert ein Ausfließen von Methylenblau und damit Ortungsprobleme in bezug auf weitere betroffene Milchgänge) (Abb. 22d).
  Falls nur *ein* Milchgang blau markiert ist, kann das Ligieren unterbleiben und der betroffene Milchgangabschnitt primär exzidiert werden.
- Exzidieren eines kegelförmigen, zentral-retromamillären Gewebeareals (die Kegelspitze zeigt in Richtung Brustbasis) (Abb. 22d).
- Subtile Blutstillung.
- Rekonstruieren der retromamillären Exzisionsregion (glatte Mamillenlageroberfläche schaffen).
- Einlegen einer 7-mm-Jackson-Pratt-Drainage (Ausleiten in der Inframammärfalte).
- Perimamilläre Intrakutannaht (Prolene 3-0).
- Mamillenandruckverband (Abb. 22e), bestehend aus verschiedenen Materialien in der Reihenfolge:
  - Oleotüll mit zentraler Perforation,
  - Mullkompresse mit zentraler Perforation,
  - Schaumstoff mit zentraler Perforation,
  - mehrere quadratische Mullkompressen,
  - breiter Micropore-Streifen.
- Brust-Formverband (Abb. 17).

2.3 Tumorektomie (Segmentresektion, „wide excision")

Prinzip
Entfernen eines Mammatumors einschließlich eines Randsaumes im Gesunden sowie Defektrekonstruktion der Entnahmeregion.

Indikationen
- Tumoren bis 5 cm in größter Ausdehnung (Abweichung davon nach oben oder unten in Abhängigkeit von der Tumor-Brust-Größenrelation).
- Histologisch gesicherte Malignität durch präoperative Jet-Nadelbiopsie (dadurch genaue Planung der Defektrekonstruktion möglich sowie keine unnötige Randsaumentfernung).
- ! **Cave:** Für BET-Eingriffe erfahrener Operator erforderlich (keine „Anfängeroperation", kein „kleiner" Eingriff)!
- Tumorexstirpation (zweizeitiges Vorgehen) bei *prämenopausalen* Frauen in 2. Zyklushälfte hat bessere Prognose (Mortalität, Rezidivfreiheit).

Kontraindikationen
- Ungünstige Tumor-Brust-Größenrelation.
- Mammasonographisch nicht-suspekte zystische Tumoren.[2]

Anzeichnen
- Bogenförmige (zirkuläre) Inzisionslinie unmittelbar über dem Tumor (Abb. 23a).

---

[2] Therapie der Wahl: Zystenpunktion mit anschließender Fibrinkleberinstillation und Punktatzytologie.

▷ *Notabene:* Der kürzeste Weg zum Tumor ist der beste!
- Haut-Subkutangewebe-Exzisionsfigur (spindelförmig, mondsichelförmig etc.) bei hautnahem Tumorsitz (Abb. 23b).
- Axilläre Inzisionslinie bzw. spindelförmige Haut-Subkutangewebe-Exzisionslinie bei einzeitigem Vorgehen.

Lagerung
- Standardlagerung mit Keilkissen unter den Beinen.
- Bewegliche Armlagerung (einzeitiges Vorgehen).

Operationsgang
- Bogenförmige (zirkuläre) Hautinzision, tumoradaptierte Schnittführung (Abb. 23a; vgl. Abb. 30a–g).
- Dissektion des subkutanen Fettgewebes in Richtung Tumor unter Beachtung ausreichender Randsaumbreite im epiglandulären Fettgewebe (Abb. 23b).
- Dissektion des subkutanen Fettgewebes epiglandulär (Abb. 25 a,b) parallel zur Tumor- bzw. Drüsenkörperoberfläche (Skalpell).
- Apfelsinenscheiben- bzw. segmentförmiges Exzidieren des Tumors im Gesunden, d.h. mindestens 1,5 cm breiter peritumoraler Randsaum des Drüsenkörpers mittels *digitaler Tumordistanz-Technik* (Abb. 23b, 25c).
  Dieser Randsaum kann selbstverständlich nur zum Parenchym hin eingehalten werden und nicht z. B. zur darunterliegenden Muskulatur.
  ▷ *Notabene:* Gefühlvolles Manipulieren des Tumors – Einsetzen von scharfen Klemmen in den Tumor vermeiden; beim Exzidieren des Tumors mit Randsaum möglichst glatte Schnittflächen schaffen; Exzision mittels Skalpell im Interesse uneingeschränkter Schnittrandbeurteilung durch den Pathologen.
- Unterminieren der entsprechenden Drüsenkörperregion von retroglandulär sowie Mitentfernen der in Tumornähe befindlichen Muskelfaszie bei brustbasisnahem Tumorsitz.
- Fadenmarkierungen des exstirpierten Tumors:
  a) Tumor ohne mitexzidiertes Hautareal: 3 Markierungen – kranial, medial, ventral;
  b) Tumor mit exzidiertem Hautareal: 2 Markierungen – kranial, medial.
- Bestimmen des Gewichtes des exstirpierten Tumors im Operationssaal.
- Ggf. Präparieren einer zentral aus dem Tumor herausgeschnittenen Tumorscheibe für Cloning und Bestimmung der onkogenen Faktoren.

- Übergabe des Tumors zur Schnellschnittuntersuchung.
- Nachresektionen der Tumorlagerregion: Kranialer, kaudaler, medialer, lateraler, dorsaler Schnittrand.
- Tuschemarkierung der tumorzugewandten Nachresektatseite.
  ▷ *Notabene:* Bis zur Beendigung der Nachresektionen sollten in der Tumorlager-Exzisionsregion keine Elektrokoagulationen zur Blutstillung durchgeführt werden.
- Subtile Blutstillung mittels Elektrokoagulationspinzette.
- Einlegen einer 7-mm-Jackson-Pratt-Drainage retroglandulär, Ausleiten in der Inframammärfalte.
- Adaptation des Drüsenkörpers in der Entnahmeregion durch Vicryl-Einzelknopfnähte (2–0, CP-1-Nadel).
  ▷ *Notabene:* Ausreichende epiglanduläre Mobilisation des Drüsenkörpers, damit spannungsfreie Adaptation mittels Einzelknopfnähte gewährleistet.
- Einlegen eines 7-mm-Jackson-Pratt-Drains epiglandulär-subkutan, Ausleiten des Drains in der Inframammärfalte.
- Fortlaufend-überwendliche Vicryl-Naht (2–0) der subkutan-korialen Gewebeschicht.
- Prolene-Intrakutannaht (3–0).
- Abkleben der Operationsnaht mittels schmaler Micropore-Pflasterstreifen.
- Brust-Formverband (Abb. 17).

Nachbehandlung
- Erster Verbandswechsel am 3. Tag post operationem.
- Drainageflaschenwechsel bei nachlassender Sogleistung.
- Drainageentfernung frühestens am 7. Tag post operationem, vorausgesetzt, die Absonderungen in der Flasche betragen weniger als 5 ml/24 h.
- Fädenentfernung nach frühestens 10 Tagen (Tendenz eher später, um möglichst schmale Narben zu erzielen).

Fibromexstirpation
Die Fibromexstirpation (Abb. 24) erfolgt im Gegensatz zur Segmentresektion ohne Mitnahme eines Randsaumes.

Exstirpierende Eingriffe 31

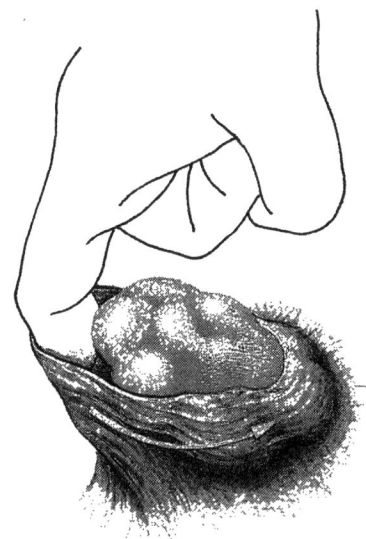

Abb. 24. Digitales Aushülsen eines Fibroms. *Pfeil:* Bewegungsrichtung des Zeigefingers

2.4 Quadrantektomie (Teilmastektomie)

Inaugurator: U. Veronesi, 1973

Prinzip
- Entfernung eines kompletten Drüsenkörperquadranten mit dem Mammatumor im Zentrum des Resektates sowie Rekonstruktion des Entnahmedefektes.
- Bestandteil der QUART-Technik.
- Der zu entfernende Quadrant bezieht sich auf den Mammatumor in dessen Zentrum, unabhängig von der zur Befundlokalisation üblichen Quadrantenaufteilung der Mamma.
- Zwei unterschiedliche Vorgehensweisen:
  a) primäre Quadrantenresektion bei vorliegendem histologischem Ergebnis nach Jet-Nadelbiopsie;
  b) sekundäre Quadrantenresektion, d.h. Nachresektion, nach Tumorexstirpation mit Schnellschnittuntersuchung.
- Definitorische Abgrenzung zur *Teilmastektomie* und onkoplastischen Operation bei der BET (s. S. 41).

Indikationen
- Primärkarzinom, das sich aufgrund der Tumor-Brust-Größenrelation ausreichend im Gesunden (tumorfreier Gewebesaum 1,5 cm) entfernen läßt.
  Tumorlokalisation nicht zu nahe an Areola.

- Vordiagnostik durch Jet-Nadelbiopsie bzw. MR-Mammographie
  (höchstmögliche diagnostische Sicherheit, um Entfernung von gesundem Drüsengewebe streng zu indizieren).
- Konsensus mit Patientin in bezug auf Axilladissektion und Nachbestrahlung der betroffenen Brust.

Kontraindikationen
- Ungünstige Tumor-Brust-Größenrelation (unmögliche Rekonstruktion des Entnahmedefektes aus dem ortsständigen Gewebe).
- Ungenügende Erfahrungen des Operateurs auf dem Gebiet der brusterhaltenden Operationstechnik.
  ▷ **Cave:** Zerstörung der Brustform durch kraterartige Hauteinziehung bzw. verzogene Mamille! Spätestens die Nachbestrahlung bringt eine ungenügende Defektrekonstruktion an den Tag.

Lagerung
Rückenlage mit nicht ganz rechtwinklig abduziertem Arm, der beweglich gelagert wird.

Anzeichnen
- Tumorrand-Projektionslinie.
- Bogenförmige Schnittlinie direkt über dem Tumorzentrum.
- Bei Haut-Tumor-Distanz <2 cm und/oder bei Tumorgröße >3 cm: Tumor- bzw. brustangepaßte Hautumschneidungslinie (u.a.: spindelförmig, mondsichelförmig, halbmondförmig) (Abb. 30a–g).
- Orientierungslinien: Mittellinie (Jugulum – Processus xiphoideus), Brustbasis-Begrenzungslinie (einschließlich Inframammärfalte).

Operationsgang
- Hautinzision bzw. -exzision (Skalpell) (Abb. 25 a).
- Dissektion des subkutanen Fettgewebes in Richtung Tumor (Schnittiefe mindestens 0,5 cm).
- Unterschneiden des subkutanen Fettgewebes über der Region des zu exstirpierenden Quadranten mit dem Tumor im Zentrum und darüber hinaus (Vorbereitung der anschließenden Drüsenkörperadaptation) mittels Skalpell (Abb. 25a,b).
- Blutstillung nur von stärkeren Blutungen mittels Elektrokoagulationspinzette.
- Radiäre Dissektionen des Drüsenkörpers einschließlich der Pektoralisfaszie mittels Skalpell

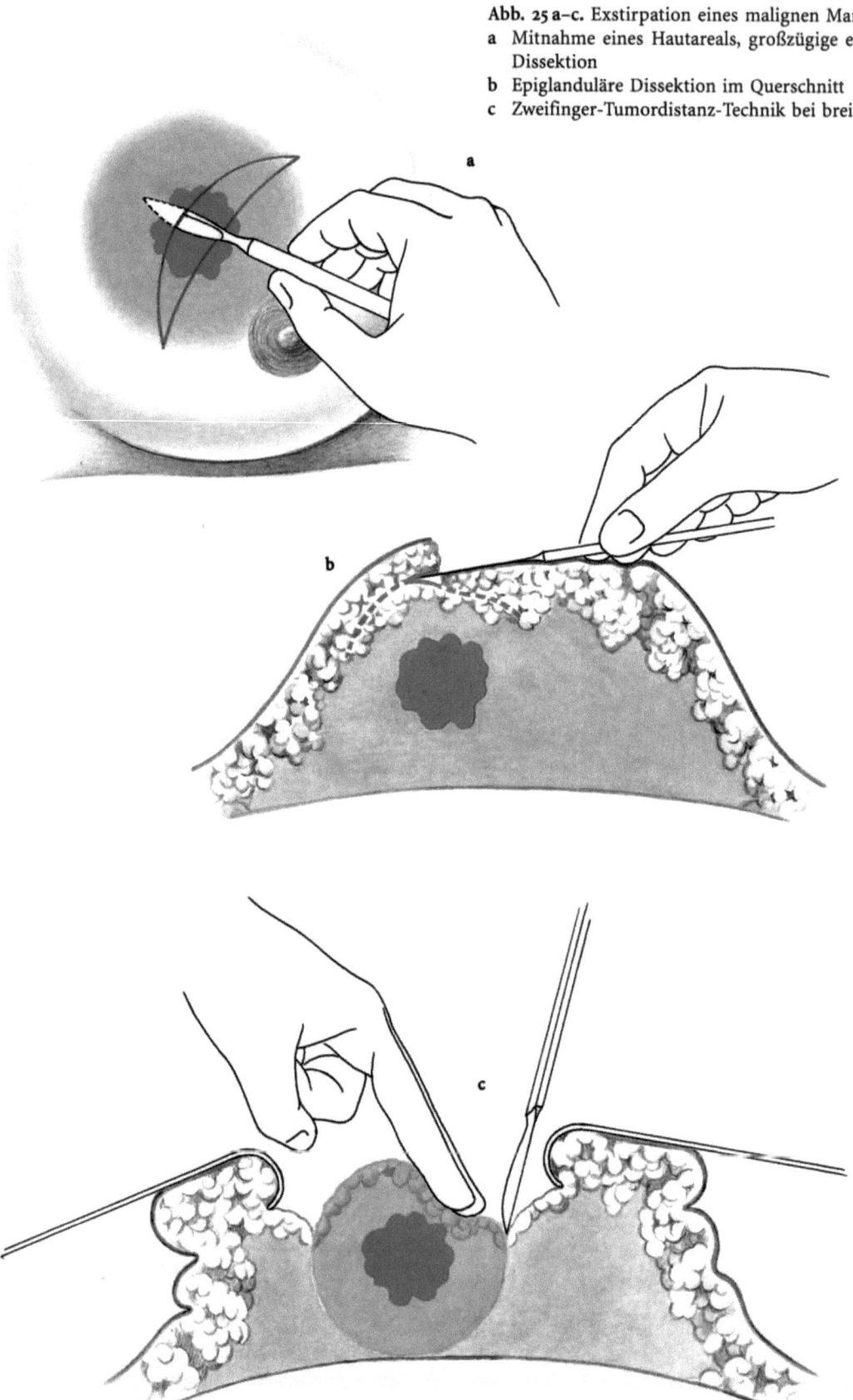

Abb. 25 a–c. Exstirpation eines malignen Mammatumors.
a Mitnahme eines Hautareals, großzügige epiglanduläre Dissektion
b Epiglanduläre Dissektion im Querschnitt
c Zweifinger-Tumordistanz-Technik bei breitem Zugang

nach *digitaler Tumordistanz-Technik* (Abb. 25 c).
- Digitales Unterfahren retrofaszial (retroglandulär) und leichtes Anheben der Drüsenkörper-Gewebebrücke.
- Unter leichter Anspannung Dissezieren des subkutanen Gewebes über dem peripheren Drüsenkörperrand mit Skalpell.
- Keilförmiges Dissezieren aus der zentralen Drüsenkörperregion unter leichtem Zug des Resektates in peripherer Richtung.
  ▷ *Notabene:* Exzidieren mit Skalpell, um für den Pathologen eine bestmögliche Beurteilung der Schnittränder zu gewährleisten.
- Fadenmarkierung des Tumors, Übergabe des Präparates zur Schnellschnittuntersuchung (Beurteilung des Schnittrandgebietes).
- Ggf. Nachresektionen mit Tuschemarkierung der dem Tumor zugewandten Fläche des Resektates.
- Epi- und retroglanduläres Mobilisieren der angrenzenden Drüsenkörperregionen für die nachfolgende Drüsenkörperadaptation.
- Extensive Dissektion der Mamille vom Drüsenkörper
  (ansonsten Hervortreten der Mamille oder Abweichen der Mamille in Richtung auf den entfernten Quadranten möglich).
- Subtile Blutstillung mittels Elektrokoagulationspinzette, *erst dann*, wenn durch die erfolgte Schnellschnittuntersuchung des Resektates keine weiteren Resektionen der Schnittrandgebiete als notwendig erachtet werden.
- Einlegen einer 7-mm-Jackson-Pratt-Drainage retroglandulär (Ausleiten in der Inframammärfalte).
- Spannungsfreies Verschließen des Drüsenkörperdefektes durch adaptierende Einzelknopfnähte (Vicryl 2-0, V34).
- Falls Einziehungen auftreten, weitere epiglanduläre Mobilisation des Subkutangewebes.
- Einlegen einer 7-mm-Jackson-Pratt-Drainage epiglandulär-subkutan (Ausleiten in der Inframammärfalte).
- Vicryl-Einzelknopfnähte zum Verschließen der subkutanen Fettgewebeschicht; fortlaufend-überwendliche Naht (Vicryl 2-0, V34) der Korium-Fettgewebeschicht; fortlaufende Intrakutannaht (Prolene 3-0).
- Abkleben der Operationsnaht mit schmalen Micropore-Pflasterstreifen.
- Brust-Formverband (Abb. 17).
  Spezielle Quadrantektomie-Techniken, s. Kap. 3.

Nachbehandlung
- Bestrahlungsbeginn ca. 3 Wochen nach der Operation.
- Bei Wundheilungsstörung, Hämatom oder Serom Bestrahlungsbeginn entsprechend später, allerdings nicht später als 6–8 Wochen, da ansonsten ungünstige kosmetische Resultate und höheres Rezidivrisiko.

2.5 Subkutane Mastektomie

Inaugurator: C.O. Rice und J.H. Strickler, 1951

Prinzip
- Technisch anspruchsvoller Eingriff.
- Exstirpation des Brustdrüsenkörpers einschließlich Muskelfaszie unter Zurücklassen der Mamille sowie des Haut-Subkutangewebe-Mantels.
- Ein- oder beidseitige subkutane Mastektomie.
- Autologer oder alloplastischer Defektersatz.
- Durchführung heute selten, da mit alloplastischem Ersatz schlechte Langzeitresultate und onkologisch unsichere Methode
  (heute eher Trend zur hautsparenden Mastektomie).
- Keine sinnvolle prophylaktische Maßnahme.
- Größte diagnostische Maßnahme.

Indikationen
- Atypische proliferierende Mastopathie.
- Lobuläres Carcinoma in situ (CLIS).
- Duktales Carcinoma in situ (DCIS),
  Conditio sine qua non: retromamilläre Schnellschnitthistologie.
- Diffuse Papillomatose mit Atypien.
- „Kumulative Prädisposition" (Haagensen): Histologie mit Atypien in Kombination mit belasteter Familienanamnese, Karzinophobie, Mastodynie oder vorausgegangenem Karzinom der kontralateralen Mamma.
- „germline screening".

Vorbedingung
Präoperatives Festlegen in bezug auf den Drüsenkörperersatz:
a) alloplastisch (körperfremdes Material):
   • texturierte, silicongelgefüllte Prothese,
   • texturierte, 0,9%-NaCl-gefüllte Prothese;
b) Autolog (körpereigenes Gewebe):
   • Schwenklappenplastik,
   • deepithelisierter Latissimus-dorsi-Hautinsellappen,

- deepithelisierter einseitig-gestielter epigastrischer Rektuslappen (Modifikation nach Audretsch),
- Split-TRAM (subkutane Mastektomie bds.).

Anzeichen
- Orientierungslinien: Medianlinie, Brustbasisrandlinie (beidseits).
- Inzisionslinie, inframammär oder periareolär.

Operationsgang
- Hautinzision:
  a) inframammärer Zugang (Abb. 26a), Inzision ausreichend lang (ca. 7 cm);
  b) periareolärer Zugang, maximal Halbkreislänge.
- Epiglanduläres Dissezieren im subkutanen Fettgewebe; Cooper-Ligamenta möglichst weit in Richtung Subkutangewebe exzidieren (Abb. 26a). Dissektionstechnik: Anspannen des Drüsenkörpers (Abb. 26b) mittels Ovarfaßzange, Anheben des Hautsubkutangewebemantels (Roux- bzw. Langenbeck-Haken) und digitale Weichteilmanteldickenkontrolle, Gewebedissektion mittels Elektroskalpell.
  a) Inframammärer Zugang: primär retroglanduläres Mobilisieren des Drüsenkörpers und sekundär epiglanduläre Drüsenkörperdissektion;
  b) periareolärer Zugang: primär epiglanduläre Drüsenkörperdissektion und sekundär retroglanduläre Drüsenkörpermobilisierung;
  c) die retroglanduläre Drüsenkörperdissektion schließt die Mitnahme der Pektoralisfaszie ein (Abb. 26c).
  ▷ *Notabene:* Mitnahme der Cauda axillaris des Drüsenkörpers (Abb. 26d).
- Kontrolle der Brustweichteilmantelregion auf Vollständigkeit der Drüsenkörpergewebeentfernung. Bei festgestellten Residuen Nachresektion mittels Präparierschere.
- Kontrolle auf Bluttrockenheit (Kaltlichtspekulum), subtile Blutstillung.
- Autologer bzw. alloplastischer Drüsenkörperersatz.
- Einlegen einer 7-mm-Jackson-Pratt-Drainage in die Defektloge.
  ▷ *Notabene:* Diese Technik eignet sich für subkutanen Gewebeersatz.

Einfluß der Brustgröße auf Indikation und Schweregrad der Operationstechnik
- Subkutane Mastektomie bei Hypomastie oder euplastischer Brust hinsichtlich Rekonstruktion (Expander etc.) am einfachsten.
- Subkutane Mastektomie bei Makromastie wegen erforderlicher Reduktion des Hautmantels *aufwendig*.

Nachuntersuchung
- MR-Mammographiekontrolle, 6 Monate post operationem in bezug auf Drüsenkörperresiduen.
  ▷ *Notabene:* Subkutane Mastektomie muß hinsichtlich des möglichen Resektionsvolumens als Sonderfall eines brusterhaltenden Verfahrens eingeordnet werden.

2.6 Modifizierte radikale Mastektomie

Inaugurator: C.H. Moore, 1867

Prinzip
Mammaexstirpation[3] einschließlich Pektoralisfaszie unter Belassen eines vom Befund abhängigen Haut-Subkutangewebe-Brustmantels.

Indikationen
- Invasives Mammakarzinom (bei ungünstiger relativer Tumorgröße).
- Multizentrisches DCIS.
- Sanierungsmastektomie (nach Strahlen- bzw. Zytostatikatherapie).
- Prophylaktische Mastektomie nach „germline screening".

Kontraindikationen
- Inflammatorisches Mammakarzinom.
- Primär inoperables Mammakarzinom (Indikation evtl. erst nach Tumor-Reduktionsbehandlung).
- Relative Kontraindikation: großes Mammakarzinom (>5 cm), LABC („local advanced breast cancer"); theoretisch mögliches Aufschießen der Metastasen nach Primärtumorexstirpation (experimentelle Ergebnisse bei großer Tumormasse).

---
[3] Definitionsgemäß gehört zur modifizierten radikalen Mastektomie auch die axilläre Lymphadenektomie.

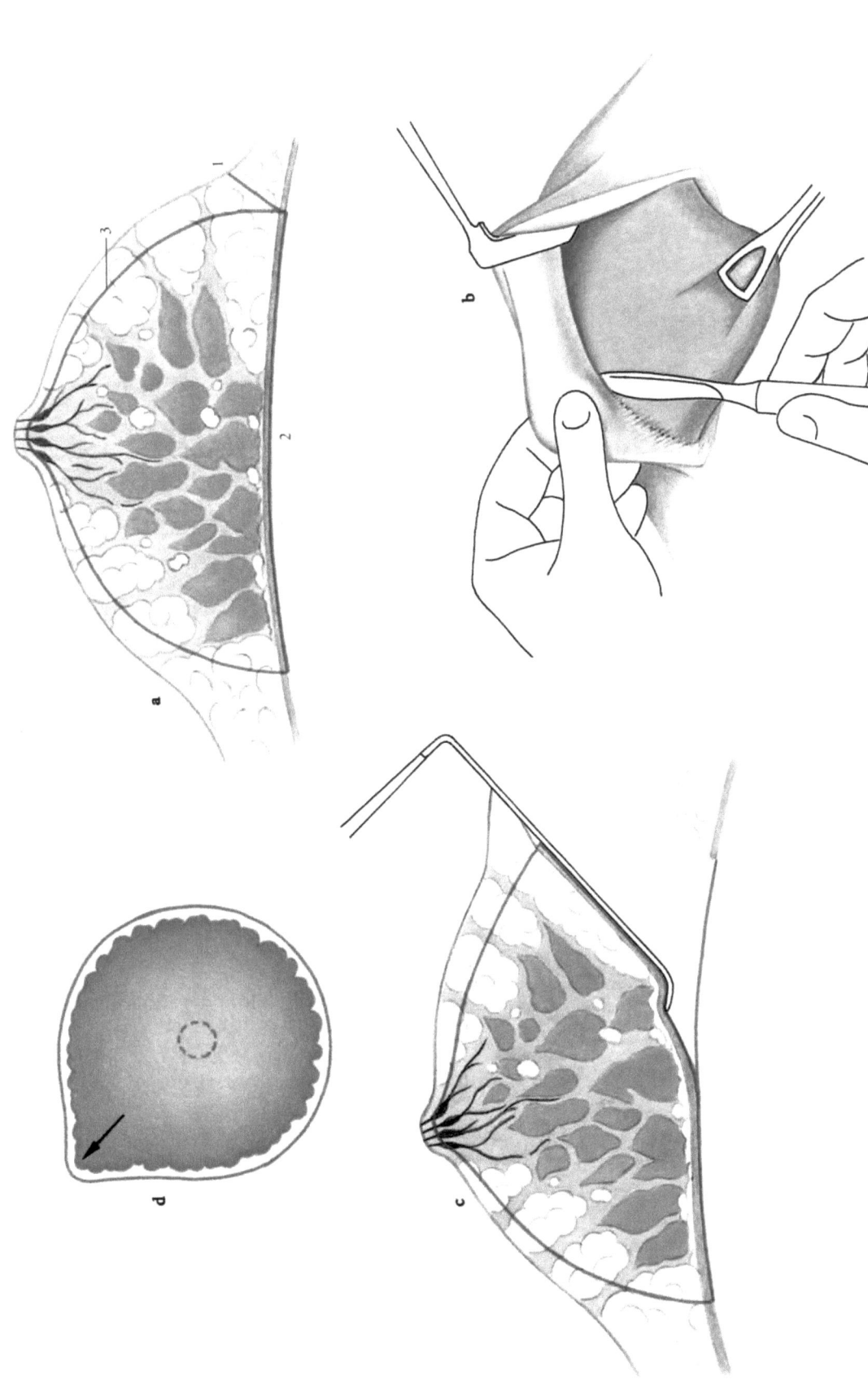

Abb. 26 a–d. Subkutane Mastektomie bei euplastischer Brust.
a *1* Inframammärer Zugang, *2* retroglanduläre, *3* epiglanduläre Exzisionslinie; Drüsenkörper-Exzisionslinie in transversaler Projektion
b Epiglanduläre Dissektion unter digitaler Kontrolle einer ausreichenden Dicke der verbleibenden subkutanen Fettgewebeschicht sowie unter Vorziehen (Anspannen) der bereits gelösten Drüsenkörperregion
c Retroglanduläre Dissektion (einschließlich Pektoralisfaszienmitnahme)
d Drüsenkörper-Exzisionslinie in ventrodorsaler Projektion; *Pfeil:* Cauda axillaris des Brustdrüsenkörpers

Anzeichen
- Spindelförmige Inzisionslinie, entsprechend der modifizierten Stewart-Schnittführung.[4]
- Evtl. mit Lobulusinzisionslinie für simultane Papillenrekonstruktion.
- Orientierungslinien: Brustbasisrandlinie, Linea mediana.
- Planung der Hautschnittführung resp. der Verschlußlinie unter ästhetisch-rekonstruktivem Aspekt (Abb. 30a–c).

Operationsgang
- Beginnen mit oberer bogenförmiger Inzision von Haut und Subkutangewebe (Dicke des zurückbleibenden Haut-Subkutangewebe-Brustmantels, Orientierung an Scarpascher Faszie).
- Epiglanduläre Dissektion des subkutanen Fettgewebes nach kranial bis zum Brustbasisrand (Elektroskalpell).
- Untere bogenförmige Inzision von Haut und Subkutangewebe (Dicke wie bei oberer bogenförmiger Inzision).
- Epiglanduläre Dissektion des subkutanen Fettgewebes (Abb. 31a) nach kaudal, medial und lateral (Elektroskalpell).
- Subfasziale Exzision (Skalpell) des Drüsenkörpers (Abb. 31b) von kranial nach kaudal, parallel zur Muskelfaserverlaufsrichtung; simultan dazu: Fassen, Dissezieren und Elektrokoagulieren der sich zwischen Faszie und Muskelfasern anspannenden Blutgefäße.
- 3 Optionen:
    a) Simultaner Brustwiederaufbau (Expandereinlage, TRAM/LAT sofort),
    b) sequentieller Brustwiederaufbau (Expandereinlage[5], TRAM/LAT später),
    c) kein Brustwiederaufbau (nicht gewünscht/nicht indiziert, z. B. bei obligater Nachbestrahlung oder höherem lokalem Komplikationsrisiko).

- Einlegen einer 7-mm-Jackson-Pratt-Drainage in die Mastektomiewundhöhle.
2schichtiges Verschließen der Inzisionswunde:
- fortlaufend-überwendliche Vicryl-Naht (0) der subkutan-korialen Gewebeschicht,
- fortlaufende Prolene-Intrakutannaht (0).
▷ *Notabene:* Im Fall eines nicht vorgesehenen Brustwiederaufbaus sollte der mediale Brustansatz belassen werden, um das natürliche Dekolleté an sichtbarer Stelle zu erhalten.

Nachbehandlung
Subkutane Heparininjektionen (Low-dose-Therapie) *unterhalb* der Nabeltransversallinie (ansonsten Gefahr der Lymphozelenbildung).

2.7 Axilläre Lymphadenektomie nach Haagensen

Prinzip
Exstirpation des axillären Fett-Lymphknoten-Gewebes in kraniokaudaler Richtung (Level III–II–I).

Indikationen
- Karzinomnachweis durch Gefrierschnittuntersuchung (einzeitiges Vorgehen) bzw. Paraffinschnittuntersuchung (zweizeitiges Vorgehen).
- Diagnostik von Lymphknotenmetastasen, „Axilla-Staging" (Level I/II), Option der adjuvanten Chemotherapie.
- Elimination von regionären Lymphknotenmetastasen, „Axilla-Clearing" (Level I/II/III), Option der Lokalrezidivprophylaxe.
- Keine Bestrahlung der Axilla erforderlich.

Kontraindikationen
- Hohes Operationsrisiko und geringe Lebenserwartung (in singulären Fällen).
- Ablehnung des Eingriffes von seiten der Patientin trotz ausführlicher Aufklärung.

Lagerung
- Unterarm steril einpacken.
- Arm beweglich lagern.
- Bei Lymphknotenentfernung Level III und II von Assistenz Unterarm über Kopf der Patientin halten.
  ▷ *Notabene:* Arm mittels Longuette und Kocher-Klemme auf Armschiene fixieren, um ein Herunterfallen des Armes zu vermeiden (ansonsten Gefahr der Armnervenläsion).
- Beine auf Keilkissen lagern.

---

[4] Die Modifikation der Stewart-Schnittführung besteht in der tumorangepaßten Verlaufsrichtung der Exzisionsspindel-Längsachse.

[5] Unter onkologischem Aspekt ist der sequentielle Brustwiederaufbau zu favorisieren (u.a. keine Expandereinheilungsstörungen bei intraoperativ begonnener bzw. frühzeitiger postoperativer Zytostatikatherapie).

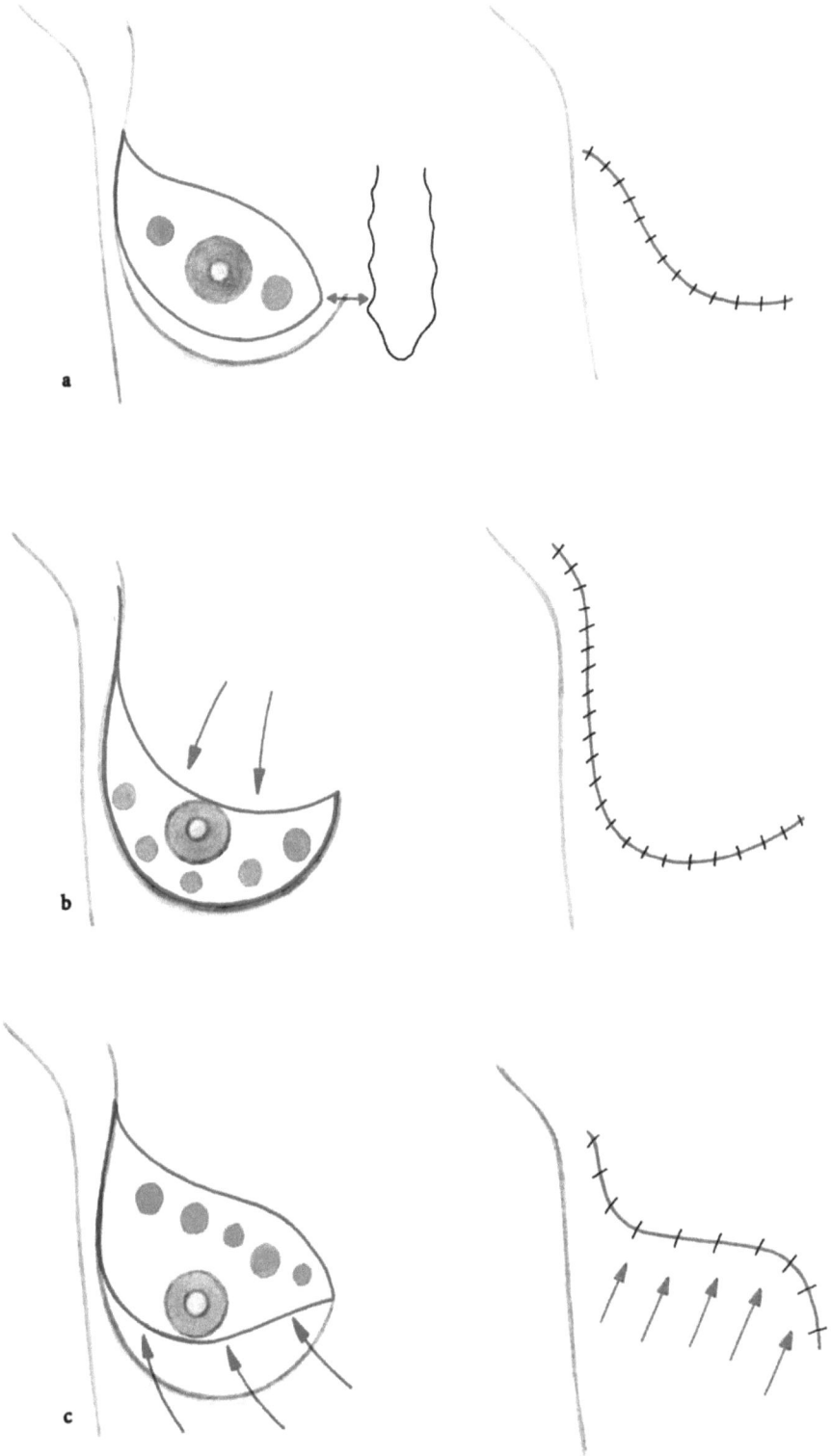

Abb. 27 a–c. Planung der Hautschnittführung mit resultierenden Verschlußlinien bei modifizierter radikaler Mastektomie.
a Standardverschlußlinie
  Doppelpfeil: Abstand halten zum Sternum
b Kaudale Verschlußlinie
  Für späteren LAT- oder TRAM-Lappen sehr geeignet
c Kraniale Verschlußlinie
  Für Rekonstruktion evtl. neue Schnittführung nötig

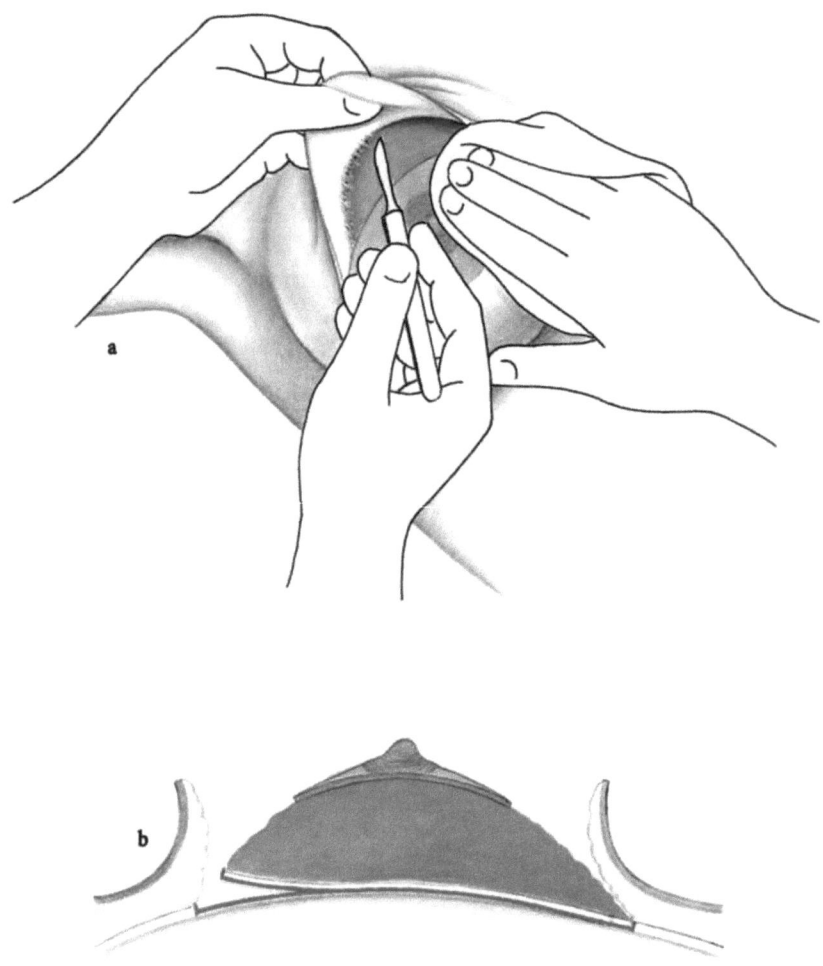

Abb. 28 a,b. Hautsparende Mastektomie.
a Epiglanduläre Dissektion unter digitaler Kontrolle der verbleibenden subkutanen Fettgewebeschichtdicke und Anspannen des bereits gelösten Drüsenkörpers entgegen der Schnittrichtung durch Assistenz

Operationsgang
- Schnittführung: 2 Möglichkeiten:
  a) Axillärer Zugang über Mastektomiewunde,
  b) axillärer Zugang über separate bogenförmige Inzision 6 cm lang und 2 cm dorsal vom Rand des M. pectoralis major bzw. separate spindelförmige Haut- und Subkutangewebeexzision an gleicher Stelle wie zuvor (Vorteil: größerer Zugang).

b Darstellung im Querschnitt mit erfolgter epiglandulärer und begonnener retroglandulärer Dissektion (Mitnahme der Pektoralisfaszie)

! **Cave:** Läsion der Vena axillaris im kranialen Anteil bei separater axillärer Inzision!
Um diese Möglichkeit a priori auszuschalten, folgendes Vorgehen:
- Hautinzision in voller Länge mittels Skalpell;
- Inzision des subkutanen Fettgewebes über ca. 2 cm des kaudalen Hautinzisionsgebietes;
- über diese Dissektionsöffnung Einführen des Zeigefingers und Vorschieben unter das subku-

Abb. 29 a–c. Axilläre Lymphadenektomie in Anlehnung an Haagensen, daneben die jeweilige Armpositionierung.
a Exstirpation von Level III bei Halten des Armes durch Assistenz;
Spreizen des interpektoralen Zuganges mit Langenbeck-Haken

b Exstirpation von Level II bei Halten des Armes durch Assistenz;
Seitwärtsziehen des M. pectoralis minor mittels Roux-Haken
c Exstirpation von Level I bei Lagerung des Armes auf Armschiene

Exstirpierende Eingriffe

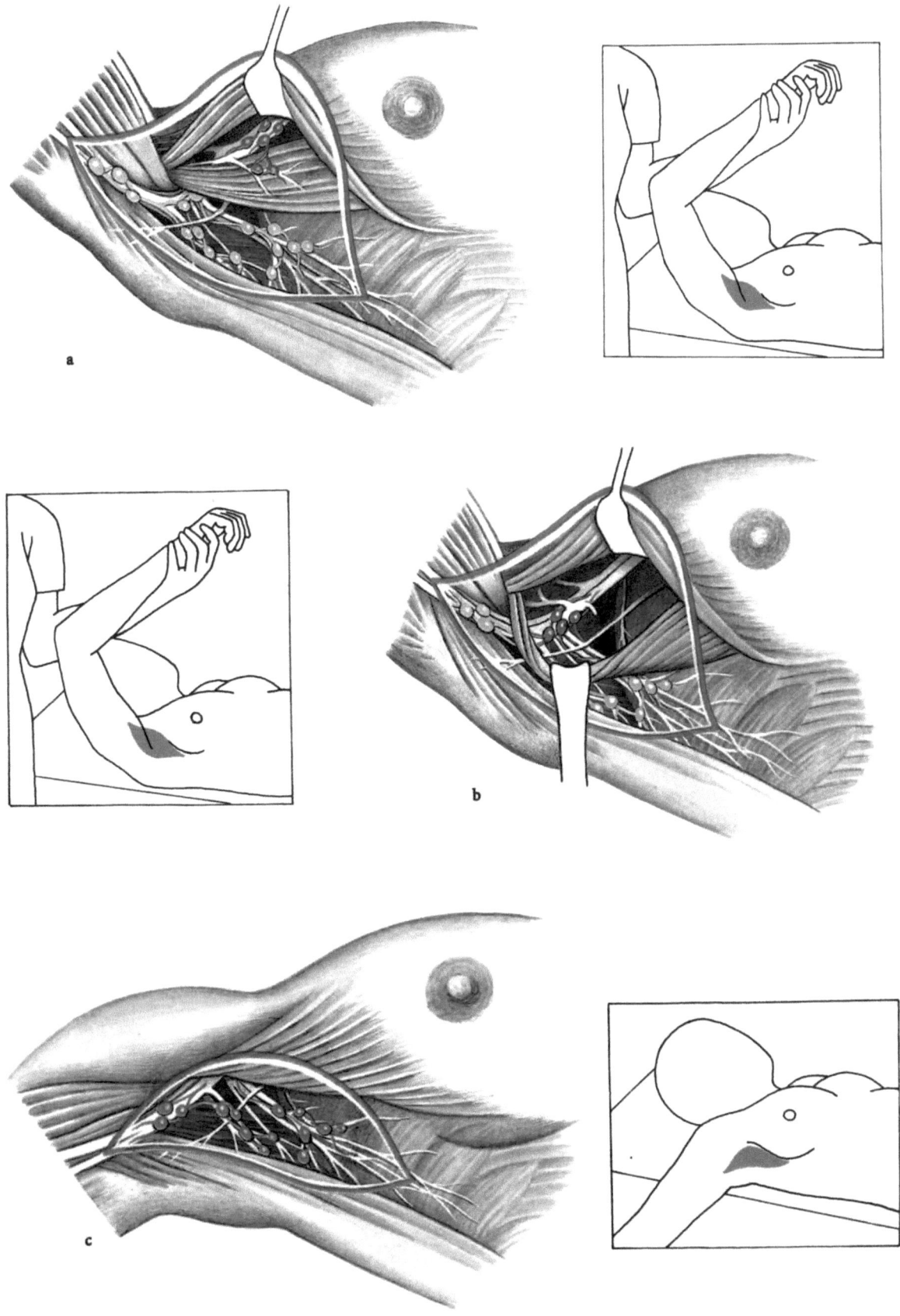

tane Fettgewebe des kranialen Hautinzisionsgebietes und Dissezieren des subkutanen Gewebes mittels Elektroskalpell über dem Zeigefinger, der V.axillaris schützt.
- Darstellen des Randes des M. pectoralis major.
- Digitales Aufsuchen und Aufspreizen der interpektoralen Gewebeloge.
- Aufhalten dieser Loge durch 2 Langenbeck-Haken, mit denen der M. pectoralis major nach ventral gezogen wird (2. Assistenz, steht dem Operateur auf anderer Seite der Patientin gegenüber).
- Entfernen des Rotter-Fett-Lymphknoten-Gewebes auf Oberfläche des M.pectoralis minor.
- Freipräparieren des medialen Randes des M.pectoralis minor mittels Overholt-Klemme.
- Entfernen von Lymphknotengewebe des Levels III bei über den Kopf gehaltenem Unterarm der Patientin (Abb. 29a).
  Abklemmen der zugehörigen Blut- und Lymphgefäße in Richtung der V. subclavia mittels Titaniumclips; danach Durchtrennen der Gefäße mit anschließendem Koagulieren der Gefäßstümpfe (als zusätzliche Sicherheit zu den angelegten Titaniumclips).
! **Cave:** *Linksseitig* zu weit medial vorgenommene Level-III-Entfernung bzw. *linksseitige* supraklavikuläre Lymphadenektomie impliziert die Gefahr einer Läsion des Truncus thoracicus!
- Mittels Roux-Haken, der hinter den medialen Rand des M. pectoralis minor eingesetzt wird, erfolgt Seitwärtsziehen dieses Muskels und damit die Freigabe des Zuganges zum Lymphknotengewebe von Level II (Abb. 29b).
- Roux-Haken herausnehmen, Langenbeck-Haken am lateralen Rand des M. pectoralis minor einsetzen und den Muskel nach ventral ziehen.
- Entfernen des Lymphknotengewebes von Level II.
- Darstellen der V.axillaris.
! **Cave:** V. axillaris nicht skelettieren, ansonsten erhöhtes Risiko des Auftretens eines Armlymphödems.
- Darstellen des Truncus thoracodorsalis sowie des N.thoracicus longus.
- Entfernen des Fett-Lymphknoten-Gewebes von Level I, einschließlich der subskapulären Lymphknoten (Abb. 29c).
  Wenn möglich: Schonung der Nn. intercostobrachiales.
  Absetzen der zugehörigen Blut- und Lymphgefäße in der Reihenfolge:
  • Anlegen des Titaniumclips,
  • Durchtrennen des Gefäßes,
  • Elektrokoagulieren des titaniumgeclipten Gefäßstumpfes.
  ▷ *Notabene:* Jede Axilladissektion ist anders (variantenreiche Gefäß- und Nervenverläufe)!
- Einlegen einer 7-mm-Jackson-Pratt-Drainage in die axilläre Wundhöhle.
- Fixierungsnaht mittels PDS 2–0 zwischen dem mobilisierten axillären Fett-Haut-Gewebe sowie der lateralen Thoraxwand (verhindert „Durchhängen" der Axillagrube).

Nachbehandlung
- Lymphdrainage, Lymphmassage (präventiv).
- Bei subkutaner Heparinapplikation Injektionsstelle stets unterhalb der Nabeltransversallinie.

3 Onkoplastische Operationen

Entwicklung
Von unterschiedlichen Autoren in den 80er Jahren beschriebene Operationstechniken mit Zusammenführung ästhetischer und onkologischer Operationsprinzipien in einer Schnittstelle.

Andere Bezeichnungen
- „Tumorlageradaptierte Operationen" (allgemeine Bezeichnung für Mastopexie- und Lappentechniken bei der Tumorchirurgie)
- „Tumorspezifische Sofortrekonstruktion" (Audretsch)
- „Kosmetische Quadrantektomie" (Silverstein)
- „Zentraler Defektverschluß" (Grisotti)
- „Mamillenrezentralisierung"
- „Spiegelbildbiopsie"

Zielsetzung
Unterstützung der In-sano-Resektion mit sofortigem Volumenersatz und Wiederherstellung einer natürlichen Brustgröße und Form bei der brusterhaltenden Therapie (BET). Als erweiterter Begriff auch im Rahmen lappenunterstützter Resektion bei der Mastektomie (MRM) verwendet.

Prinzip
Zusammenführung von formverändernden und formwiederherstellenden Eingriffen mit onkologischen Operationen der Brust. Der Volumenersatz kann dabei durch lokales oder transplantiertes Gewebe erfolgen.
- Lokales Gewebe wird verwendet bei Verfahren der tumorlageradaptierten Mastopexie oder Reduktionsplastik; außerdem bei einer lokalen Lappenplastik wie z.B. thorakoepigastrischen Lappen (TEL).
- Transplantiertes Gewebe kann bei der BET durch einen Latissimusinsel- oder reinen Muskellappen (LAT) zur Verfügung gestellt werden.
- Als transplantiertes Gewebe bei der lappenunterstützten MRM finden TEL, LAT und TRAM-Lappen Verwendung.

Indikationen
- Ein Bedarf für onkoplastische Operationen besteht bei Standardeingriffen der BET in etwa 10–20%, wenn z.B. eine ungünstige relative Tumorgröße, eine Makromastie oder eine ungünstige Topik (medialer Bereich, dezentrale Lage) des Tumors vorliegen.
- In Neuland- und experimentellen Therapieverfahren mit einer Erweiterung der Indikation zu BET oder bei Respondern nach Tumorreduktionsbehandlung findet sich in bis zu 80% ein Bedarf für onkoplastische Operationstechniken.
  ▷ *Notabene:* Diese Operationstechniken sind zum Teil noch Gegenstand der klinischen Prüfung und bedürfen in allen Fällen eines interdisziplinären Konsenses. Ihre Indikation unterliegt einer detaillierten präoperativen Planung hinsichtlich der Reihenfolge gegenüber anderen Behandlungsmodalitäten. Insbesondere die operative Planung des Zugangsweges, Hautschnittmusters und Resektionsvolumens sind das Resultat einer präoperativen radiologischen und radiotherapeutischen Konferenz.

Schnittführung
Besonderheiten der Anzeichnung bei onkoplastischen Operationen mit neoadjuvanter Therapie bzw. Tumorreduktionsbehandlung:
a) Für eine *sequentiell* nach Tumorreduktionsbehandlung vorgesehene Operation wird das spätere Schnittmuster oder die Lappenplastik bereits bei der Primärdiagnose im radioonkologischen Konsil angezeichnet.
Hautschnittmuster und Sicherheitssaum entsprechen der Grenze und der Topik des Primärtumors (prätherapeutische Fotodokumentation mit Sofortbildkamera).
Begründung: Bei einem Responder lassen sich ursprüngliche Grenzen später nicht mehr definieren.

b) Für die *definitive* Anzeichnung nach Tumorreduktionsbehandlung werden daher folgende Hilfsmittel zugrunde gelegt:
  - Fotodokumentation (Polaroid) vor Therapiebeginn.
  - Bildgebendes Monitoring vor Sanierungsoperation.
  - Überlegungen, ob eine direkte lappenunterstützte Operation zur In-sano-Resektion erforderlich ist oder eine einfach-ablative Maßnahme mit der Option einer lappenunterstützten Nachresektion verantwortet werden kann.

Techniken

Assistierende Operationen
a) Reduktionsplastik-unterstützte Quadrantektomie mit Defektschrumpfung, BET-Mastopexietechnik.
b) Lappenunterstützte BET:
   BET-TEL, BET-LAT, BET-TRAM (extrem selten).
c) Lappenunterstützte, modifizierte radikale Mastektomie.

Ästhetische Kriterien

Die ästhetischen Kriterien sind Größe, Form, Symmetrie und Topik. Sie werden durch die Tumor-Brust-Relation in unterschiedlichem Maße beeinflußt.

Fallmanagement – Reihenfolge

Die Planung der Reihenfolge gegenüber anderen Behandlungsmodalitäten ist bei onkoplastischen Operationen von besonderer Bedeutung, da es sich um eine Schnittstelle der *Sofort*rekonstruktion bei onkologischen Eingriffen handelt. Lokales Gewebe benötigt unter Umständen eine Strahlentherapie, transplantiertes „onkologisch gesundes" Gewebe sollte geschont werden.

Allgemeine Prinzipien
- Möglichst keine Bestrahlung gesunden Gewebes bei Lappenplastik.
- Größere Operationen nur an inaktiviertem Tumorgewebe zur Vermeidung einer intraoperativen Streuung.
- Vermeiden einer Behandlungsverzögerung durch initial größere Operation.
- Oberstes Gebot operativer Planung ist Höchstmaß an lokaler Kontrolle.

Die folgenden Beispiele dienen der Verdeutlichung onkoplastischer Operationen.

3.1 Mastopexietechniken und tumorlageradaptierte Hautschnittmuster

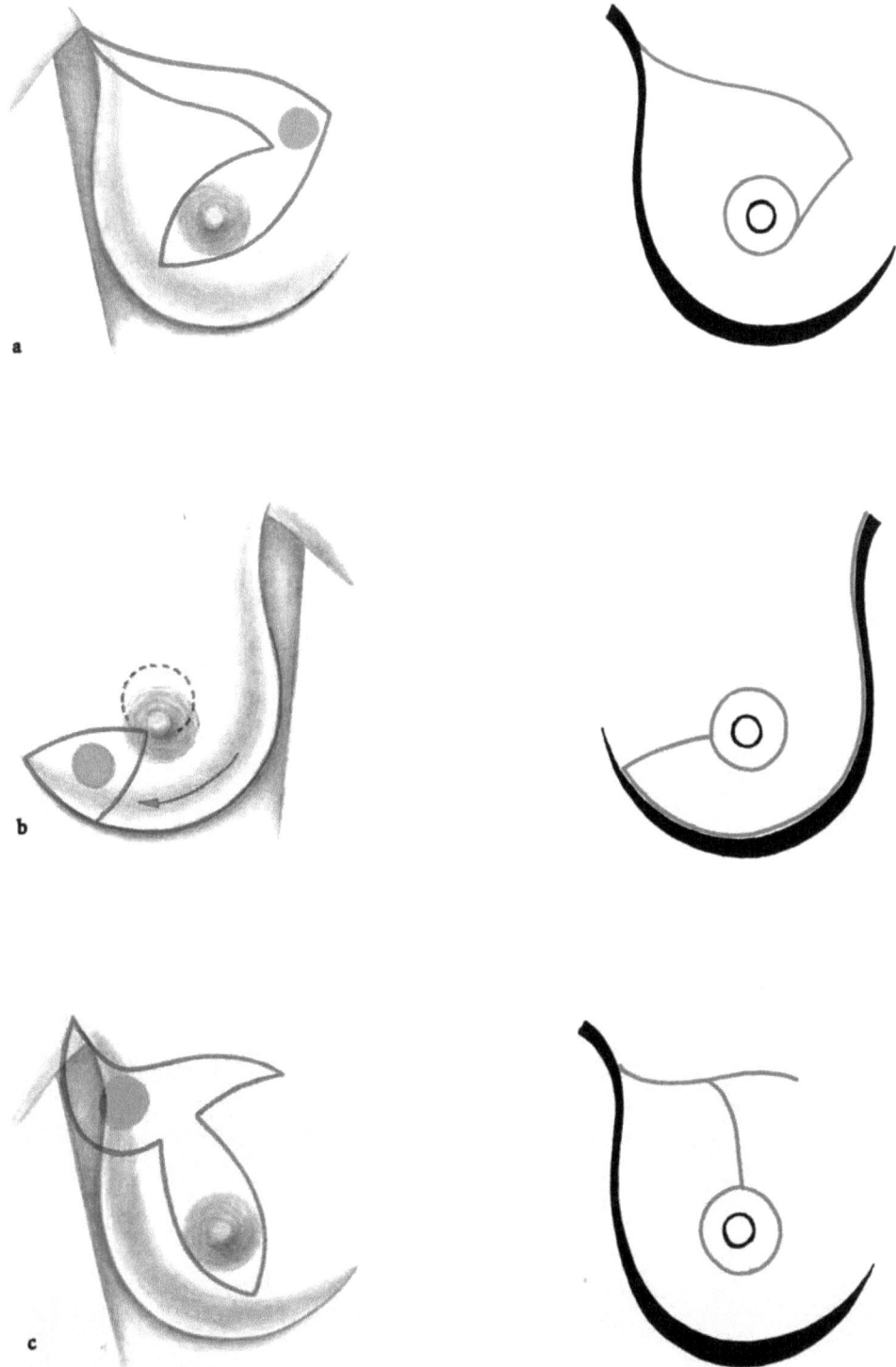

Abb. 30 a–g. Varianten der BET-Mastopexie. Tumorlageradaptierte Hautschnittmuster und zugehörige Verschlußbilder (*Fortsetzung*)

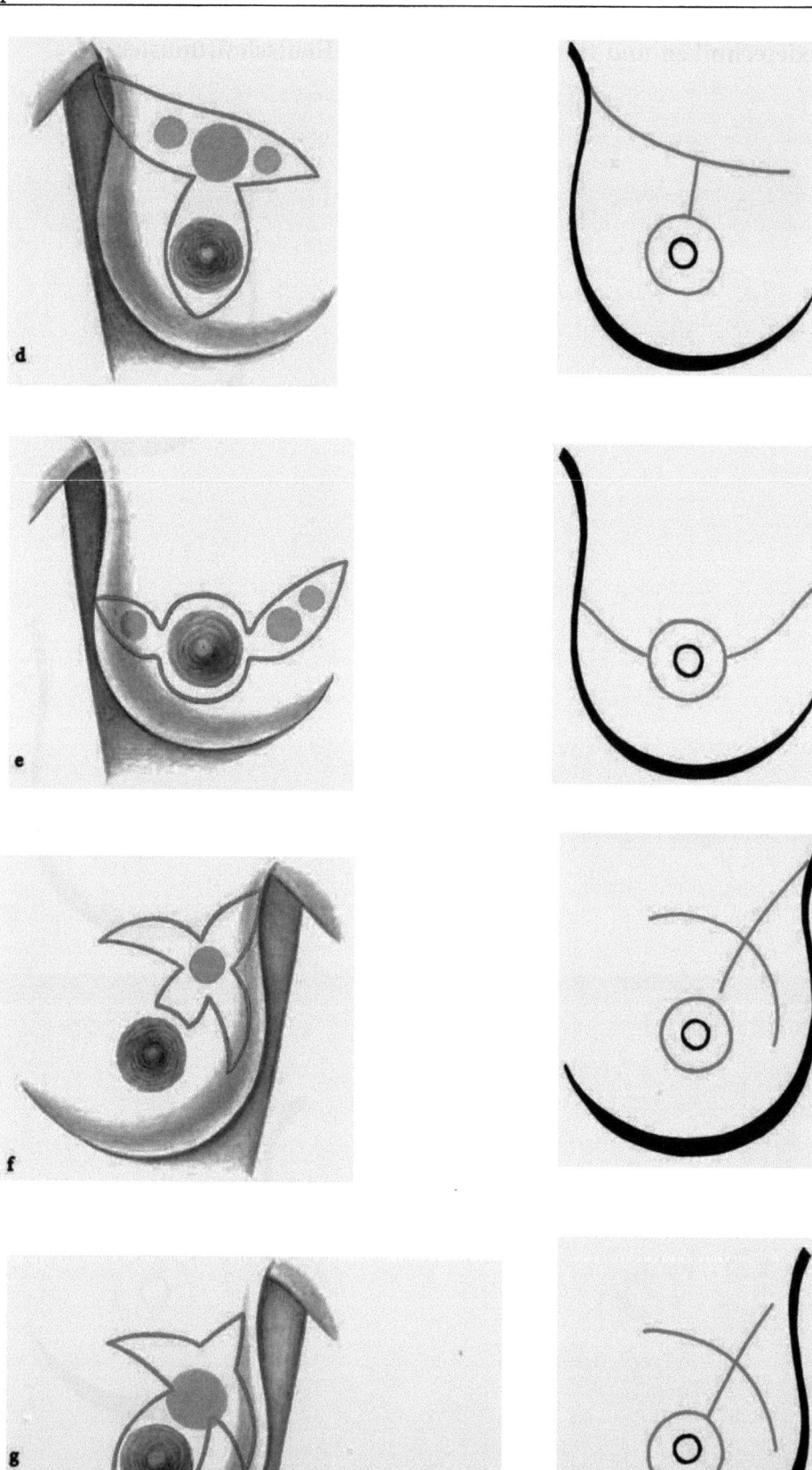

Abb. 30 (Fortsetzung)

3.2 Spezielle Reduktionsplastiken (B-Technik; kaudaler Tumorsitz)

Inaugurator: P. Regnault, 1974

Prinzip
Exstirpation eines im Zentrum der Mamma, retromamillär gelegenen Tumors sowie Defektrekonstruktion durch modifizierte B-Plastik. Defektschrumpfung durch Verkleinerung der Brustbasis.

Indikationen
- Benigner Mammatumor.
- Maligner Mammatumor mit erfüllten BET-Kriterien.

Kontraindikation
- Paget-Karzinom.

Anzeichnen
- Perimamilläre Exzisionslinie mit möglichst kleinem Durchmesser
  (Komplex von Mamille und retromamillär-zentral gelegenem Tumor).
- Kreisförmige Inzisionslinie des Mamillenersatz-Hautareals
  (Mamillen-Exzisionslinie und Hautersatz-Inzisionslinie tangieren einander im inneren unteren Quadranten) (Abb. 31 a).
- Schweifförmige Hautinzisionslinie kaudal des kreisförmigen Hautareals; Schweif zieht nach lateral und endet in Inframammärfalte.
- Orientierungslinie der Brustbasisbegrenzung.
- Linea mediana.

Operationsgang
- Durchführen sämtlicher Hautinzisionen entsprechend der Anzeichnungsfigur.
- Exzidieren der Mamille einschließlich des retromamillär-zentral gelegenen Tumors im Gesunden
  (präoperative Sicherung der Malignität durch Jet-Nadelbiopsie).
- Deepithelisieren der schweifförmigen Hautinzisionsfigur (Abb. 31 b).
- Inzidieren von Dermis und Subkutangewebe des kreisförmigen Mamillen-Ersatzareals unter Aussparung des Stielansatzes (schweifförmige Deepithelisierungsregion) sowie Inzidieren von Korium und Subkutangewebe entlang der lateralen Schweiflinie in einer Länge von 2 cm, ausgehend vom Mamillendefektareal (Abb. 31 c).
  ▷ *Notabene:* Inzisionsabstand („Öffnungsbreite") zur Mamillendefektregion nicht zu groß, da ansonsten Brust zu flach wird.
- Einschwenken des Mamillenersatzgewebes und Modellieren mittels kleiner Backhaus-Klemmen. Es besteht die Tendenz, daß die Inframammärfalte hochrückt oder die Mamille nach kaudal dezentralisiert wird. Dann sollte an dieser Stelle subkutanes Fettgewebe inzidiert werden (Abb. 31 d).
- Adaptierende Donati-Naht der Hautecken unmittelbar unterhalb des eingeschwenkten Hautareals (Prolene 3–0), zweischichtiges Verschließen der inframamillären Deepithelisierungsregion durch fortlaufend-überwendliche Vicryl-Naht des subkutan-korialen Gewebes, darüber Intrakutannaht.
Es ergibt sich eine L-förmige Naht (Abb. 31 e). Die Brustbasis wird bei diesem Eingriff verschmälert.
- Einlegen einer 7-mm-Jackson-Pratt-Drainage in die retromamilläre Tumorexzisionsregion.

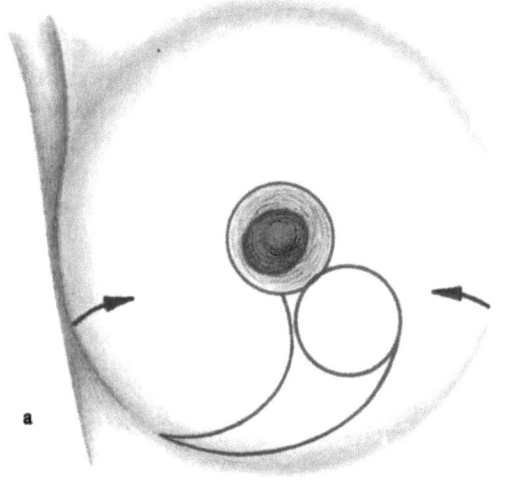
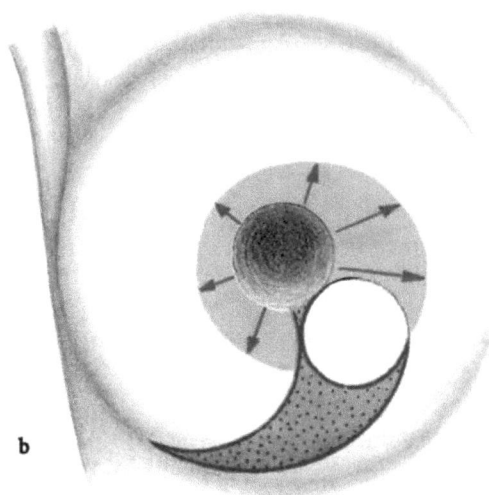
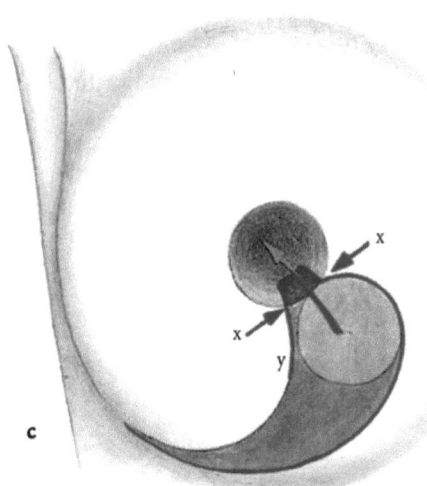
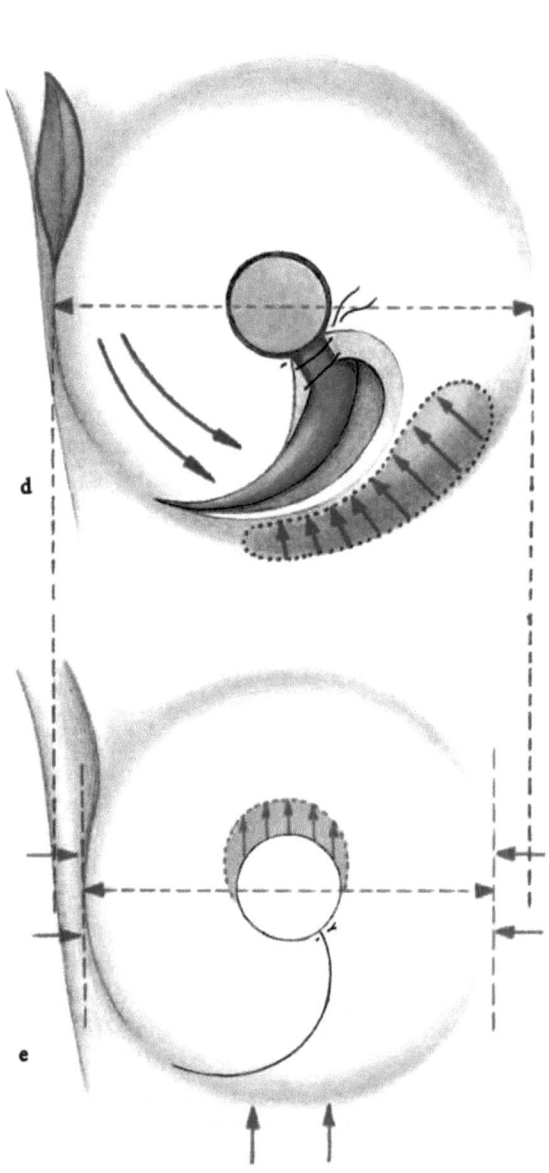

Abb. 31a–e. Modifizierte B-Plastik nach zentraler Tumorexstirpation.
a Hautinzisionen entsprechend Anzeichnungsfigur;
  Pfeile: Verschmälerung der Brustbasis, Schrumpfung des Entnahmedefektes
b Deepithelisierung des kaudalen Stieles;
  Pfeile: Unterminieren einer dünnen Haut-Subkutangewebe-Schicht
c Faszien-Subkutangewebe-Inzision;
  Pfeile: Abstand („Öffnungsbreite") nicht zu groß, sonst wird Brust zu flach; y: Inzisionslänge nicht länger als 2 cm. Der Stiel ist nicht kuchenstückartig, sonder *breitbasig*.
d Einschwenken des Lappens; evtl. Hilfsinzision für Axilla (bei Axilladissektion muß die Drüse weit nach lateral mobilisiert sein) Anheben der Inframammärfalte
e L-förmige Naht bzw. Narbe; Verschmälerung der Brustbasis
  Feld mit *Pfeilreihe* (d, e): Korrekturmöglichkeiten, falls Mamille nach kaudal verlagert wurde (Symmetrisierung)

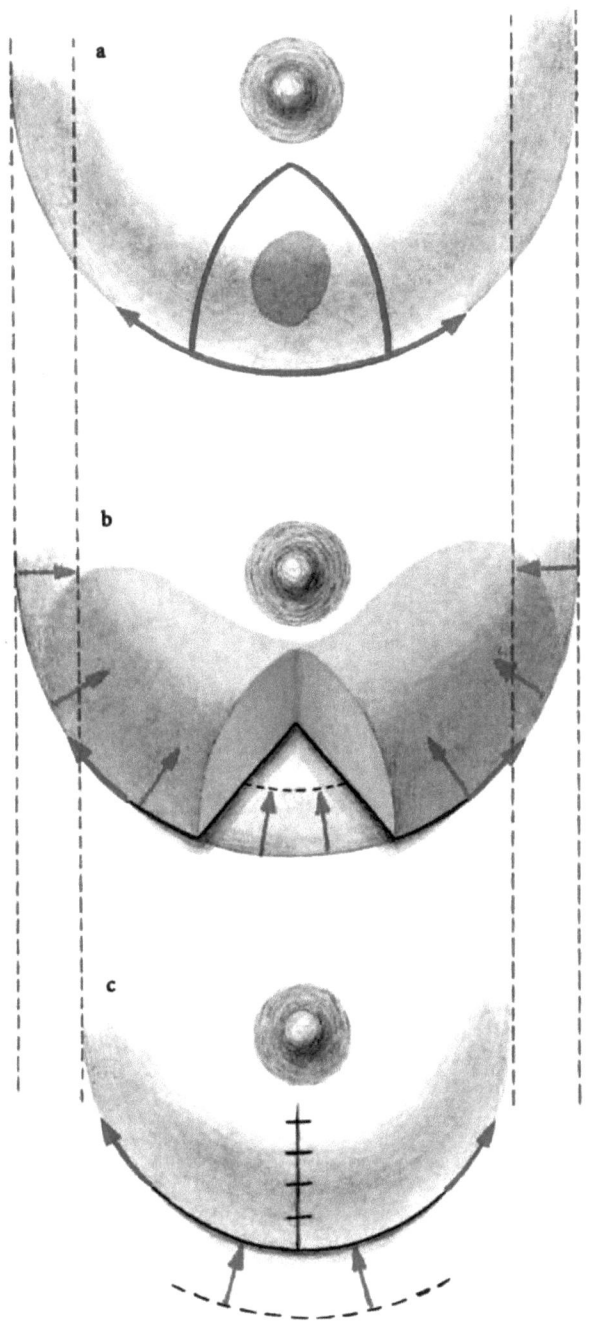

Abb. 32 a–c. Brusterhaltendes Vorgehen durch Quadrantektomie bei Mammatumor im inneren und äußeren unteren Quadranten.
a Keilförmige Inzision über dem Tumor, Inframammärfalteninzision
b Quadrantektomie, Erweiterung der Inframammärfalteninzision, retroglanduläre Mobilisation
c Spannungsfreie Adaptation der Wundflächen durch Nähte.
Pfeile in b, c: Resultierende Verschmälerung der Brustbasis und Höherrücken der Inframammärfalte

3.3 Beispiele für die Positionierung eines Latissimusinsellappens

Andere Reduktionsverfahren bei der BET und die lappenunterstützenden Techniken bei der modifizierten radikalen Mastektomie mit Latissimus- und TRAM-Lappen unterscheiden sich nicht wesentlich von diesen später beschriebenen Rekonstruktionsverfahren.

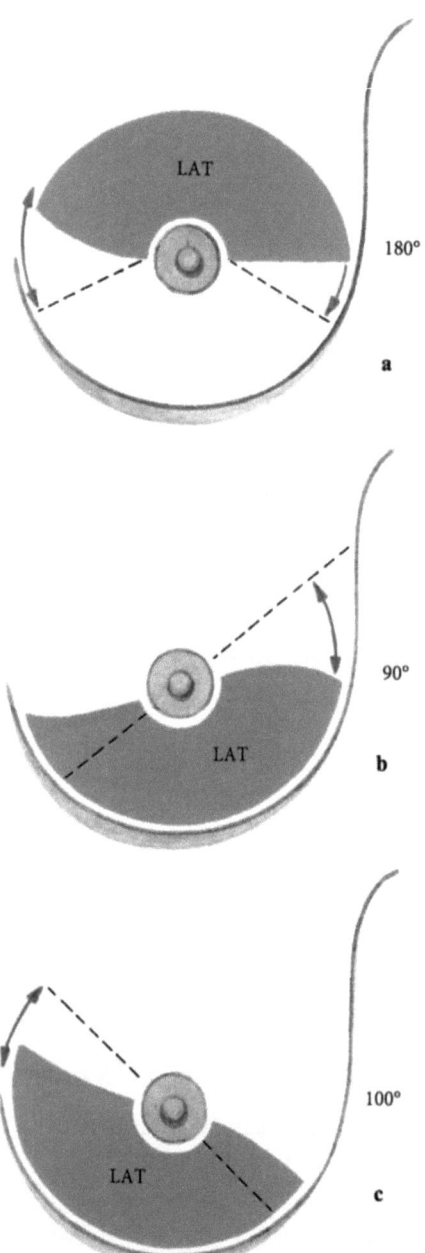

Abb. 33 a–c. LAT-Lappenplastiken zur Defektrekonstruktion bei brusterhaltender Therapie.
a–c Darstellen unterschiedlicher LAT-Transplantationsregionen mit Angabe der Winkelgrade für die jeweils erforderliche Lappendrehung

4 Wiederherstellende Eingriffe

4.1 Thorakoepigastrische Lappenplastik (TEL)

Inauguratoren:
H. Pierer, 1967 (lateralgestielter Bauchlappen),
H. Bohmert, 1974 (medialgestielter Bauchlappen)

Prinzip
- Transposition und Rotation des medialgestielten lateralen Oberbauchlappens in das Brustdefektareal.
- Axiale Gefäßversorgung durch laterale Äste der A. epigastrica cranialis.

Indikationen
- Defektdeckung nach Salvage-Mastektomie (Zustand nach primärer Strahlen- und Chemotherapie).
- Defektdeckung nach Lokalrezidivexzision in sano.
- TRAM und LAT kommen nicht in Betracht oder werden von der Patientin abgelehnt.

Kontraindikationen
- Nikotinabusus.
- Stark adipöse, wenig verschiebbare Bauchdecke, die de facto als Gewicht an dem kranial fixierten TEL hängen und damit dessen Einheilung erheblich gefährden würde.

Lagerung
- Zunächst Standardlagerung (Beine auf Keilkissen) bis zum Ende der TEL-Mobilisation.
- Danach „Astronautenposition" bis zum Ende des Eingriffes.
- Vorgewärmte Decken (Wärmeschrank) auflegen; Auskühlen der Patientin, vor allem in der Phase vor dem Abdecken, mit Op-Tüchern vermeiden.

Anzeichnen (Abb. 34 a)
- Orientierungslinien: Mittellinie, vordere Axillarlinie.
- Schnittlinien: Mammäre Umschneidungslinie in Form eines Rundbogen-Fensters; TEL-Umschneidungslinie in Verlängerung der inframammären Schnittlinie bogenförmig bis zur vorderen Axillarlinie ausschwingend und von da bogenförmig in Richtung Nabel weiterführend.
- ▷ *Notabene:* Dieser Schnitt endet in vertikaler Verlängerung exakt unter dem lateralen Schnittwinkel der mammären Defektregion.

Operationsgang
- Durchführen sämtlicher Hautinzisionen.
- Ablatio mammae bzw. Thoraxweichteilmantel-Exzision von kranial nach kaudal.
- Mobilisieren folgender Weichteilmantelregionen (Abb. 34b)
  1. Thoraxweichteilmantel-Region lateral vom Defektareal (einschließlich Darstellung des Randes des M. latissimus dorsi); stumpfes Lösen des Verschiebespaltes zwischen M. serratus anterior und M. latissimus dorsi kaudal der Serratus-Arkade (Abb. 34 c, d).
  2. TEL-Region in lateromedialer Richtung unter Schonung der epigastrischen Vasa perforantia.
  3. Abdomenweichteilmantel-Region unterhalb des TEL in kaudaler Richtung bis zum Lig. inguinale; nach medial unter Erhalt der periumbilikalen muskulokutanen Perforansgefäße.
- Einlegen von zwei 7-mm-Jackson-Pratt-Drainagen, die oberhalb des Lig. inguinale herausgeleitet werden und zum einen die Defektregion (Catgut-Fixationsnaht des Drains) und zum anderen die Heberegion drainieren.
- Einmodellieren des TEL in die Defektregion (Abb. 34 e) mittels kleiner Backhaus-Klemmen.

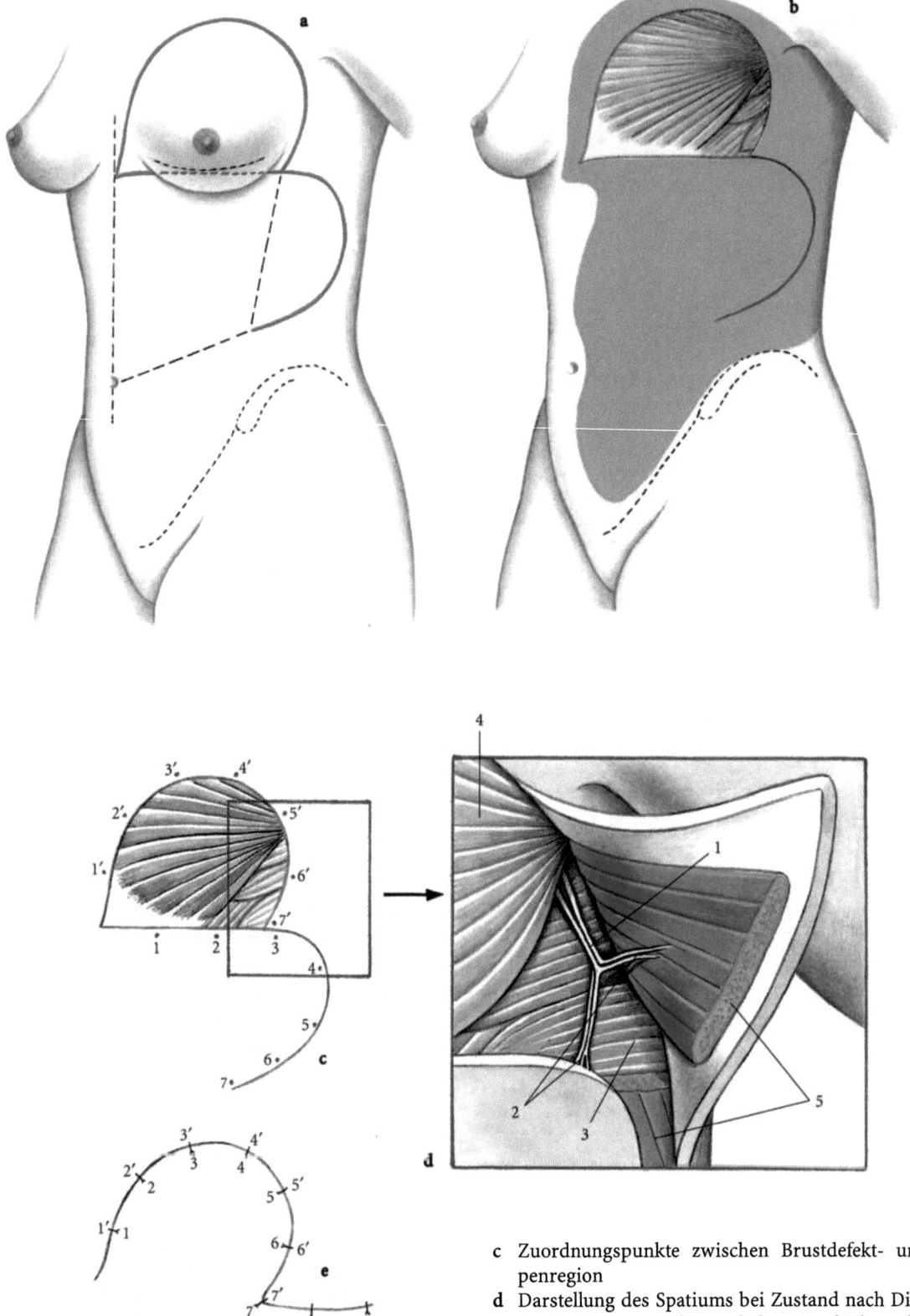

Abb. 34 a–e. Thorakoepigastrische Lappenplastik.
a Hautinzisionsfigur
b Exzision der Brustregion, epifasziale Weichteilmantel-Mobilisation (Ausdehnung entsprechend rosafarbenem Areal)
c Zuordnungspunkte zwischen Brustdefekt- und Lappenregion
d Darstellung des Spatiums bei Zustand nach Dissektion des Latissimusrandes und des Verschiebespaltes zwischen M. serratus anterior und M. latissimus dorsi
1 Kaudale Ausläufer des Truncus thoracodorsalis,
2 Serratusarkade, 3 M. serratus anterior, 4 M. pectoralis major, 5 M. latissimus dorsi
e Abgeschlossene TEL-Transplantation

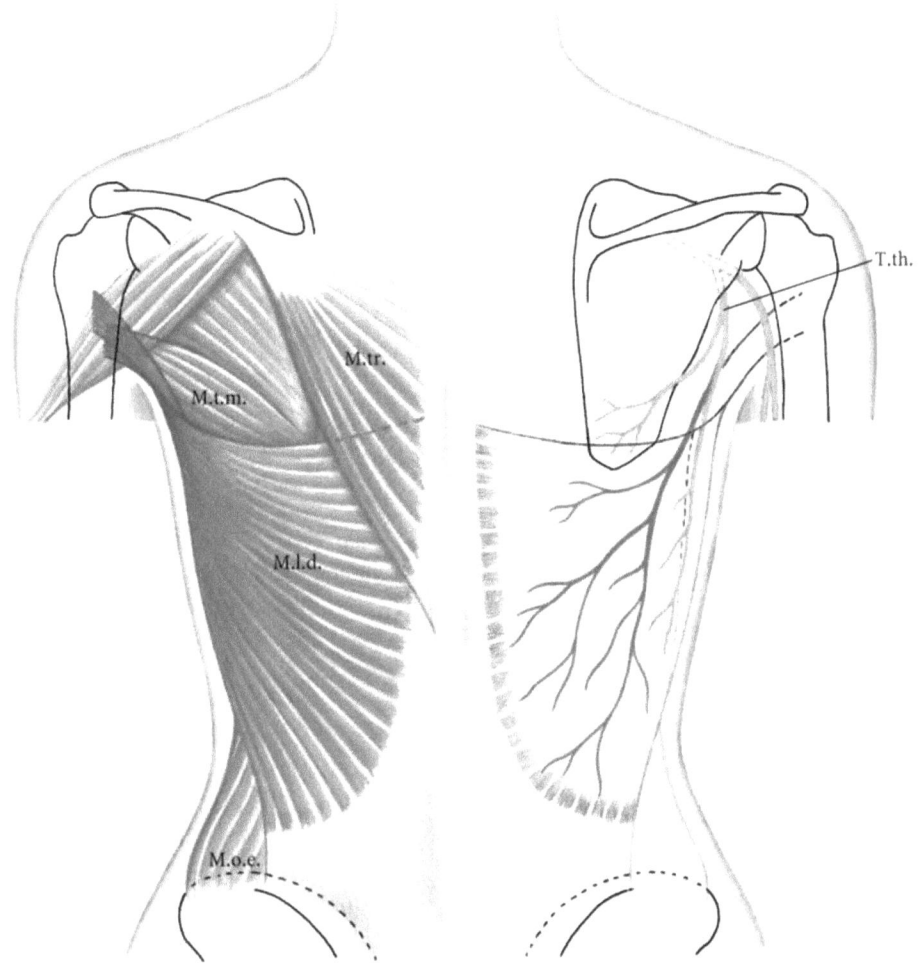

Abb. 35. Topographische Anatomie in bezug auf die LAT-Lappenplastik.
M.t.m. M. teres major/minor
M.tr. M. trapezius
M.l.d. M. latissimus dorsi
M.o.e. M. obliquus externus abdominis
T.th. Truncus thoracodorsalis

- Sukzessives Ersetzen der Backhaus-Klemmen durch Situationsnähte (PDS 2-0).
- Fortlaufend-überwendliche Vicryl-Naht (3-0) der korial-subkutanen Gewebeschicht.
- Intrakutannaht (Prolene 3-0).
- Abkleben der Operationsnähte mittels schmaler Micropore-Pflasterstreifen.
- Schaumstoff-Bruststandardverband.

4.2 Latissimus-dorsi-Lappenplastik (LAT)

Inauguration: – 1906 von L. Tansini erstmals Operationstechnik unter Verwendung des M. latissimus dorsi beschrieben.
– In den 70er Jahren von amerikanischen und deutschen plastischen Chirurgen wiederentdeckt.

Prinzip
- Mobilisieren des M.-latissimus-dorsi-Hautinsellappens der Rückenseite (Thorax- bzw. Lumbalregion) und Transplantation in den Thoraxweichteilmantel-Defekt der Brustseite; zur Rückentopographie (vgl. Abb. 35).
- Ipsi- oder kontralaterale Latissimus-dorsi-Lappenplastik (Abb. 39 a, b; 40 a–c).
- Vertikale, oblique bzw. horizontale Entnahmeregion (Abb. 38 a, b; 39 a, b; 40 a–c; 41).

Indikationen
- Assistierte Mastektomie.
- Primäre oder sekundäre Versorgung eines Quadrantektomiedefektes (s. Abb. 33a–c).
- Lokoregionäres Rezidiv.
- Teil- oder Vollnekrose eines TEL.
- Teil- oder Vollnekrose eines TRAM.
- Brustwiederaufbau mit Protheseneinlage.
- Myokutane Konturierung der Inframammärfalte.

Vorbedingung bildet Test über funktionierenden M.latissimus dorsi: Adduzieren, Strecken und Innenrotieren des Armes; beim Anspannen des intakten Muskels wird lateraler Muskelrand prominent.

Kontraindikationen
- Durch Voroperation, Bestrahlungstherapie oder primäre Angiopathie flow-insuffizienter Truncus thoracodorsalis (Dopplersonographie).
- Zustand nach Thorakotomie mit Muskeldurchtrennung.
- Psychische Instabilität.
- Scapula alata.

Gefahrenmoment: Verglichen mit dem TEL oder TRAM ist die Gefahr einer LAT-Nekrose gering.

LAT ist der „Freund" des plastischen Chirurgen: Erfolgsrate 97%. Relativ häufig (25%) kommt es zu Serombildungen in der Heberegion.
Aufklären: Die eingesetzte Rückenhaut ist heller oder dunkler als die Umgebung (Flicken- oder patch-Effekt) und völlig gefühllos.
Rauchen, Diabetes mellitus und Adipositas bilden *keine* Kontraindikationen für den LAT.

Anzeichen
- Größe, Form: Spindelförmige Umschneidungsfigur mit den Achsenlängen 18 und 7 cm.
  ▷ *Notabene:* Tendenz eher größer als kleiner, dadurch bessere Gefäßversorgung sowie spannungsfreie Einpassung. Die LAT-Hautinzisionsfigur sollte stets etwas größer als die brustseitige Exzisionsfigur sein.
- Winkel zwischen Hautspindellängsachse und lateralem Rand des M.latissimus dorsi:
  • vertikaler LAT (gegen 0°) erlaubt Einschwenkwinkel bis 90° in die Thoraxvorderwand,
  • horizontaler LAT (gegen 100°) erlaubt Einschwenkwinkel bis 180° in die Thoraxvorderwand und die kontralaterale Implantation.

Winkelstellung der Längsachse des LAT ist abhängig vom Winkel zwischen Längsachse des brustseitigen Thoraxweichteilmantel-Defektes und lateraler Randlinie des M. latissimus dorsi.

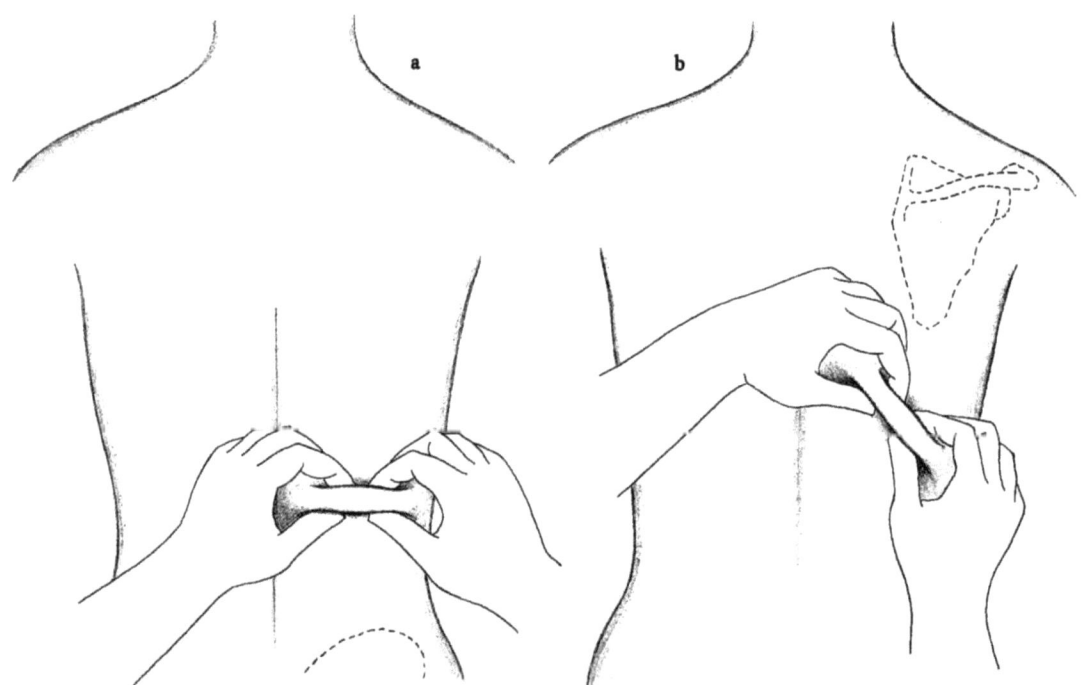

Abb. 36 a, b. Manuelles Prüfen der Weichteilmantelreserve in bezug auf das Festlegen der LAT-Entnahmeregion und die Möglichkeit des Verschlusses der Heberegion.
a Prüfen der horizontalen Entnahme
b Prüfen der vertikal-schrägen Entnahme

Veränderung des Längsachsenwinkels vorstellbar am Modell einer Kahnschaukel.
- *Verschlußrichtung der Heberegion darf nicht mit Hauptachse des Resektionsdefektes konkurrieren* (s. Abb. 15):
  • Längsachsen von Heberegion und Defektregion sollten möglichst einen 90°-Winkel bilden.
  • Heberegion und Defektregion sollten möglichst weit auseinander liegen.
- Höhe der Entnahmestelle: Möglichst tief ansetzen; dadurch maximale Beweglichkeit und günstiger Volumeneffekt des LAT.
- Prüfen der Weichteilmantelreserve (Abb. 36 a, b).
- Schnittmodelle zu den verschiedenen Rücken-Entnahmeregionen in Abhängigkeit von Größe, Form und Lokalisation der Brustdefektregion (Abb. 37–41).

Lagerung
- Nach Intubation und Einlegen eines transurethralen Dauerkatheters wird die Patientin aus

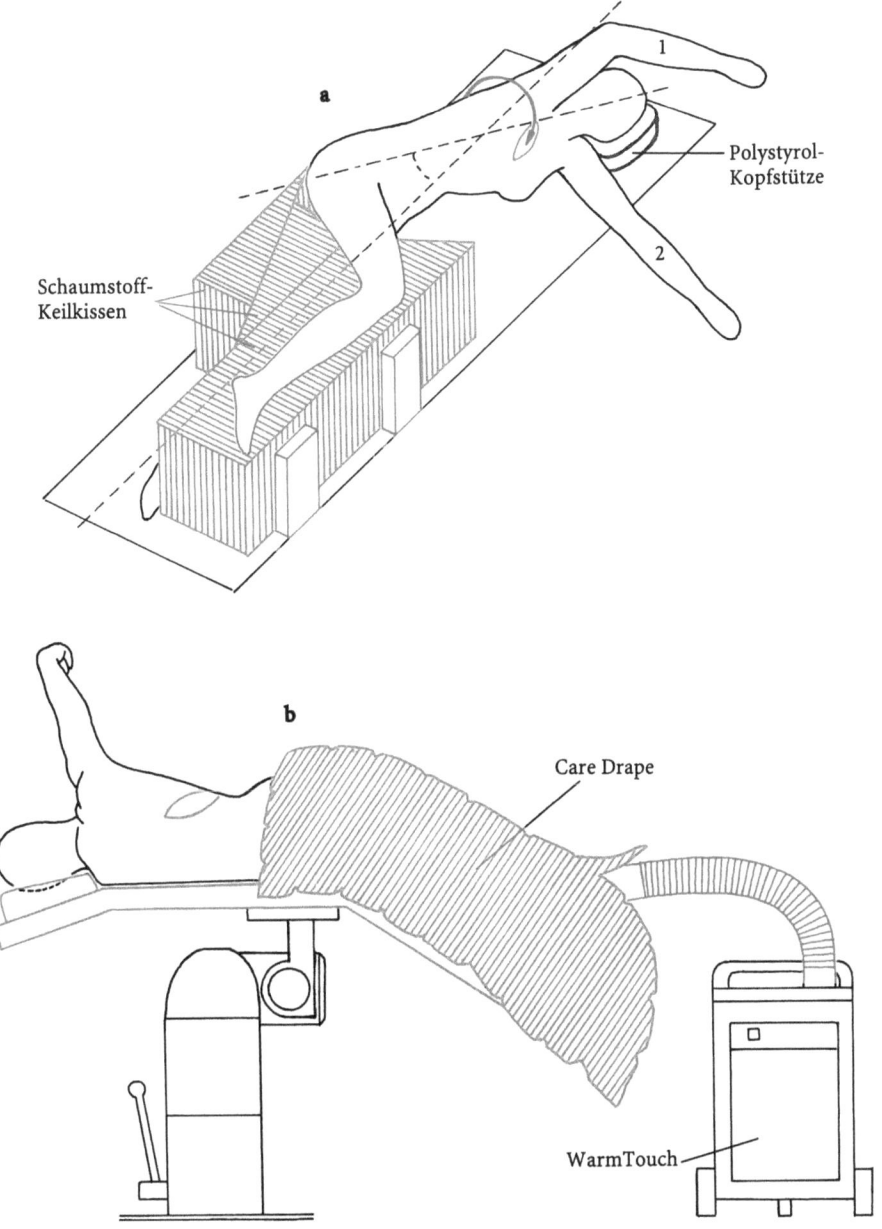

Abb. 37 a–c. Standardlagerung bei LAT-Lappenplastiken.
a Oblique Lagerung
 1 bewegliche Armlagerung auf Beinhalter, *2* bewegliche Armlagerung auf Armschiene

b Entnahmelagerung für Heberegion
(*Fortsetzung*)

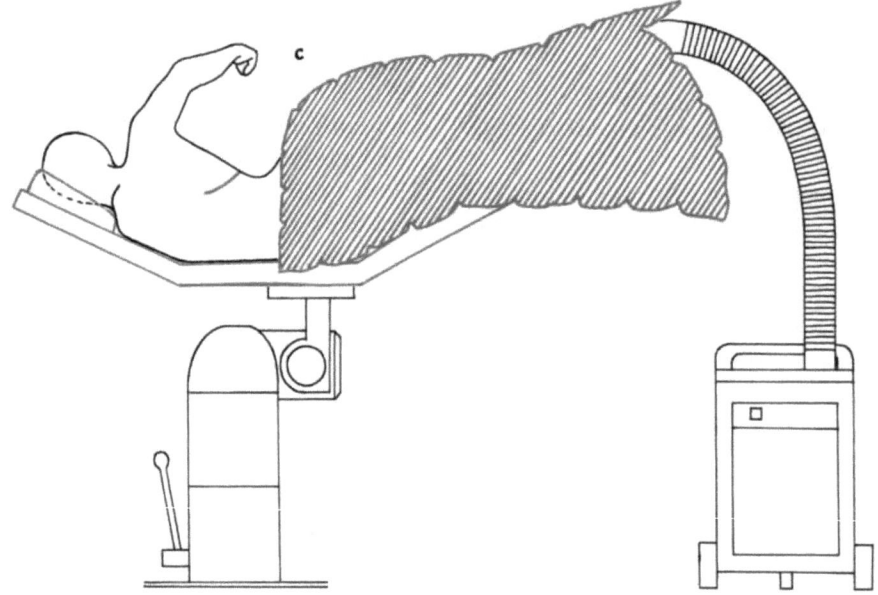

Abb. 37 (*Fortsetzung*). c Verschlußlagerung für Heberegion

der Rückenlage in die stabile Seitenlage gebracht. Für diese Umlagerung sind mindestens 4 Personen erforderlich. Es wird auf die nicht zu operierende Seite gelagert.
- Für eine optimale Blickrichtung in die Heberegion ist die oblique Lagerungstechnik vorteilhaft.
- Kopf liegt seitlich und völlig entspannt auf einem Polystyrol-Kissen.
- Arm der LAT-Seite wird *frei beweglich* auf einem am Kopfende des Op-Tisches angebrachten Beinhalter gelagert.
- Stellung der Beine wird durch 2 kleine Keilkissen stabilisiert.
- Patientin liegt auf einer Wärmeplatte diagonal zur Tischachse (Abb. 37a) und wird zusätzlich mit vorgewärmten Tüchern zugedeckt; Warm-Touch verwenden (Abb. 37b, c).
- Auf Hüfte der LAT-Seite wird ein flaches Schaumstoffkissen gelegt; mit darüber geführtem Riemen Fixieren der gesamten Bein-Becken-Region an die Op-Tischplatte.
- Hautdesinfektion von Rücken-, Brust- und Bauchregion sowie des beweglich gelagerten Armes.
- Abkleben der Ränder des Operationsgebietes mit Klebetüchern, darüber werden Op-Stofftücher gelegt.

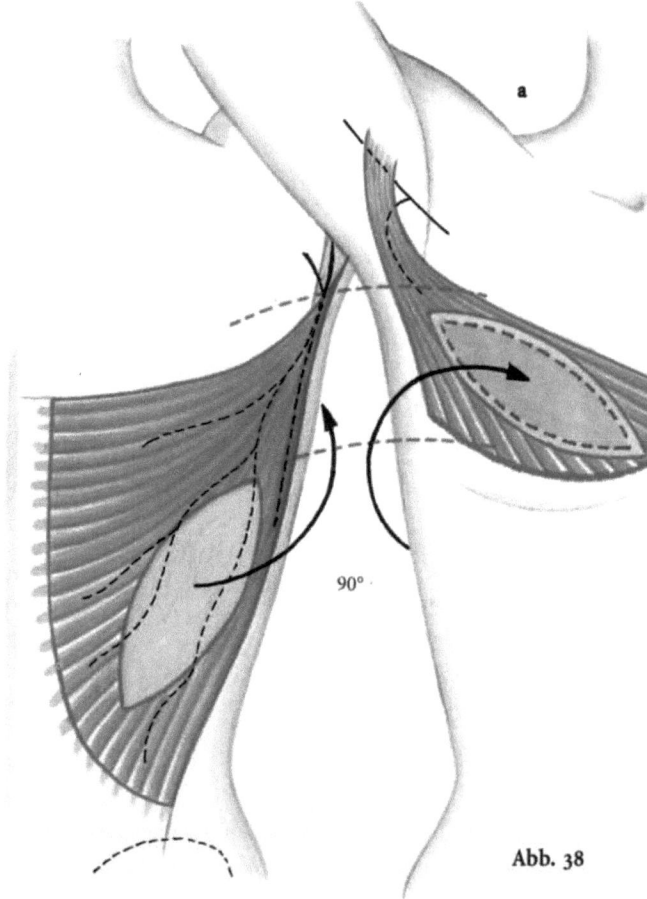

Abb. 38

Wiederherstellende Eingriffe 55

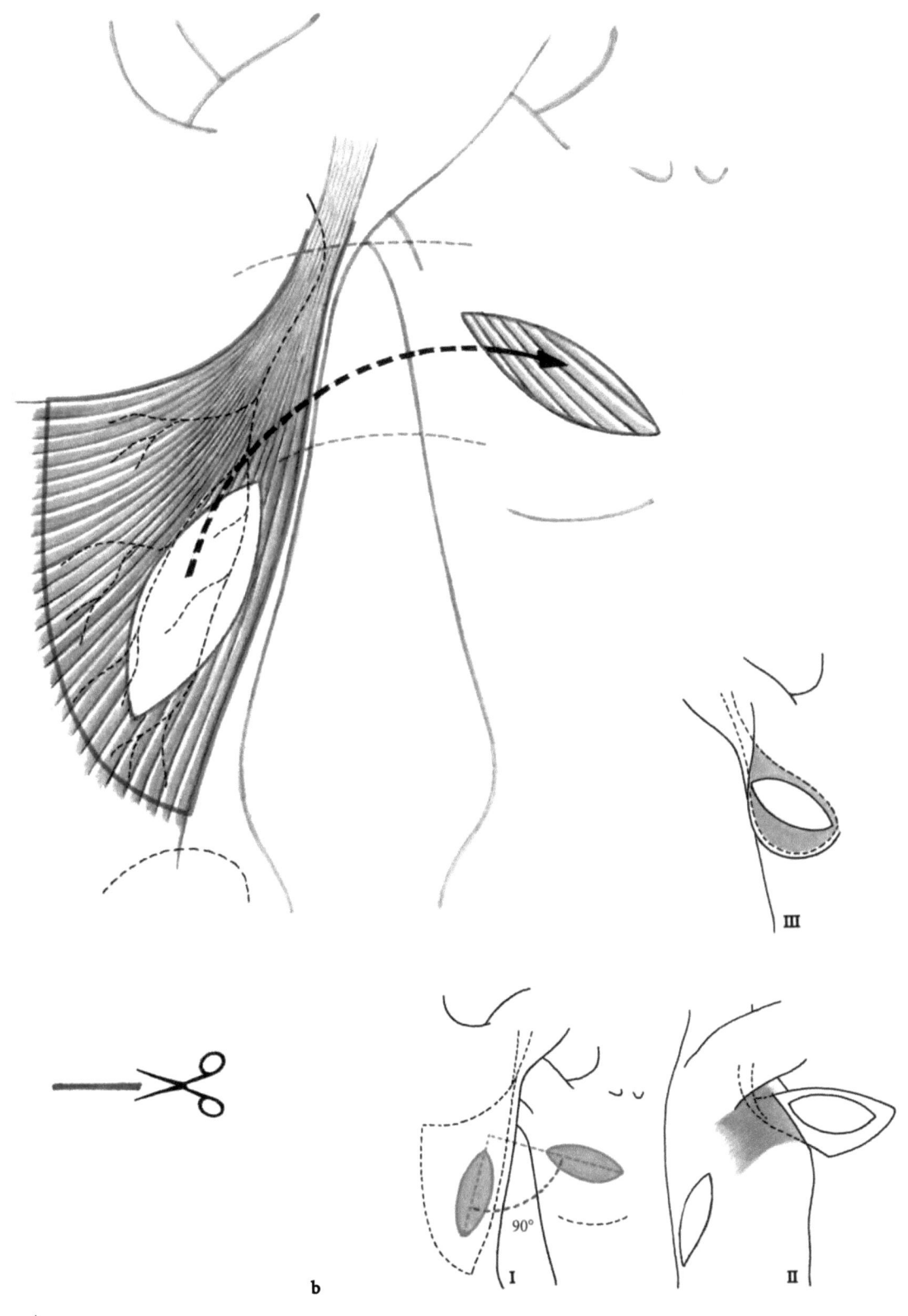

Abb. 38 a, b. LAT-Lappenplastik mit vertikaler Entnahmeregion (selten).
◁ **a** Einschwenkwinkel ca. 90°
b Schnittmodell mit Phaseskizzen I–III
Dieses Schnittmodell findet sich in der Einstecktasche am hinteren Einbanddeckel

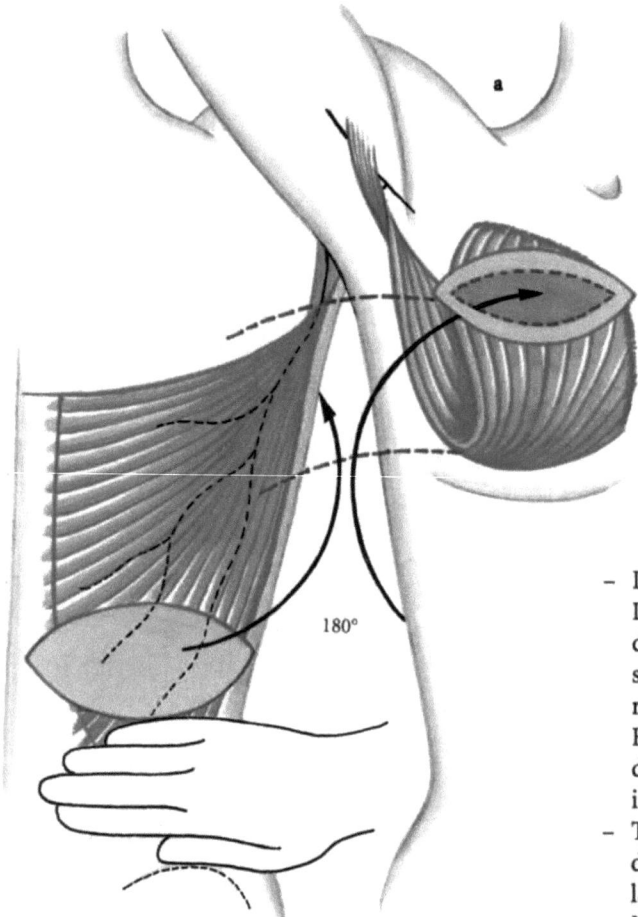

Abb. 39 a, b. Ipsilaterale LAT-Lappenplastik mit horizontaler Entnahmeregion.
a Einschwenkwinkel ca. 180° (Drehung entgegen dem Uhrzeigersinn)
Je größer die Hautinsel, um so tiefer legen!
b Schnittmodell mit Phaseskizzen I–III
Dieses Schnittmodell findet sich in der Einstecktasche am hinteren Einbanddeckel

Operationsgang
Alle wichtigen Schritte durch 1. Operateur, Blutstillung durch Assistententeam:
1. Salvage-Mastektomie mit Axilla-Clearing und Darstellen des lateralen Randes des M. latissimus dorsi von kranial, Freilegung der Subkutanschicht bis zum Rand des M.teres major.
2. Beginn mit LAT-Präparation.
3. Umschneiden der Haut-Subkutis-Insel senkrecht zur Oberfläche (Skalpell), Darstellen der Oberfläche des M.latissimus dorsi in der unmittelbaren Umgebung der Hautfettgewebeinsel.
4. Auf der Außenfläche Präparation des M. latissimus dorsi nach *lateral*, wobei der laterale Rand des M. latissimus dorsi dargestellt und ein Stück nach kranial freigelegt wird.
– Nach *kaudal-lateral* Abpräparieren des Randes des M. latissimus dorsi vom M. serratus dorsalis caudalis.
– *Kaudal-medial* erscheint nach dem paravertebralen Durchtrennen des M. latissimus dorsi die glänzende Faszie des M.erector trunci.

– In *kranialer* Richtung stufenweise-abwechselnd Dissezieren der Innenfläche des M. latissimus dorsi von den darunterliegenden Muskeln (M. serratus dorsalis caudalis und M. serratus anterior) und der Außenfläche vom subkutanen Fettgewebe; dabei sorgfältige Sofortblutstillung durch Elektrokoagulation – insbesondere der interkostalen Perforansgefäße (evtl. ligieren).
– Topographisch wichtiger Orientierungspunkt ist der Angulus caudalis scapulae; davon kaudal M. latissimus dorsi, medial M. trapezius, kranial M. teres major.
– Mobilisieren des Lappens durch paravertebrales Dissezieren des Muskels sowie dessen bevorzugt digitales Separieren vom M. teres major sowie vom Angulus caudalis scapulae.
– Darstellen des Truncus thoracodorsalis und *obligate* Neurolyse des N. thoracodorsalis.
– Durchtrennen des Latissimusansatzes am Humerus (bei kontralateralem LAT *obligat*), um Mobilität des Lappens zu maximieren.
– Nur für den kontralateralen LAT gültig (ansonsten Tunnel durch vorausgegangene Präparation von ventral und dorsal bereits angelegt):
Präparieren eines präthorakalen Tunnels zwischen medianer Rippenbogen- und Brustwanddefekt-Region; Tunnelweite ausreichend, wenn Durchgängigkeit für Hand des Operateurs besteht; sorgfältige Blutstillung (Vasa perforantia der A. und V. thoracica interna).
Unter dem ipsilateralen Axillafenster wird der kontralaterale Lappen (bezogen auf seine Implantationsregion) vorübergehend „zwischengelagert". Erst nach Umlagerung auf den Rücken Tunnel und Defektregion der Gegenseite präparieren.

Wiederherstellende Eingriffe

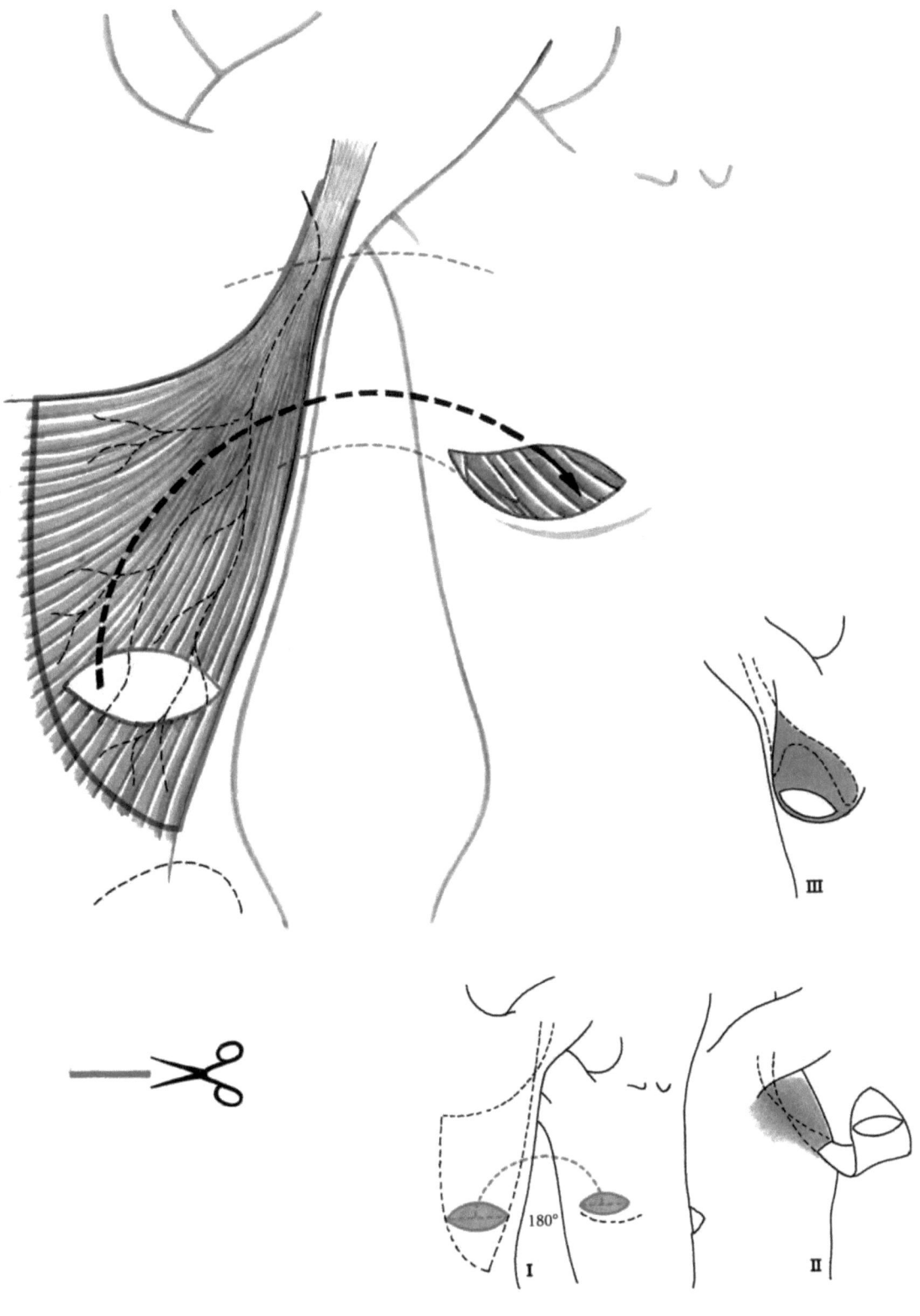

Abb. 39 b

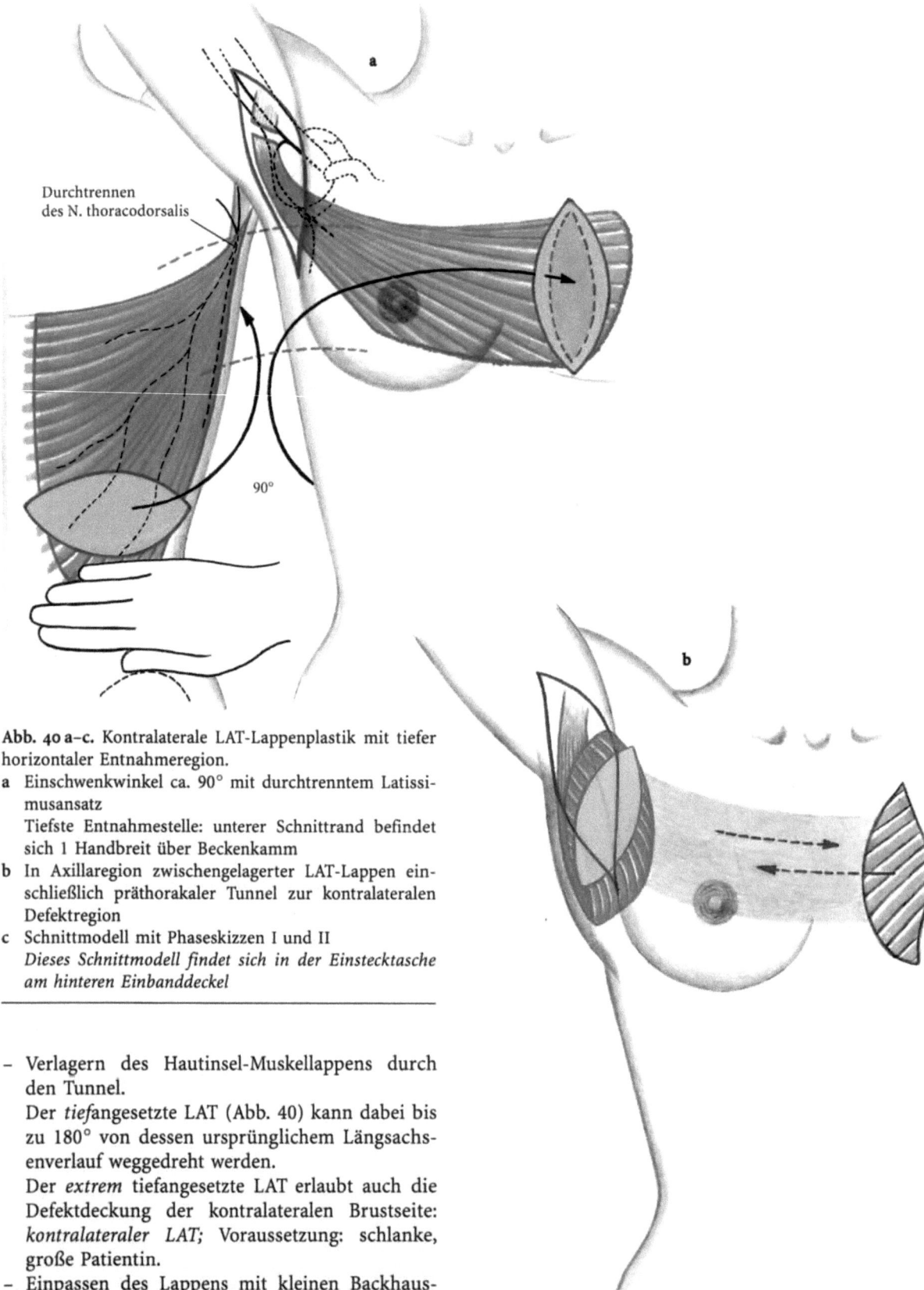

Abb. 40 a–c. Kontralaterale LAT-Lappenplastik mit tiefer horizontaler Entnahmeregion.
a Einschwenkwinkel ca. 90° mit durchtrenntem Latissimusansatz
   Tiefste Entnahmestelle: unterer Schnittrand befindet sich 1 Handbreit über Beckenkamm
b In Axillaregion zwischengelagerter LAT-Lappen einschließlich präthorakaler Tunnel zur kontralateralen Defektregion
c Schnittmodell mit Phaseskizzen I und II
   Dieses Schnittmodell findet sich in der Einstecktasche am hinteren Einbanddeckel

- Verlagern des Hautinsel-Muskellappens durch den Tunnel.
  Der *tief*angesetzte LAT (Abb. 40) kann dabei bis zu 180° von dessen ursprünglichem Längsachsenverlauf weggedreht werden.
  Der *extrem* tiefangesetzte LAT erlaubt auch die Defektdeckung der kontralateralen Brustseite: *kontralateraler LAT*; Voraussetzung: schlanke, große Patientin.
- Einpassen des Lappens mit kleinen Backhaus-Klemmen, danach Anlegen von Hautklammern.

Wiederherstellende Eingriffe 59

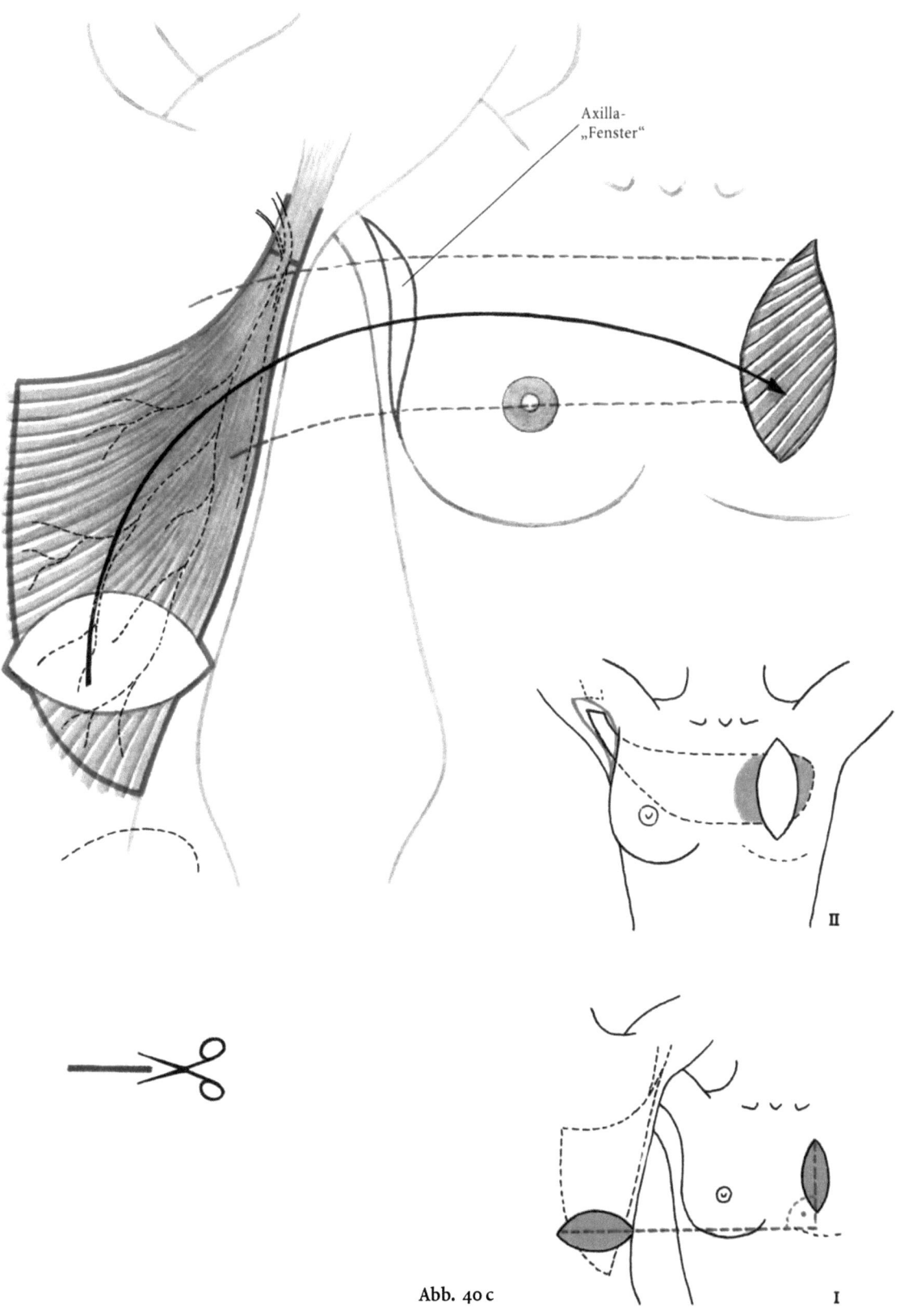

Abb. 40 c

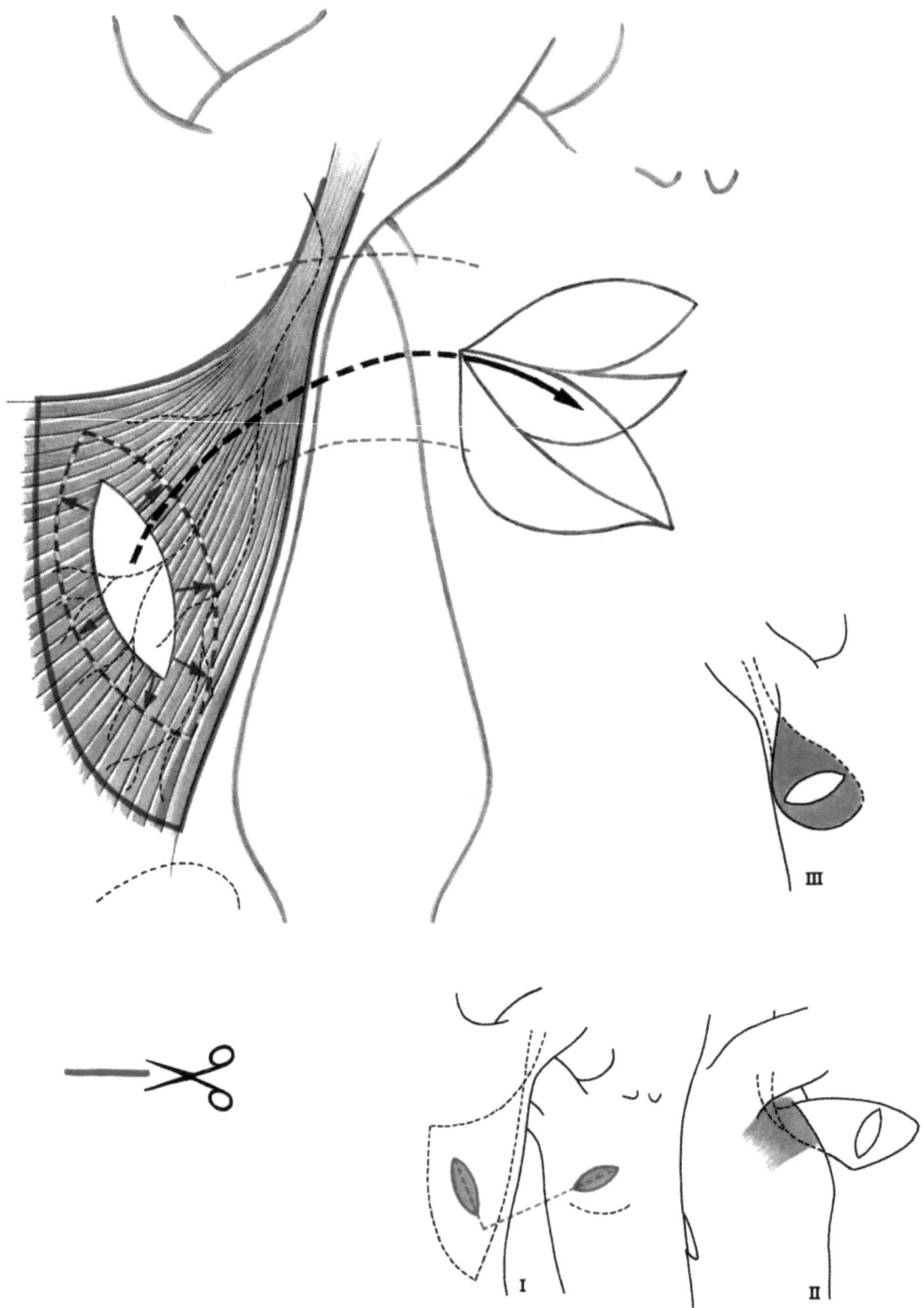

Abb. 41. LAT-Lappenplastik mit obliquer Entnahmeregion (häufig).
Schnittmodell mit Phaseskizzen I–III
Dieses Schnittmodell findet sich in der Einstecktasche am hinteren Einbanddeckel

2 Optionen zum definitiven Einpassen des Hautlappens:
a) mit Umlagerung in Rückenlage (90% der Fälle);
b) ohne Umlagerung (10% der Fälle).
- Überwendlich-fortlaufende Naht des Subkutangewebes (Vicryl 2-0), wobei das Gewebe sparsam gefaßt wird.
- Fortlaufende Intrakutannaht (Ethilon 2-0) mit Schlaufenbildung in ca. 4 cm Abstand (Erleichterung beim späteren Entfernen der Fäden).
- Parallel zur Blutstillung des Lappens nach Transplantation und der Implantationsregion erfolgt das Verschließen der Rückenwunde; fortlaufend-überwendliche Naht des Subkutangewebes (PDS 0) und fortlaufende Intrakutannaht (Ethilon 2-0).
- Einlegen von 7-mm-Jackson-Pratt-Drainagen mit angeschlossenen Saugflaschen:
  1. LAT-Heberegion:
     - medial, Wirbelsäulennähe,
     - lateral,
     - kaudal,
  2. LAT-Transplantatregion,
  3. Axillaregion (bei Axilla-Clearing).

4.3 TRAM-Lappenplastik (TRAM)

4.3.1 Doppelt-gestielte TRAM-Lappenplastik

Inaugurator: C.R. Hartrampf, 1982

Prinzip
Transfer des transversen Rectus-abdominis-Muskulokutanlappens in Thoraxweichteilmantel- bzw. Mastektomiedefektregion; zur thorakoabdominalen Weichteilmanteltopographie vgl. Abb. 33.

Voraussetzungen
- Angemessene Proportion Thoraxlänge – Stiellänge.
- Suffiziente Gefäßversorgung (A. und V. epigastrica cranialis, präoperative Dopplerultraschalluntersuchung).
- Vorhandene Belastbarkeit (großer Eingriff).
- Starke Motivation der Patientin.
- Vor dem Eingriff vollständige Darmentleerung mittels salinischer Abführmittel.

Indikationen
- Eigengewebeersatz nach Mastektomie, Sanierungsmastektomie bzw. Prothesenexplantation.
- Thoraxweichteilmantel-Ersatz nach ausgedehnter Weichteilmantelresektion wegen Lokalrezidiv.
- Späteffekte nach Bestrahlung und Brustretraktion.
- Distorsion nach BET.

Kontraindikationen
- Nikotinabusus.
- Adipositas.

Vorteile
- Doppelt-gestielter TRAM-Flap sehr sicher hinsichtlich Vaskularisation.
- Ausreichendes Gewebevolumen.
  ▷ *Notabene:* Postoperative Schrumpfung des TRAM-Volumens um 10–15%.

Anzeichen
- Orientierungslinien: Rippenbogen, epigastrischer Winkel, Tunnel, Linea mediana, Mm.recti abdominis.
- Schnittlinien: TRAM-Umschneidungslinie, Nabelumschneidungslinie, Mastektomie bzw. Exzision im Brustbereich.

Lagerung
- TRAM-Entnahmephase: Standardlagerung.
- Bauchdecken-Verschlußphase: „Astronautenposition".
- WarmTouch obligat.

Operationsgang
- Beginn mit der Vorbereitung der Transplantatempfangsregion (Brustdefektregion).
- Nabelpräparation: Vorziehen des Nabels mittels zweier Backhaus-Klemmen, kranial und kaudal eingesetzt; mittels Stilett Umschneiden des Nabels sowie Separieren des Nabels von der Umgebung, wobei besonders im basalen Teil des Nabels ausreichend subkutanes Gewebe belassen werden sollte (Abb. 43b). Einlegen eines Silnet-getränkten Tupfers in den mobilisierten Nabel (Abb. 43c).
- Umschneiden des TRAM-Lappens (Abb. 43 a) mittels Skalpell (Haut, Subkutangewebe bis auf Faszie). Im allgemeinen wird mit der oberen bogenförmigen Inzision begonnen und im unmittelbaren Anschluß die untere Inzision durchgeführt. Im Gegensatz zur Bauchdeckenplastik ist es beim TRAM-Lappen nicht erforderlich, vor der unteren Inzision die Bauchdecke auf ein spannungsfreies Verschließen hin zu überprüfen. Der Verschluß muß mit großen Sicherheits-

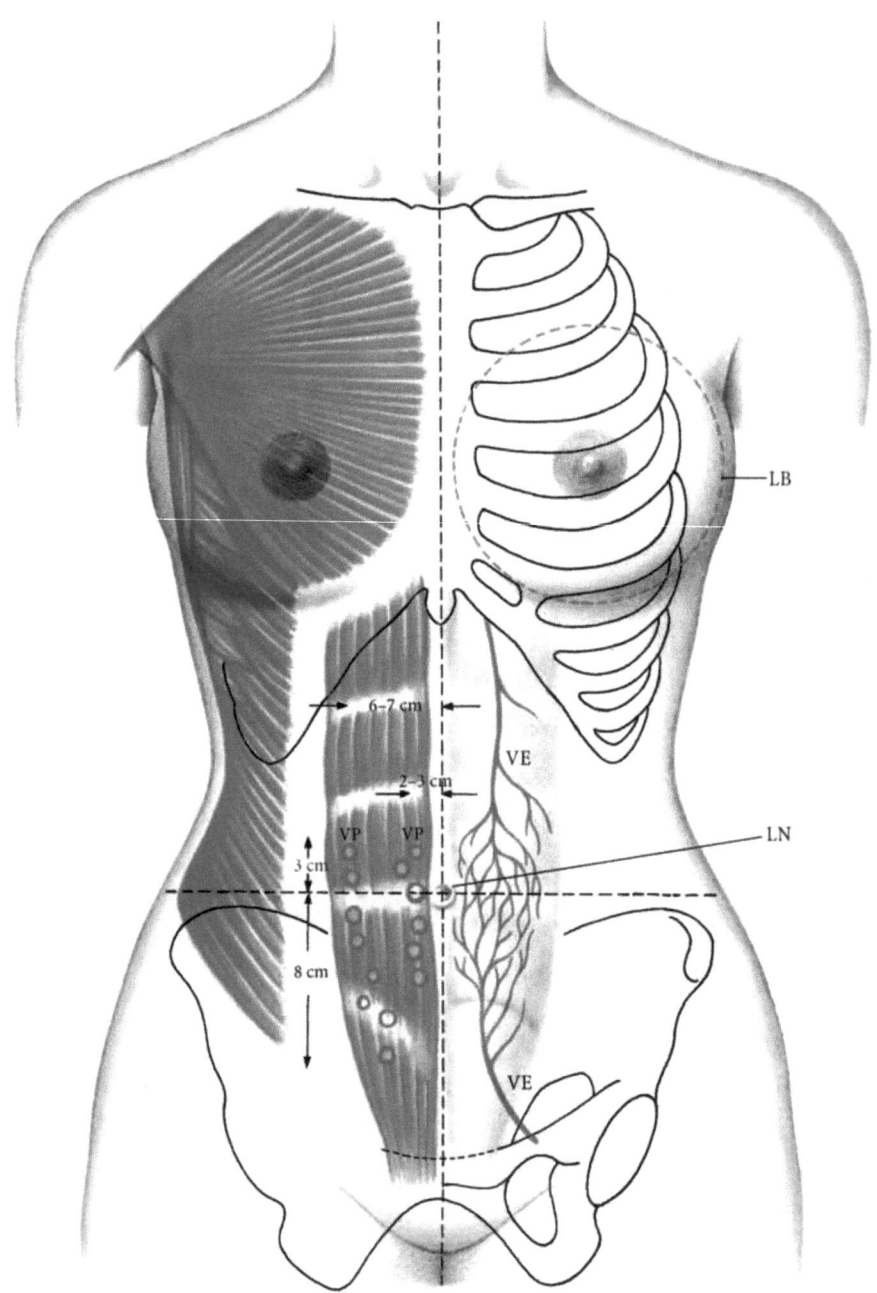

Abb. 42. TRAM-bezogene topographische Anatomie.
LB Normale Lokalisation der Brust:
  vertikal zwischen Sternum und vorderer Axillarlinie,
  horizontal zwischen 2. und 6. Interkostalraum.
LN Normale Lokalisation des Nabels
VE Verlauf der Vasa epigastrica cranialia et caudalia
VP Mediale und laterale Reihe der Vasa perforantia,
  2–3 cm bzw. 6–7 cm lateral von Linea mediana sowie
  3 cm oberhalb und 8 cm unterhalb der Nabeltransversallinie (Zahlenangaben nur orientierend)

reserven absolut spannungsfrei im Hautbereich geplant werden.

Vorhandene Unterbauchquerschnittnarben stellen *keine* Orientierung für den kaudalen Rand der Hautinsel dar. Meist wird bei vorhandener unterer Bauchquerschnittnarbe der kaudale Lappenrand etwas höher gelegt.

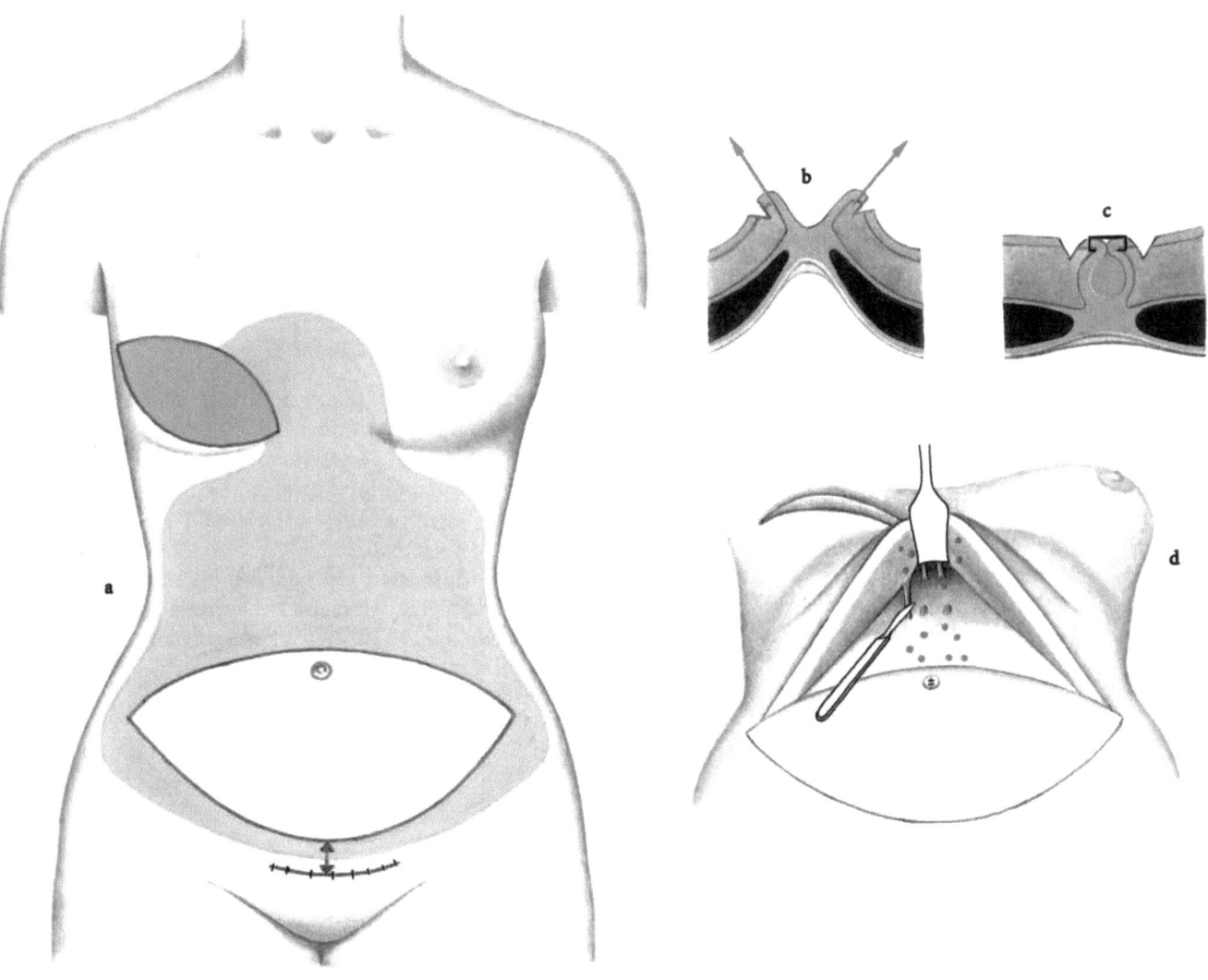

Abb. 43 a–d. TRAM-Lappenplastik.
a Schnittführung der Hebe- und Defektregion sowie Mobilisieren der Weichteilmantelregion
b Umschneiden des vorgezogenen Nabels
c Einlegen eines kleinen Silnet-getränkten Tupfers
d Sorgfältiges Darstellen, Durchtrennen und Ligieren der Perforansgefäße bei der Weichteilmantelmobilisation in kranialer Richtung einschließlich der Tunnelbildung

- Mobilisieren des abdominalen Fetthautmantels nach kranial in Richtung Rippenbogen (Abb. 43 d).
- Epifasziales Mobilisieren des TRAM von jeweils lateral bis zur medialen Perforatorenreihe (Abb. 44 b).
- Darstellen der Vasa epigastrica caudalia bds. über Inzision der vorderen Rektusscheide nach dopplersonographischer Lokalisation – gilt für doppeltgestielten TRAM (Höhe: Linea arcuata), Fassen des Gefäßbündels mit 2 Overholt-Klemmen, dazwischen Durchtrennen, Ligieren des muskelfernen Gefäßstumpfes mit Prolene 0 und zusätzlich Titaniumclip, Ligieren des muskelnahen Gefäßstumpfes mit Vicryl 0 (Abb. 44 c).
- Längsspindelförmiges Umschneiden der vorderen Rektusscheide vom Rippenbogen (kranial) bis zum Auftreten der muskulokutanen Perforansgefäße (kaudal); Breite der Spindel ca. 3 cm.
- Von lateral nach medial und von kranial nach kaudal werden bei einfach-gestieltem TRAM bzw. bei doppelt-gestieltem TRAM, jeweils der gesamte M. rectus abdominis bzw. jeweils 2/3 des M. rectus abdominis (unter Belassen des lateralen Drittels) ausgehülst (Abb. 44 a). Die segmentalen Gefäß-Nerven-Bündel werden über Péan-Klemmen durchtrennt; die Stümpfe wer-

den in beiden Richtungen mittels Titaniumclip oder durch Unterbinden mit Vicryl 2-0 versorgt; Elektrokoagulation nur bei muskelfernen Gefäßstümpfen anwenden.

Die mediale Durchtrennung der vorderen Rektusscheide in der Lappenregion wird nach Freilegung der Linea alba von kaudal nach kranial durchgeführt. Diese geschieht unter Schonung der Perforansgefäße, die über eine gewisse Distanz unterhalb der Faszie in den Muskel ziehen. Nach Mobilisieren des einen M.rectus abdominis wird nun in gleicher Weise der kontralaterale M.rectus mobilisiert.

- Querdurchtrennung (Elektroskalpell) der Mm. recti oberhalb der Linea arcuata.
  Z-Nähte zur Fixierung der Muskelenden an Faszie und Subkutangewebe des TRAM.
- Danach wird der TRAM-Flap längs durch den Thoraxweichteilmantel-Tunnel (mit Langenbeck-Haken anheben) unter Aufspülen von 0,9%-NaCl in das Transplantatlager gezogen und dort einmodelliert.
- Der TRAM-Flap wird dabei um 90° bzw. 180° gedreht (Abb. 45 und 46).
- Neurolyse des N.intercostalis VIII.
- Das Einmodellieren erfolgt mittels kleiner Backhaus-Klemmen, die dann durch Hautklammern ersetzt werden. Es besteht die Möglichkeit des Ausdünnens durch Exzidieren der Fettfaszie mit Präparierschere.
- Zweischichtiges Einnähen des Lappens durch fortlaufend-überwendliche Vicryl-Naht des subkutan-korialen Gewebes und darüber Prolene-Intrakutannaht.
  Drainage des Retrotransplantatraumes mit 7-mm-Jackson-Pratt-Drain.
- Verschließen der Rektusscheide:
  Anlegen von Z-förmigen Adaptationsnähten der hinteren Rektusscheidenwand, PDS 2-0, danach Flaschenzugnähte zum Verschließen der vorderen Rektusscheidenwand durch PDS-Nähte (2-0). Darüber wird eine fortlaufend-überwendliche Naht (PDS-Schlaufennaht) gelegt. Das Fasziennahtgebiet wird mit Prolene-Netz abgedeckt, das durch fortlaufend-überwendliche PDS-Naht (2-0) an die Faszie fixiert wird. (Es kann sich als zweckmäßig erweisen, den Prolene-Netzrand umzufalten und somit im Nahtbereich einen gedoppelten Netzrand zu fixieren.)
- Einlegen von zwei 7-mm-Jackson-Pratt-Drains zur Drainage des epifaszialen Wundraumes. Diese werden medial herausgeleitet.
- Adaptation der Wundränder durch kleine Backhaus-Klemmen und bogenförmige Inzision (konkav in kaudaler Richtung) der Bauchdecke. Der Nabel wird in die Öffnung hineingezogen und durch Prolene-Intrakutannaht fixiert.
- Verschließen der Bauchdecke durch Vicryl-Einzelknopfnähte des Subkutangewebes, darüber fortlaufend-überwendliche Vicryl-Naht des subkutan-korialen Gewebes und schließlich Prolene-Intrakutannaht.
- Abkleben der Operationsnähte mit schmalen Micropore-Pflasterstreifen.

Nachbehandlung
- Sauerstoffzufuhr (Sauerstoffbrille WM 1929, Fa. Weinmann) 2–3 l/min.
- Unterarme auf Kopfkissen lagern (Entlastung der Transplantationsregion).
- Astronautenposition („Herzbett") zur Entlastung der Heberegion.
- HAES-Infusionen (500 ml/Tag bis zum 7. postoperativen Tag, Hämatokritkontrollen).
- Aufstehen aus dem Bett über Seitenlage.
! **Cave:** Kein zu frühes Belasten der Heberegion durch Rumpfstrecken!

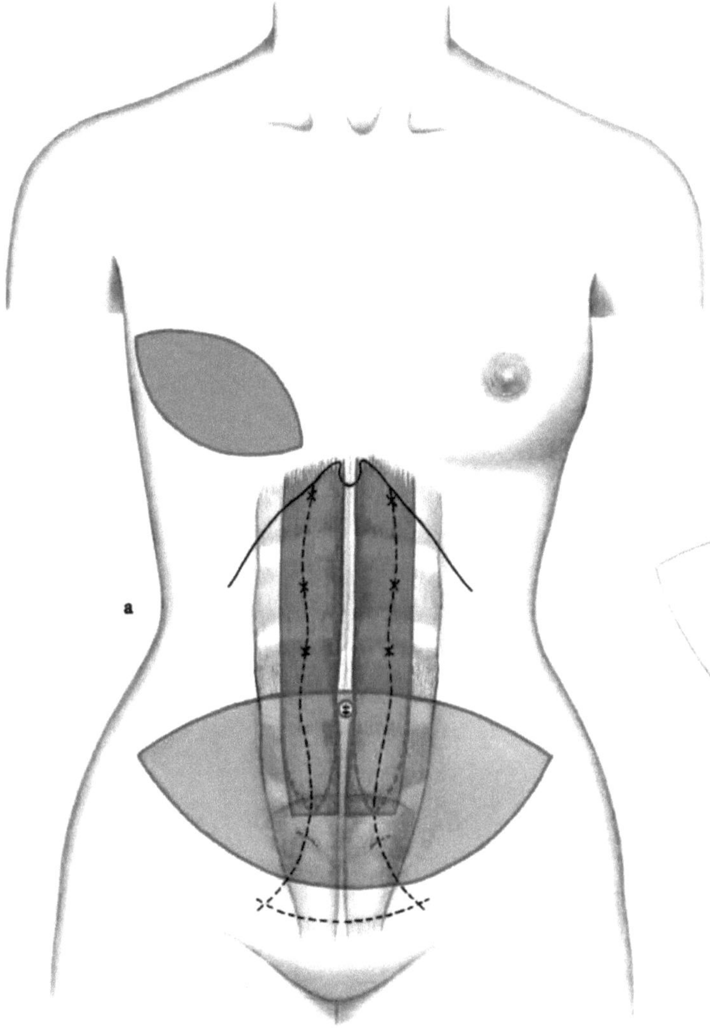

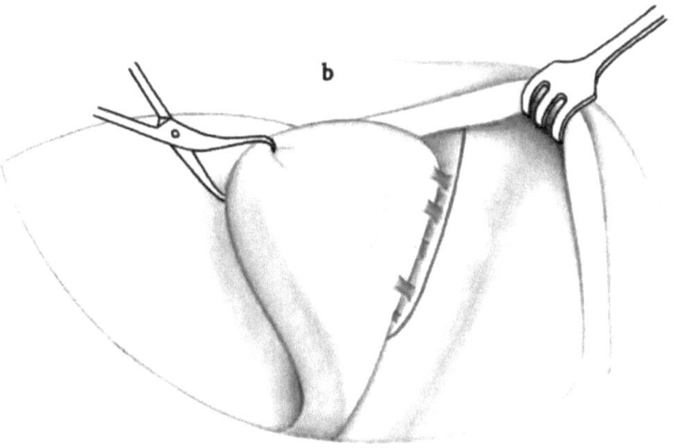

Wiederherstellende Eingriffe 65

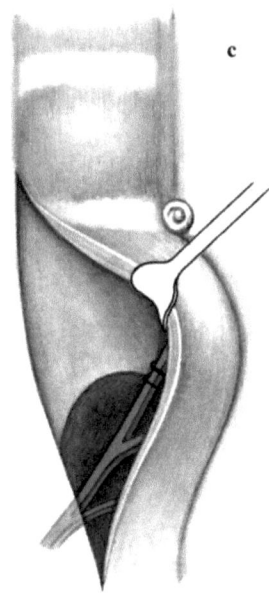

Abb. 44 a–c. Doppelt-gestielter TRAM.
a Heberegion und Defektregion rechts, Belassen jeweils des lateralen Drittels des M. rectus abdominis
b Darstellen der medialen Perforatorengefäße und Rektusscheiden-Dissektion lateral der Perforansgefäße
c Darstellen und Ligatur der Vasa epigastrica caudalia

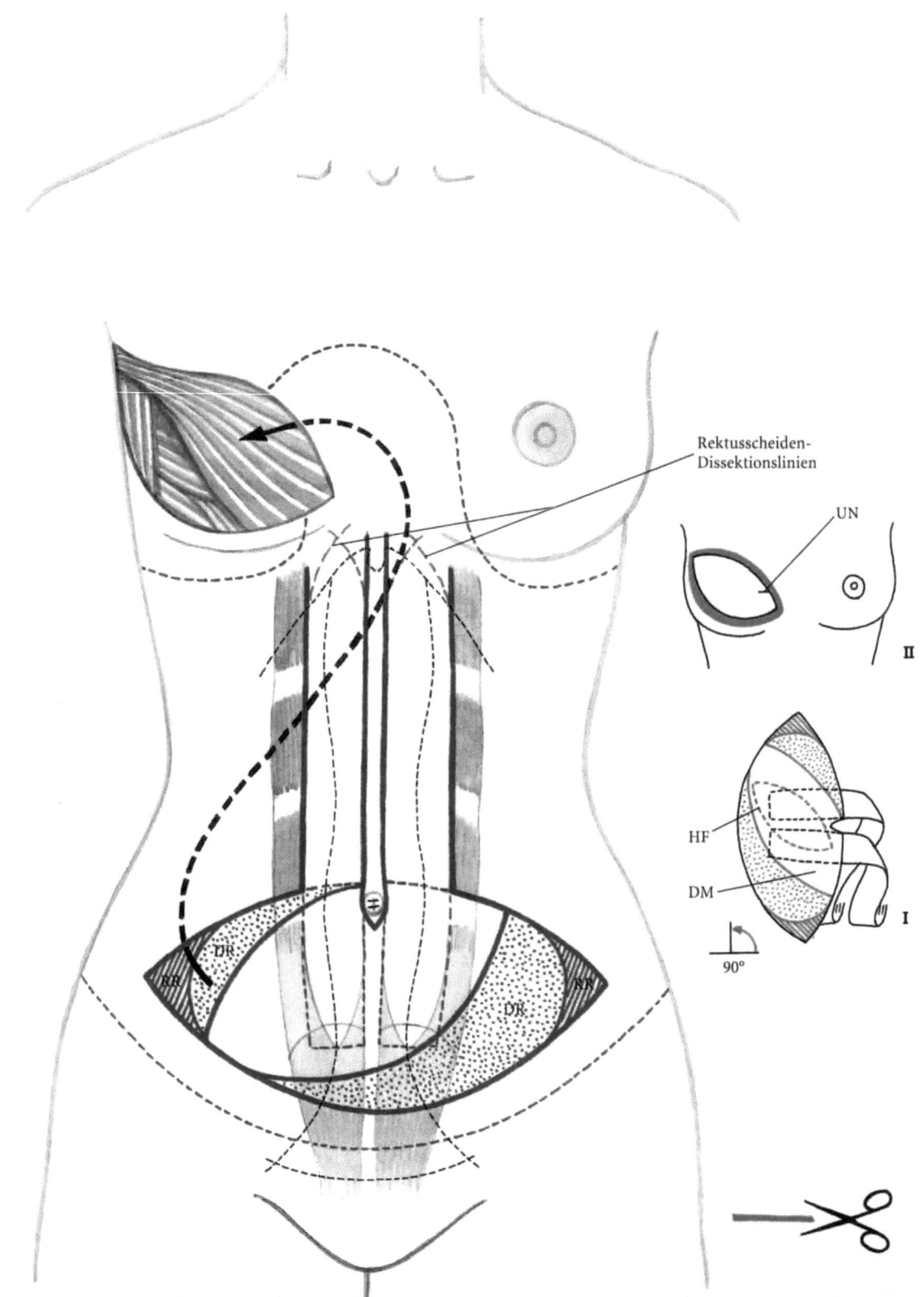

Abb. 45. Doppelt-gestielter TRAM mit 90°-Drehung. Schnittmodell mit Phaseskizzen I und II
UN Umbilicusdefektnaht bei 3 Uhr bzw. durch Haut verdeckt, *DR* Deepithelisierungsregion, *RR* Resektionsregion, *DM* Deepithelisierungsregion beim Modellieren, *HF* Hautfenster.
Dieses Schnittmodell findet sich in der Einstecktasche am hinteren Einbanddeckel

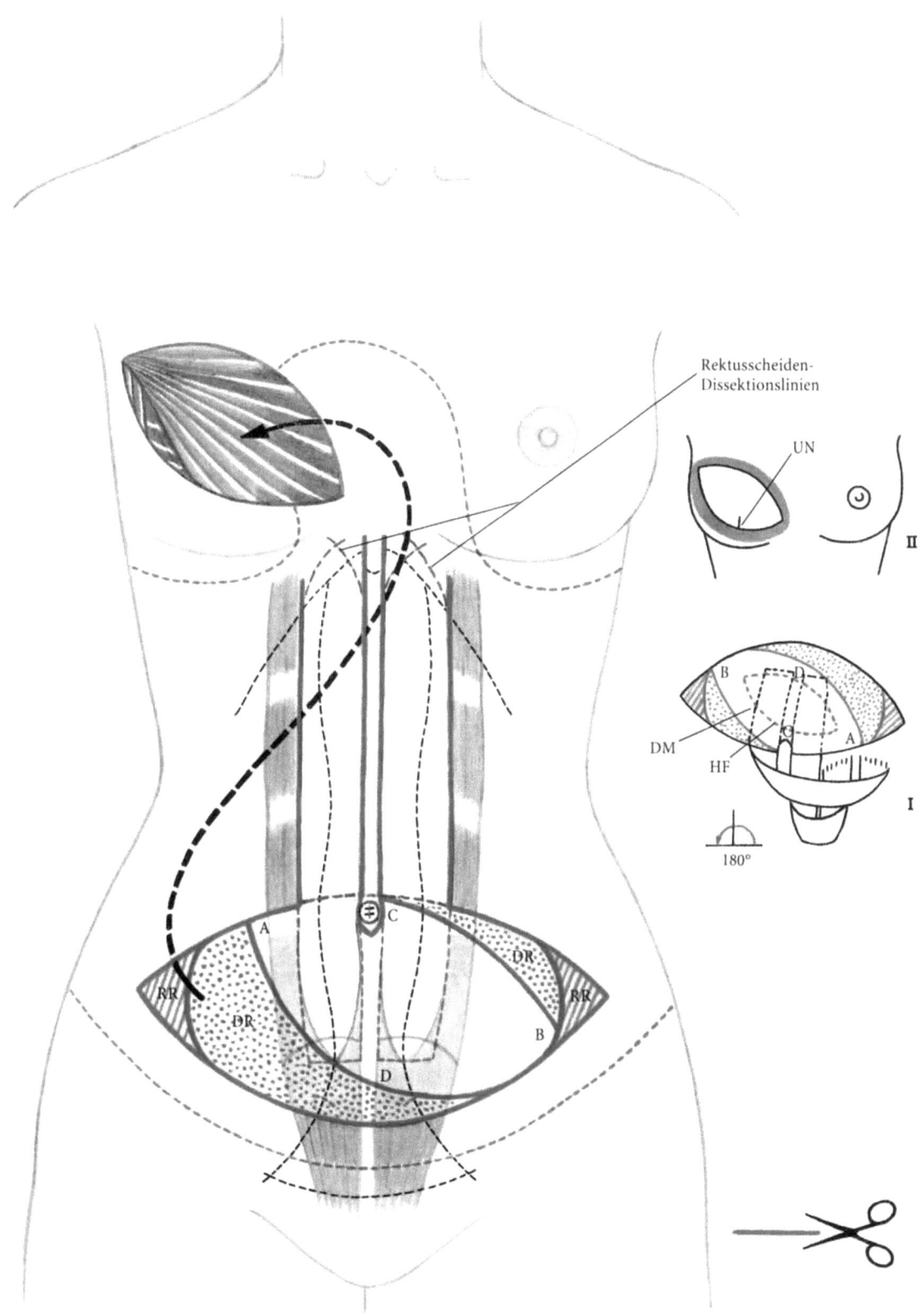

Abb. 46. Doppelt-gestielter TRAM mit 180°-Drehung. Schnittmodell mit Phaseskizzen I und II
RR Resektionsregion, *DR* Deepithelisierungsregion, *UN* Umbilicusdefektnaht zwischen 4 und 6 Uhr sichtbar, *HF* Hautfenster, *DM* Deepithelisierungsregion beim Modellieren.
Dieses Schnittmodell findet sich in der Einstecktasche am hinteren Einbanddeckel

4.3.2 Split-TRAM

Inauguratoren: P. Maxwell, J. Bostwick III, C. Hartrampf Jr. (frühe 1980er Jahre)

Prinzip
Autologer Brustwiederaufbau bds. durch Transplantation der beiden Hälften eines in der Medianlinie geteilten TRAM.

Indikationen
- Zustand nach subkutaner Mastektomie bds.
- Zustand nach hautsparender Mastektomie bds.
- Wunsch nach Brustwiederaufbau aus Eigengewebe.

Kontraindikationen
- Ausgeprägte Adipositas.
- Nikotinabusus.
- Narkoserisiko (großer Eingriff).
- Junge Patientin mit sequentiellem Vorgehen bei bds. Risiko - hier wäre LAT sinnvoller, da TRAM immer nur einzeitig erfolgen kann, während LAT sequentiell durchführbar ist.

Anzeichen
- Orientierungslinien: Medianlinie, Brustbasisrandlinie, mediale und laterale Begrenzungslinien der beiden Mm.recti abdominis.
- Inzisions- bzw. Dissektionslinien: Nabelumschneidungslinie, Split-Inzisionslinie, obere TRAM-Inzisionslinie, untere TRAM-Inzisionslinie, Fensterinzisionslinie des Brustweichteilmantels über der Defektregion bds., Tunnelbegrenzungslinien.

Vorbereitung
Vollständige Darmentleerung mittels salinischer Abführmittel, beginnend 3 Tage vor dem geplanten Eingriff.
! **Cave:** Ungenügende Darmvorbereitung führt zu Problemen beim Bauchdeckenverschluß sowie in der postoperativen Phase.

Lagerung
- Lagerung der Patientin auf einer Wärmematte; präoperatives Auskühlen unbedingt vermeiden durch Auflegen von vorgewärmten Tüchern und erhöhte Raumtemperatur, WarmTouch obligat.
- Seitliche Klebetücher sind weit nach dorsal anzulegen (dazu wird von Assistenz der Weichteilmantel mittels zweier steriler Tupfer nach ventral gezogen).
- Lagerung der Beine auf dem Keilkissen; obere Körperhälfte leicht angewinkelt lagern (Astronautenposition erst zum Zeitpunkt des Bauchdeckenverschlusses).

Operationsgang
- Bei simultanem Brustwiederaufbau bds.: Operation in 2 Teams (ein Team Mastektomie bds., anderes Team Split-TRAM).
- Bei sequentiellem Brustwiederaufbau Beginn mit Split-TRAM.
- Hautinzisionen (Abb. 49a):
  1. Nabelumschneidung (Messen der Distanz Nabel-Symphyse in cm),
  2. Split-Inzision,
  3. obere TRAM-Inzision,
  4. untere TRAM-Inzision.
- Dissezieren des subkutanen Fettgewebes bis zur Faszie mittels Elektroskalpell (keine abgeschrägten, sondern rechtwinklig zur Hautoberfläche gerade verlaufende Dissektionsflächen).
- Unterminieren der Haut-Subkutangewebe-Schicht nach kranial, lateral und kaudal:
  Anheben des Weichteilmantels durch Backhaus-Klemmen bzw. scharfe Wundhaken; mittels Skalpell möglichst faszienschonend dissezieren, Gefäße präparatorisch darstellen und elektrokoagulieren; im Rippenbogen-Randbereich Gefäße mittels Vicryl ligieren.
- Tunnelbildung, teils von kaudal, teils von kranial.
  Ausdünnen des subkutanen Gewebes im Durchtrittskanal durch Liposuktion.
- Einlegen eines warmen, feuchten Bauchtuches jeweils in die Defektregion und Auflegen von Bauch- bzw. Operationstüchern, um Austrocknung bzw. Auskühlung der beiden Defektwundgebiete entgegenzuwirken.
- Nabelumschneidung mittels Stilett.
  Dazu wird zunächst bei 3 und 9 Uhr jeweils eine kleine Backhaus-Klemme eingesetzt. Mittels dieser Klemmen wird der Nabel herausgezogen. In dieser Position erfolgt nun die zirkuläre Hautdissektion.
- Epifasziales Mobilisieren des TRAM von lateral nach medial bis zum lateralen Rand der Rektusscheide.
  Von hier an betont langsames Vorgehen weiter nach medial unter sorgfältiger präparatorischer Darstellung der vertikalen Perforansgefäße der lateralen Reihe.
- Sowohl muskulokutane Perforansgefäße der lateralen wie auch der medialen Reihe sollten im Falle des Split-TRAM erhalten bleiben.

- Orten der Vasa epigastrica caudalia am lateralen Rand der Rektusscheide in Höhe der Linea arcuata mittels Ultraschalldopplergerät (handydop).
  Punktmarkierung dieser Stelle auf der Faszie mittels methylenblaugetränktem Watteträger.
  Kranial und kaudal von der Markierung Einsetzen von jeweils einer kleinen Backhaus-Klemme und Faszieninzision mit Skalpell.
  Mittels Overholt-Klemme Aufsuchen und Darstellen des Vasa-epigastrica-caudalia-Bündels.
  Zwischen 2 Overholt-Klemmen Dissezieren des Gefäßbündels und Ersetzen der Klemmen durch jeweils 2 Vicryl-Ligaturen (2–0) bzw. eine Vicryl-Ligatur und einen Titaniumclip.
- *Längs*-spindelförmige Umschneidung des vorderen Rektusscheidenblattes (bleibt mit dem Rektusmuskel zu dessen Stabilisierung fest verbunden), die sich in der TRAM-Region (mediale und laterale Perforansreihe) zu einer *breit*-spindelförmigen Umschneidungsfigur des vorderen Rektusscheidenblattes erweitert.
- Aushülsen des gesamten Muskels oder der medialen 2 Drittel des Muskels aus der Rektusscheide (zuerst von medial und danach von lateral).
  Ligieren der von lateral in den Rektusmuskel eintretenden segmentalen Gefäß-Nerven-Bündel durch Setzen von Péan-Klemmen, Durchtrennen zwischen den beiden Klemmen und Ersetzen der Klemmen durch Titaniumclips, zusätzliches Koagulieren des muskelfernen Gefäß-Nerven-Stumpfes.
- Dissezieren des Rektusmuskels unterhalb der am subkutanen Fettgewebe belassenen breiten Spindel der vorderen Rektusscheidenwand (Elektroskalpell, Blutstillung durch Elektrokoagulation mittels spitzer Pinzette).
- Fixieren des Muskelendes am Rektusscheidenrand durch mehrere Z-Nähte mit PDS 3–0 (FS-2-Nadel).
- Digitales Aushülsen des Rektusmuskels von kaudal nach kranial, Ligieren und Durchtrennen von Gefäßen mittels Titaniumclips.
- Transponieren der beiden TRAM-Hälften in die vorbereiteten Defektregionen (Aufspülen von 0,9%-NaCl auf Transplantate zum Erleichtern des Durchgleitens durch den präthorakalen Tunnel).
- Split-TRAM *mit Hautinsel* wird jeweils um 90° gedreht, rechts entgegen dem, links im Uhrzeigersinn (Abb. 47).
- Einmodellieren des Lappens in die Defektregion mittels kleiner Backhaus-Klemmen sowie Deepithelisieren der Haut außerhalb des Fensters.
- Falls keine Hautinsel, z. B. nach Expander oder bei autologer Konversion, kann Lappen „auf Gesicht" gelegt werden, d.h. um 180° nach oben umklappen (Abb. 48a–c). Diesem Schritt geht eine *komplette* Deepithelisierung voraus.
- Einzelknopf-Raffnähte der hinteren Rektusscheidenwand (PDS 3–0), Flaschenzugnähte (mehrfachüberwendliche Einzelnähte) zwischen medialem und lateralem Rand der vorderen Rektusscheidenwand.
  Verschließen der Linea-arcuata-Lücke durch fortlaufend-überwendliche Prolene-Naht zwischen Linea arcuata und vorderer Rektusscheidenwand (Abb. 49b,c), schließlich fortlaufend-überwendlich PDS-Schlaufennaht der vorderen Rektusscheide (Abb. 49d).
- Überdecken des gesamten Fasziennahtgebietes mit einem Prolene-Netz (Abb. 49e), das zunächst durch Einzelknopfnähte mittels Prolene fixiert und dann mittels überwendlich-fortlaufender Prolene-Naht fest mit der Faszie vernäht wird.
- Inzidieren des Prolene-Netzes über dem Nabel, Einlegen von zwei 7-mm-Jackson-Pratt-Drainagen, eine oberhalb und eine unterhalb des Nabels.
  Adaptieren der Wundränder mittels kleiner Backhaus-Klemmen; Nabelposition bestimmen (präoperativer Meßwert: Processus xiphoideus – Nabel – Symphysenoberrand).
- Konvex nach kranial verlaufende Inzision der Haut-Subkutangewebe-Schicht, Durchziehen des Nabels und Fixieren des Nabels durch mehrere Donati-Nähte (Prolene 3–0).
- Dreischichtiges Verschließen der suprasymphysären Wunde:
  - Vicryl-Einzelknopfnähte (3–0) des subkutanen Fettgewebes,
  - fortlaufend-überwendliche Vicrylnaht (3–0) der subkutan-korialen Gewebeschicht,
  - Prolene-Intrakutannaht (3–0).

Nachbehandlung
Wie bei doppelt-gestielter TRAM-Lappenplastik (s. S. 64).

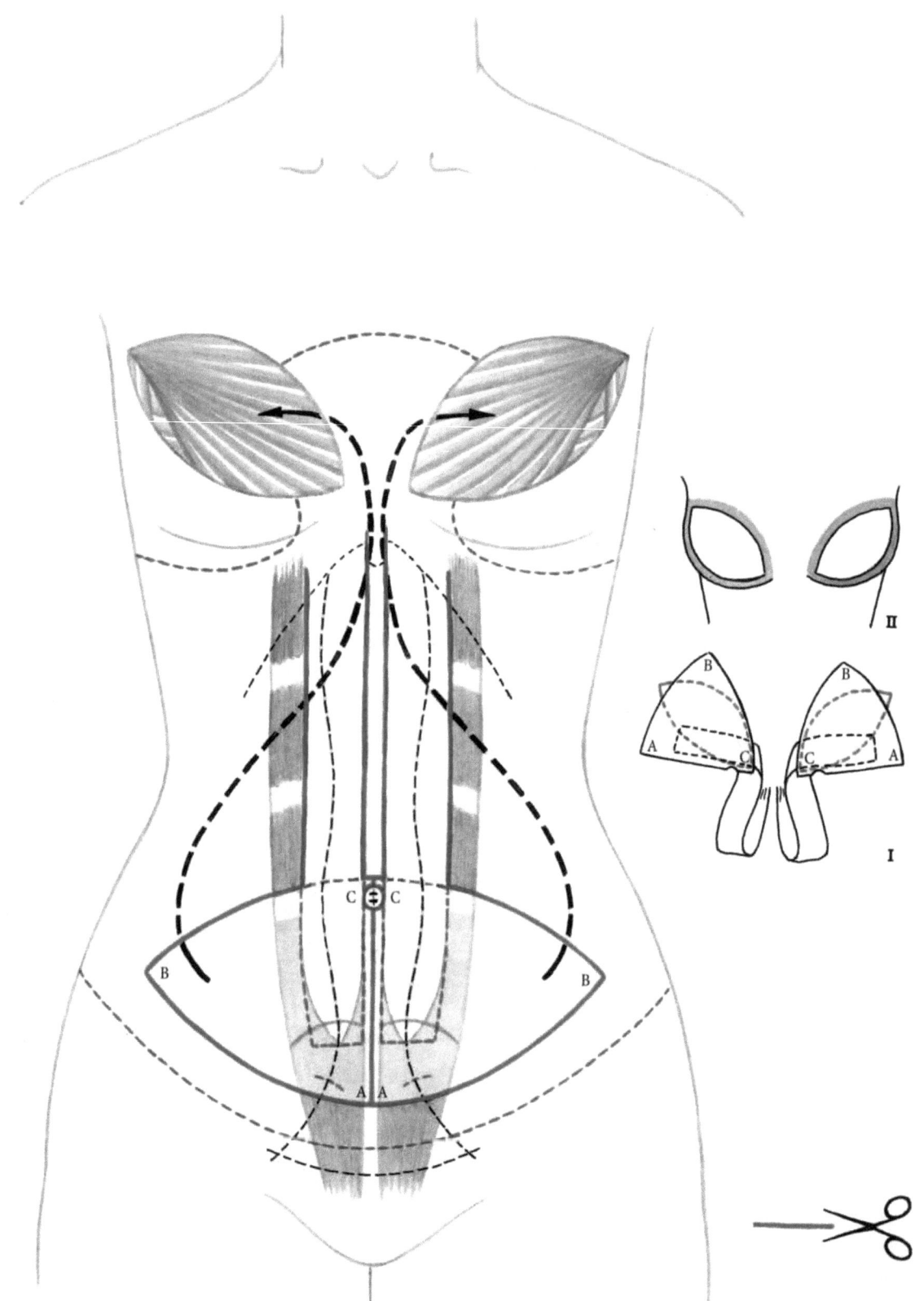

Abb. 47. Split-TRAM mit Hautinsel.
Schnittmodell mit Phaseskizzen I und II
I Drehung jeweils um 90°, rechts entgegen dem Uhrzeigersinn, links im Uhrzeigersinn

II Einmodellierte, in Randzone deepithelisierte Lappen
Dieses Schnittmodell findet sich in der Einstecktasche am hinteren Einbanddeckel

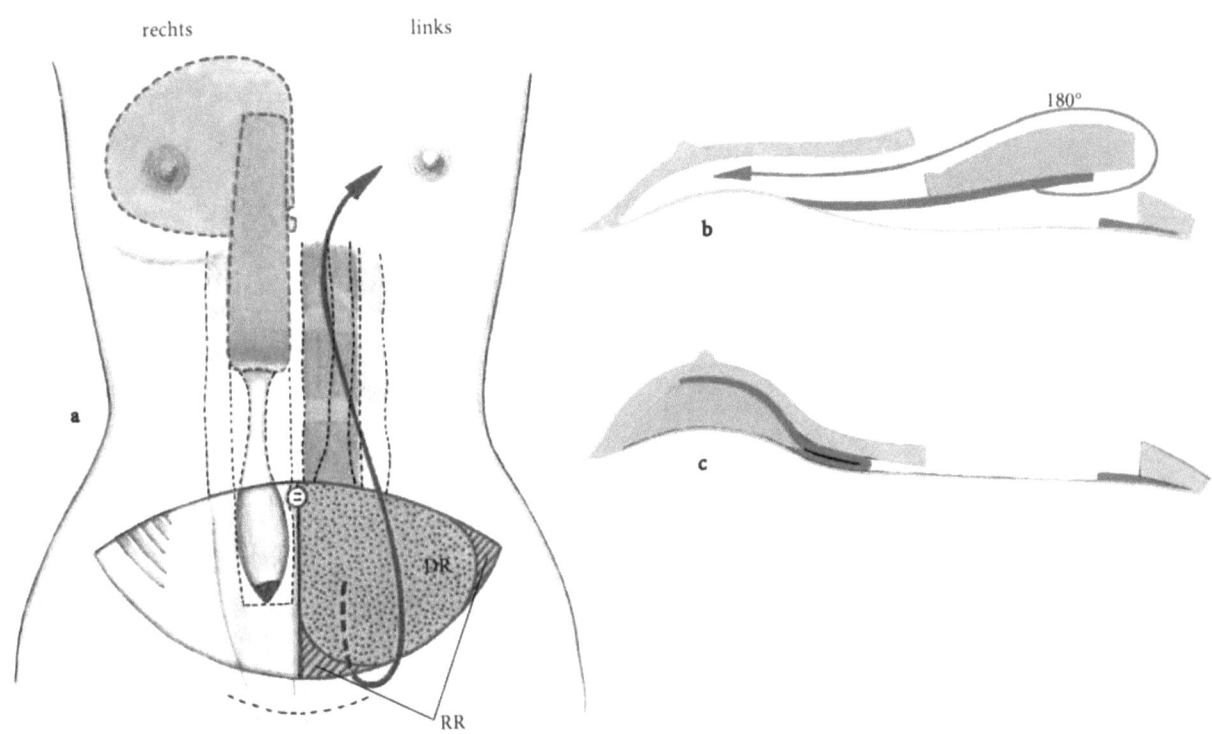

Abb. 48 a–c. Split-TRAM ohne Hautinsel,
z.B. nach Expander oder bei autologer Konversion.
a *links* komplett deepithelisierter („burried") Split-TRAM vor Einschwenken in Defektregion
rechts eingeschwenkter Split-TRAM mit Blick auf Heberegion
b Drehung des Split-TRAM um 180° (Umklappen)
c „Auf Gesicht", d.h. deepithelisierte Region, gelegter Split-TRAM

4.3.3 Einfach-gestielte TRAM-Lappenplastik

Inauguratoren: P. Maxwell, J. Bostwick III, C.R. Hartrampf Jr., frühe 1980er Jahre

Prinzip
- Gefäßversorgung des transversen Rectus-abdominis-Muskulokutanlappens über *einen* M.-rectus-abdominis-Stiel und Transfer in die ipsilaterale oder kontralaterale Brustdefektregion.
- Exzidieren eines kraniolateralen Lappenanteils der stielfreien Seite des TRAM (aufgrund der dort kritischen Blutversorgung).
- Sicherheit beim kontralateralen einfach-gestielten TRAM höher als beim ipsilateralen einfach-gestielten TRAM.

Indikationen
Wie doppelt-gestielter TRAM, jedoch mit folgenden Vorbedingungen:
- Adäquates Ersatzvolumen für die Brustdefektregion.
- Einseitig zerstörte kraniale Gefäßversorgung des M.rectus abdominis (z. B. Zustand nach Voroperation).
- Transfervorbereitung durch Delay-Technik bei vaskulären Risiken (z. B. Zustand nach Chemotherapie oder nach Nikotinabusus).
- Erhalt einer natürlichen Bauchdecken-Muskelfaszien-Funktion durch Zentralisierungen des kontralateralen Rektusmuskels bei Verschluß der Heberegion.

Kontraindikationen, Vorbereitung, Lagerung
Wie bei Split-TRAM (s. S. 68).

Anzeichnen
- Orientierungslinien: Begrenzungslinien des zu hebenden M.rectus abdominis, Tunnel, Rippenbogen, epigastrischer Winkel, Linea mediana.
- Schnittlinien: TRAM-Umschneidung, Nabelumschneidung, Mastektomie bzw. Exzision im Brustbereich.

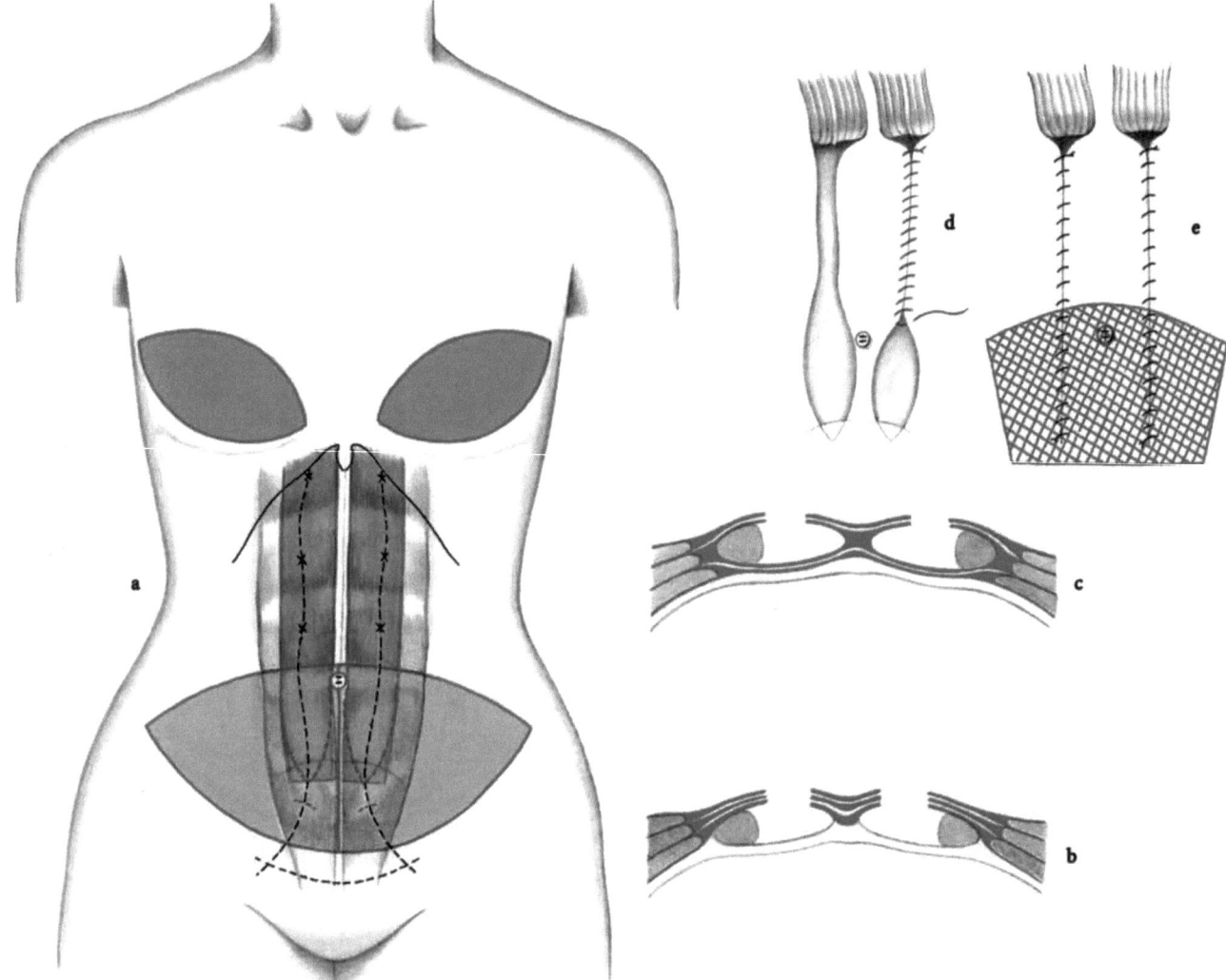

Abb. 49 a–e. Split-TRAM.
a Übersicht über die Hebe- und Defektregion
b Heberegion unterhalb der Linea arcuata
c Heberegion oberhalb der Linea arcuata
d Verschließen des Defektes der vorderen Rektusscheiden
e Supportive Prolene-Netzeinlage

Operationsgang
- Vorbereitung der Transplantatempfangsregion (Brust-Defektregion).
- Nabelpräparation: Vorziehen des Nabels mittels zweier Backhaus-Klemmen, kranial und kaudal eingesetzt; mit Stilett Umschneiden des Nabels sowie Separieren des Nabels von der Umgebung, wobei besonders im basalen Teil des Nabels ausreichend subkutanes Gewebe belassen werden sollte.
- Umschneiden des TRAM-Lappens (Abb. 50a) mittels Skalpell (Haut, Subkutangewebe bis auf Faszie); beginnen mit der oberen bogenförmigen Inzision, danach untere bogenförmige Inzision anschließen.
  Ein Prüfen des spannungsfreien Verschließens der Bauchdecke in bezug auf die untere Inzision entfällt (im Gegensatz zur Bauchdeckenplastik), da bereits a priori bei Planung Verschlußreserven gesichert wurden.
- Epifasziales Mobilisieren des abdominalen Fetthautmantels nach kranial in Richtung Rippenbogen, wobei eine dünne Schicht von subkutanem Fettgewebe auf der Faszie belassen wird (faszienschonendes Präparieren).
- Epifasziales Mobilisieren des TRAM:
  • auf der stieltragenden Seite bis zur lateralen Perforansgefäßreihe,
  • auf der stielfreien Seite bis zur Linea mediana (mediale Perforansgefäßreihe des kontralateralen M. rectus abdominis).

- Darstellen der Vasa epigastrica caudalia auf der Seite des zu mobilisierenden M. rectus abdominis über Anheben und Inzision des lateralen Rektusrandes in Höhe der Linea arcuata, Fassen des Gefäßbündels mit 2 Overholt-Klemmen; dazwischen Durchtrennen, Ligieren des muskelfernen Gefäßstumpfes mit Prolene 0 und zusätzlich Titaniumclip, des muskelnahen Gefäßstumpfes mit Vicryl 0.
  Bei vorausgegangener Delay-Technik erübrigt sich dieser Schritt. Bei einfach-gestieltem TRAM wird der komplette Muskel mitgenommen einschließlich 90% der darüberliegenden Faszie! Hier benötigt man keinen Doppler.
- Komplette Längsumschneidung der vorderen Rektusscheide über dem Muskel vom Rippenbogen (kranial) bis zum Auftreten der muskulokutanen Perforansgefäße der TRAM-Region (kaudal) auf der Seite des zu mobilisierenden M. rectus abdominis; das obere Ende der Faszieninzision verläuft dachgehrungsartig nach medial, das untere Ende ist fischmaulförmig.
- Mitnahme der vorderen Rektusscheide (bis auf einen lateralen Rand von ca. 1 cm Breite) zusammen mit dem Rektusmuskel.
- Aushülsen des M. rectus abdominis von lateral nach medial und von kranial nach kaudal.
  Die segmentalen Gefäß-Nerven-Bündel werden über Péan-Klemmen durchtrennt; die muskelnahen Stümpfe werden durch Titaniumclip versorgt, die muskelfernen Stümpfe durch Titaniumclip und/oder Elektrokoagulation (Abb. 50 a_1).
- Quere Durchtrennung (Elektroskalpell) des M. rectus oberhalb der Linea arcuata.
  Z-Nähte zur Fixierung des Muskelendes an Faszie und Subkutangewebe des TRAM.
- Unter Aufspülen von 0,9%-NaCl wird der TRAM-Lappen längs durch den Thoraxweichteilmantel-Tunnel in die Defektregion gezogen und dort einmodelliert.
- Einmodellieren mittels kleiner Backhaus-Klemmen, die durch Hautklammern ersetzt werden.
- Zweischichtiges Einnähen des Lappens durch fortlaufend-überwendliche Vicrylnaht der subkutan-korialen Gewebeschicht und darüber fortlaufende Prolene-Intrakutannaht.
  Drainage des Retrotransplantaraumes mittels 7-mm-Jackson-Pratt-Drainage.
- Verschließen der Rektusheberegion in Anlehnung an *Viera*:
  1. Mediale Längsinzision (Abb. 50b) der kontralateralen vorderen Rektusscheidenwand.
  2. Abheben des kontralateralen Rektusmuskels einschließlich dessen Faszie (zum Teil stumpf wie bei Bauchlängsschnitt).
  3. Markieren der späteren Nabeldurchtrittstelle auf der Faszie des kontralateralen Rektus durch Hautklammer.
  4. Verschluß der Faszienlücke (Abb. 50b_1) unterhalb der Linea arcuata evtl. *beidseits*.
  5. Raffnähte der ipsi- und kontralateralen hinteren Rektusscheide (mit Zentralisierung des Nabels) (Abb. 50b, b_2).
  6. Vernähen des lateralen Längsinzisionsrandes der kontralateralen vorderen Rektusscheidenwand mit dem lateralen Rest der vorderen Rektusscheidenwand und der Obliquus-externus- und -internus-, evtl. Transversus-abdominis-Faszie (Abb. 50c_1–c_4).
  Im kranialen Anteil wird der laterale Inzisionsrand der kontralateralen vorderen Rektusscheide mit der Linea alba vernäht (Flaschenzugnähte mit PDS 0).
  7. Verstärkung der Flaschenzug-Nahtreihe durch eine fortlaufend-überwendliche PDS-Schlaufennaht.
  8. Inzision der kontralateralen vorderen Rektusscheide sowie des kontralateralen M. rectus abdominis an der Klammermarkierung und Durchziehen des Nabels (Abb. 50 d, d_1, d_2).

Diese Technik (Punkt 1–8) wird als „funktionelle muskulofasziale Rekonstruktion der Heberegion" bezeichnet.
- Drainage und Verschluß wie bei doppelt-gestieltem TRAM.

Nachbehandlung
Wie bei doppelt-gestieltem TRAM (s. S. 64).

Im folgenden sind Schnittmodelle zur Verdeutlichung bestimmter Standardsituationen angegeben:
- Einfach-gestielter ipsilateraler TRAM rechts mit 90°-Drehung (Abb. 51).
- Einfach-gestielter ipsilateraler TRAM links mit 90°-Drehung (Abb. 52).
- Einfach-gestielter kontralateraler TRAM rechts mit 180°-Drehung (Abb. 53).
- Einfach-gestielter kontralateraler TRAM links mit 90°-Drehung (Abb. 54).

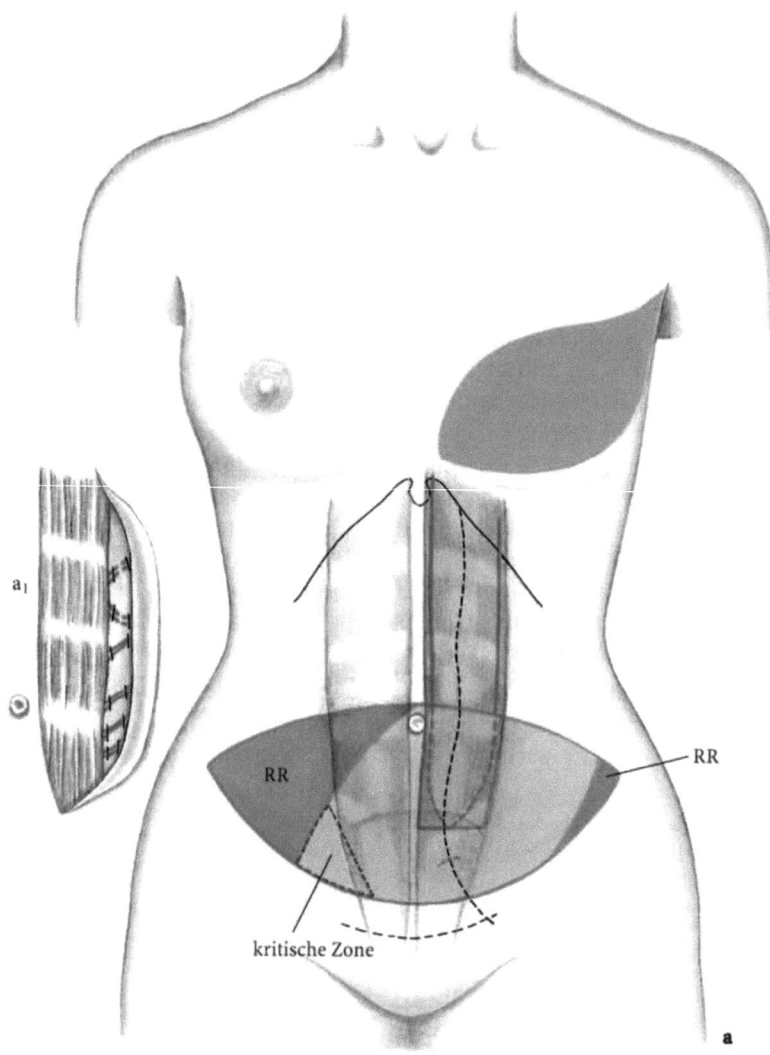

Abb. 50 a–d. Einfach-gestielter TRAM, Rektusscheidenverschluß in Anlehnung an *Viera*.

a Schnittführung; *RR* Resektionsregion

a_1 Clip-Setzen und Durchtrennen der segmentalen Blutgefäße und Nerven

b Dissezieren der kontralateralen vorderen Rektusscheidenwand am medialen Rand
Raffnaht der hinteren Rektusscheidenwand von kaudal nach kranial, ipsi- und kontralateral
Pfeile: Andeutung des Defektverschlusses der ipsilateralen vorderen Rektusscheide

b_1 Verschließen der Linea-arcuata-Lücke

b_2 Nabelhöhe

c Adaptationsnähte (Flaschenzugnähte, hier nicht dargestellt) zwischen *medialem* Rand der kontralateralen vorderen Rektusscheide sowie des kontralateralen Rektusmuskels und *lateralem* Rand der ipsilateralen vorderen Rektusscheide
Nicht dargestellt: Stabilisieren dieser Naht durch darübergelegte, fortlaufend-überwendliche PDS-Schlaufennaht

c_1 Nahttechnik beim Rektusscheidenverschluß

c_2 Querschnitt der Situation c in Nabelhöhe

c_3 Querschnitt der Situation c eine Handbreit über Nabel

c_4 Durch Naht verschlossene Rektusscheide, Querschnitt eine Handbreit über Nabel

d 3 Schnittvarianten zur Nabelimplantation in die Haut-Subkutangewebe-Schicht

d_1 Dissezieren der vorderen Rektusscheidenwand und des Rektusmuskels über Nabel
Pfeil: Durchzugsrichtung für Nabel

d_2 Querschnitt der Situation d nach Nabelimplantation

Wiederherstellende Eingriffe 75

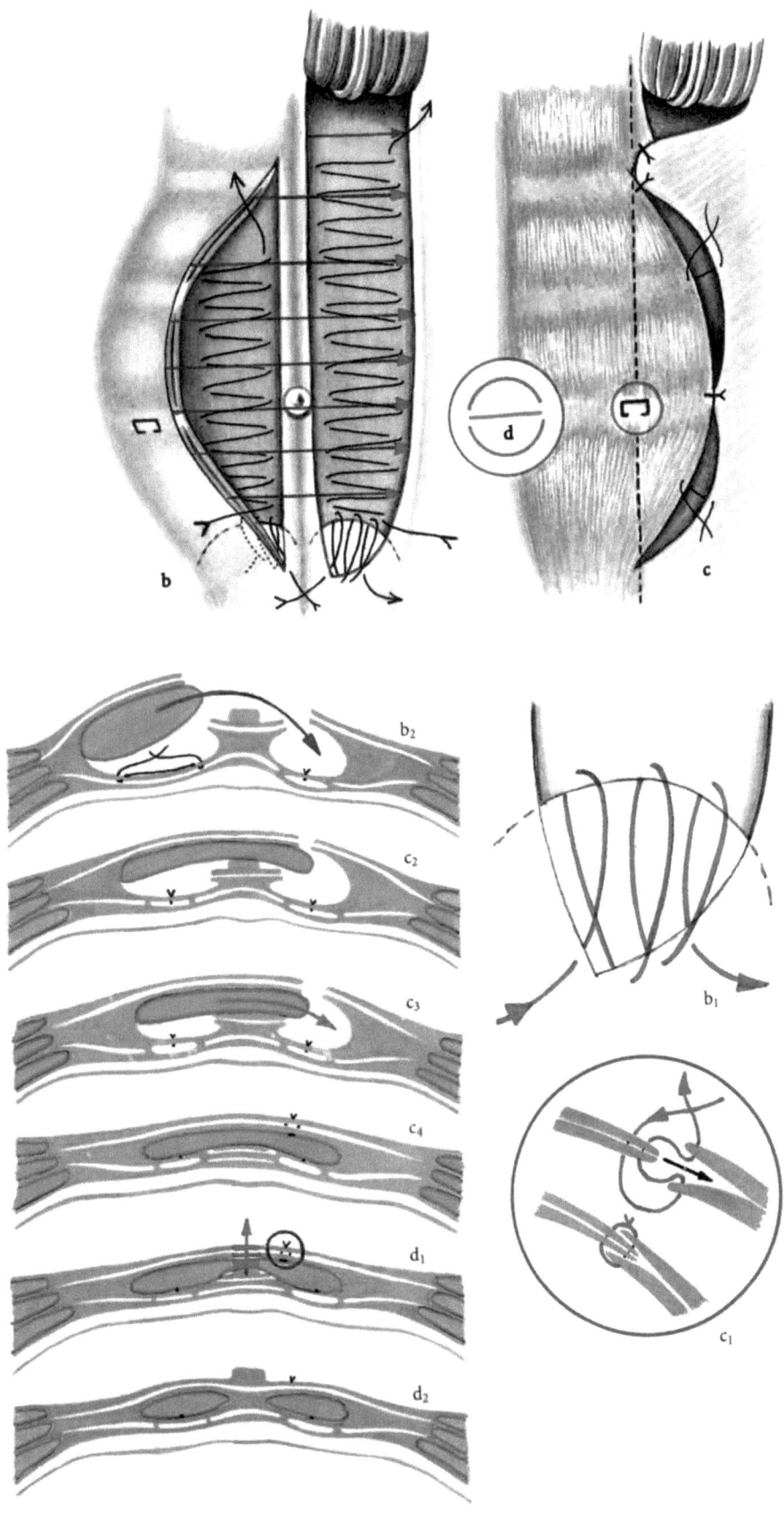

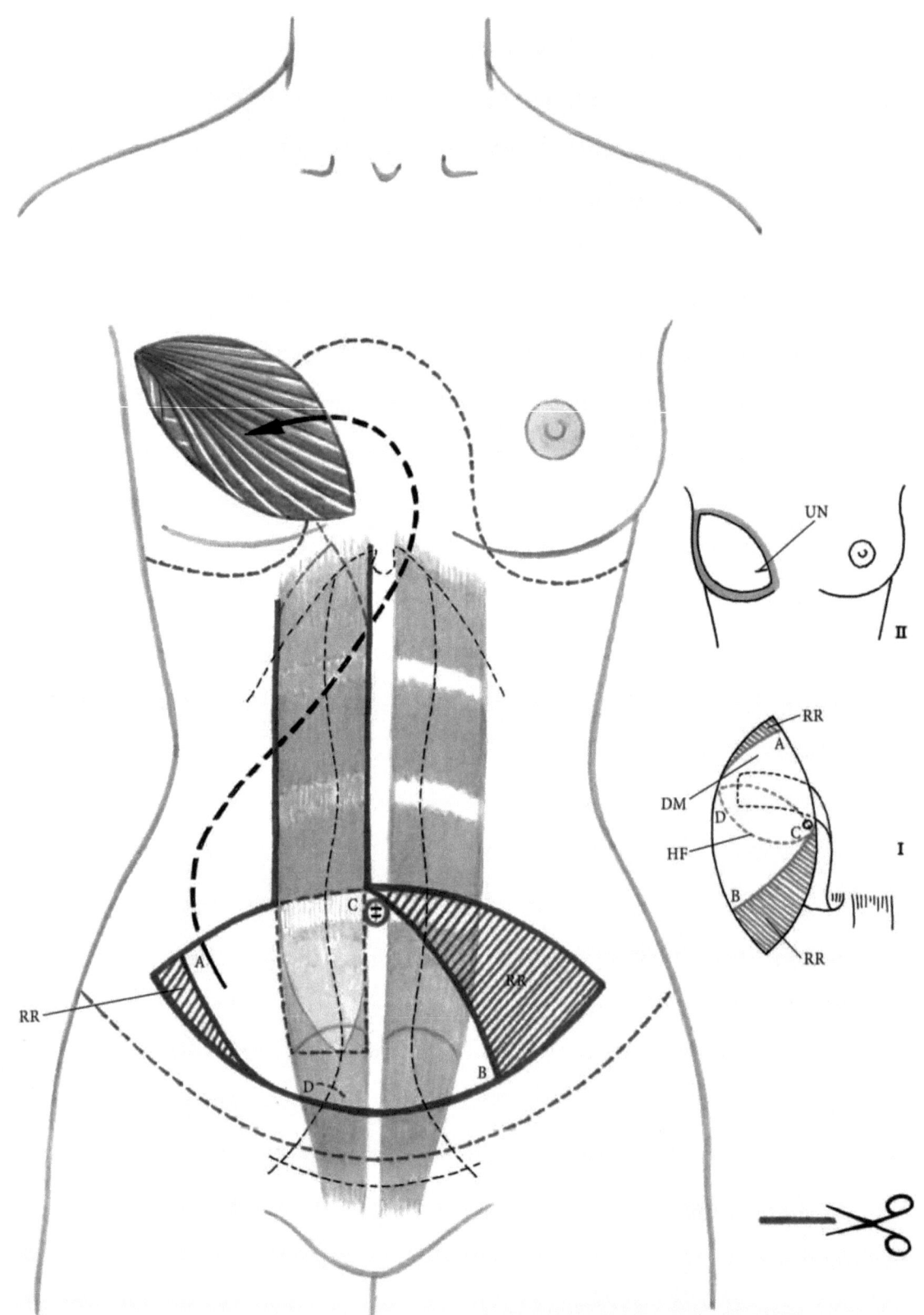

Abb. 51. Einfach-gestielter ipsilateraler TRAM rechts mit 90°-Drehung.
Schnittmodell mit Phaseskizzen I und II
I Lappen-/Stielposition in Transplantationsregion
II Einmodellierter, in Randzone deepithelisierter Lappen

RR Resektionsregion, *DM* Deepithelisierungsregion beim Modellieren, *HF* Hautfenster, *UN* Umbilikusdefektnaht
Zweifarbig findet sich dieses Schnittmodell in der Einstecktasche am hinteren Einbanddeckel

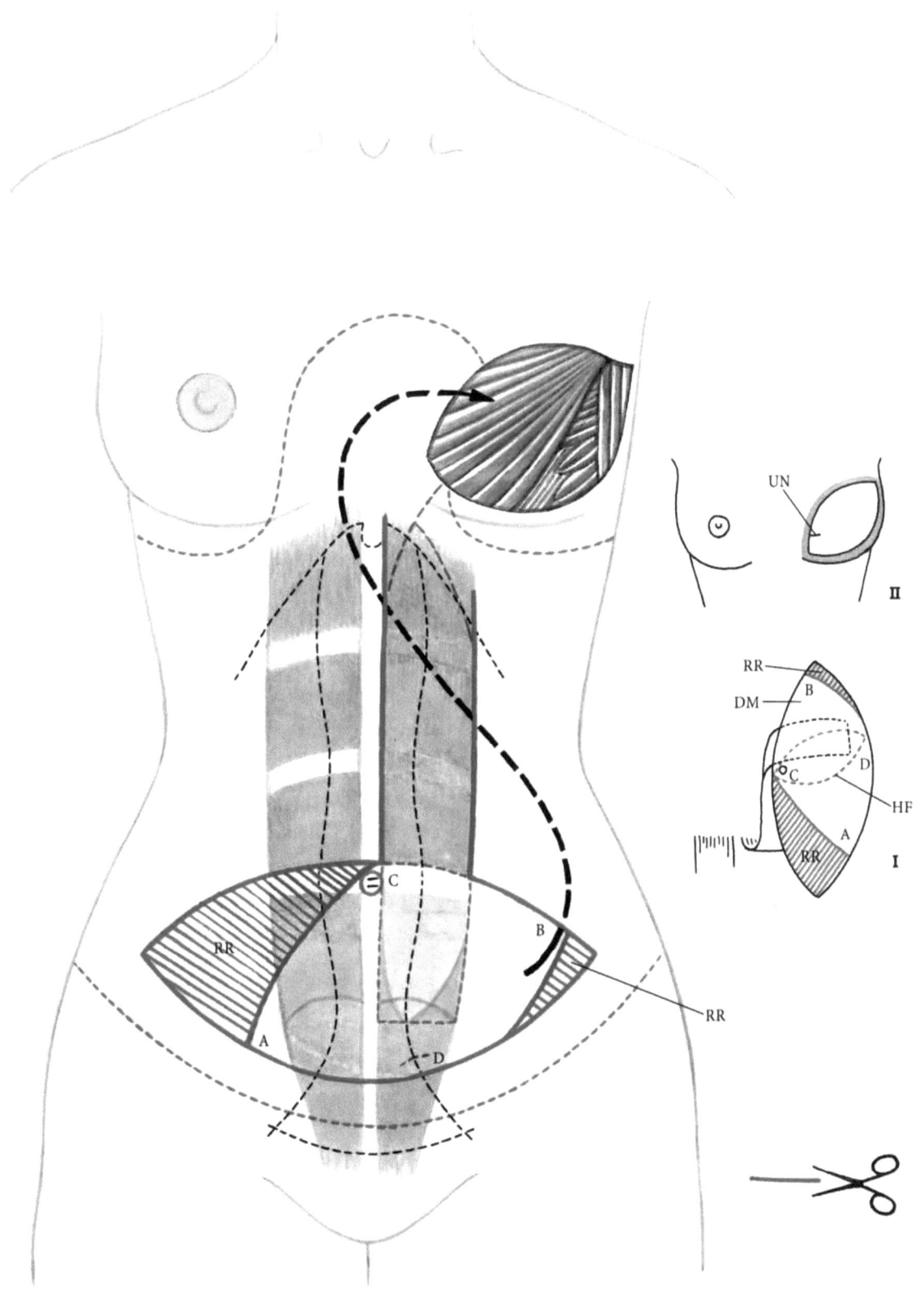

Abb. 52. Einfach-gestielter ipsilateraler TRAM links mit 90°-Drehung.
Schnittmodell mit Phaseskizzen I und II
I Lappen-/Stielposition in Transplantationsregion
II Einmodellierter, in Randzone deepithelisierter Lappen

RR Resektionsregion, *HF* Hautfenster, *DM* Deepithelisierungsregion beim Modellieren, *UN* Umbilikusdefektnaht
Dieses Schnittmodell findet sich in der Einstecktasche am hinteren Einbanddeckel

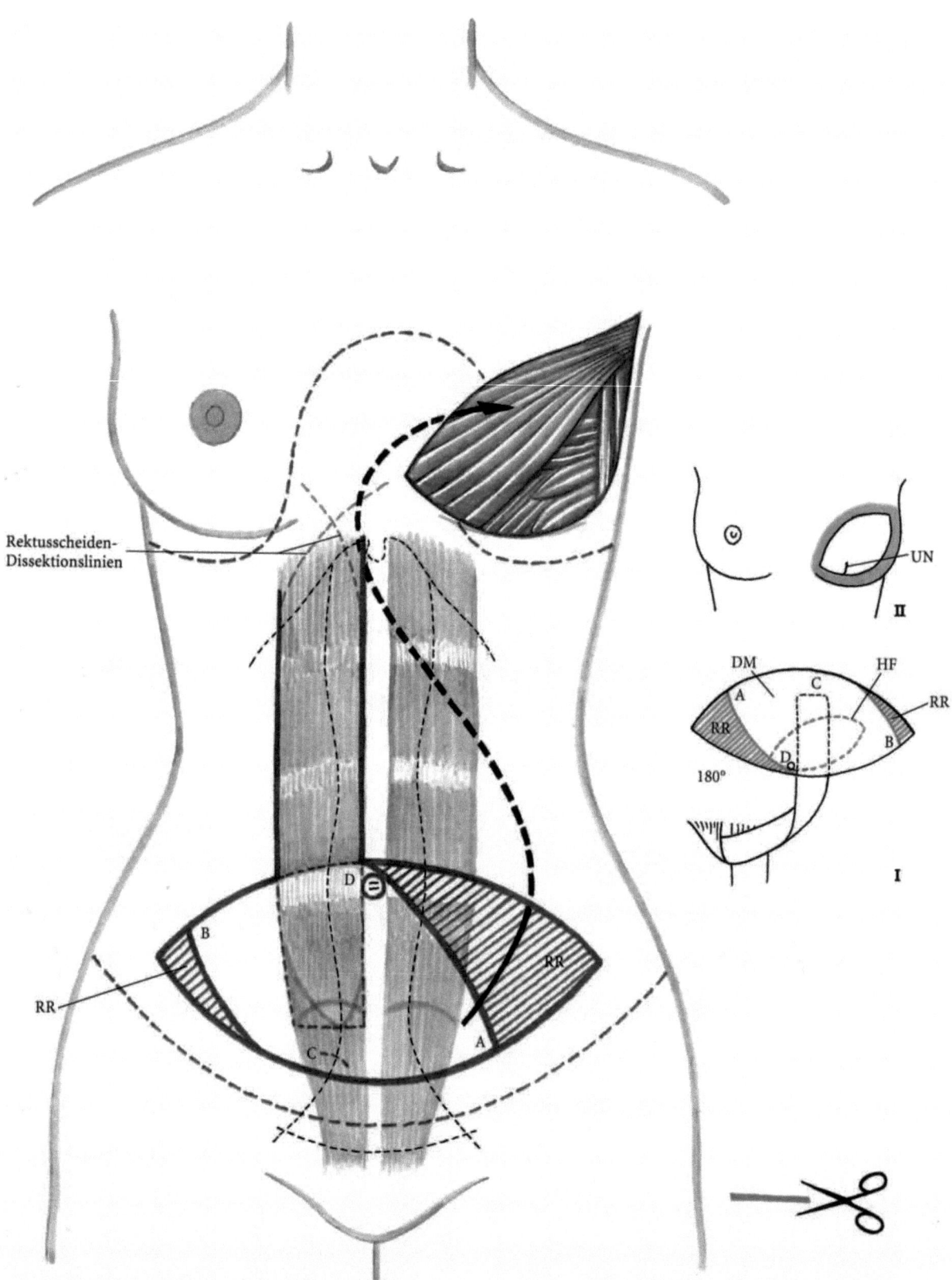

Abb. 53. Einfach-gestielter kontralateraler TRAM rechts mit 180°-Drehung.
Schnittmodell mit Phaseskizzen I und II
I Drehung um 180° entgegen dem Uhrzeigersinn
II Einmodellierter, in Randzone deepithelisierter Lappen
Venöse Drainage geht nach unten
RR Resektionsregion, DM Deepithelisierungsregion beim Modellieren, HF Hautfenster, UN Umbilikusdefektnaht
Dieses Schnittmodell findet sich in der Einstecktasche im hinteren Einbanddeckel

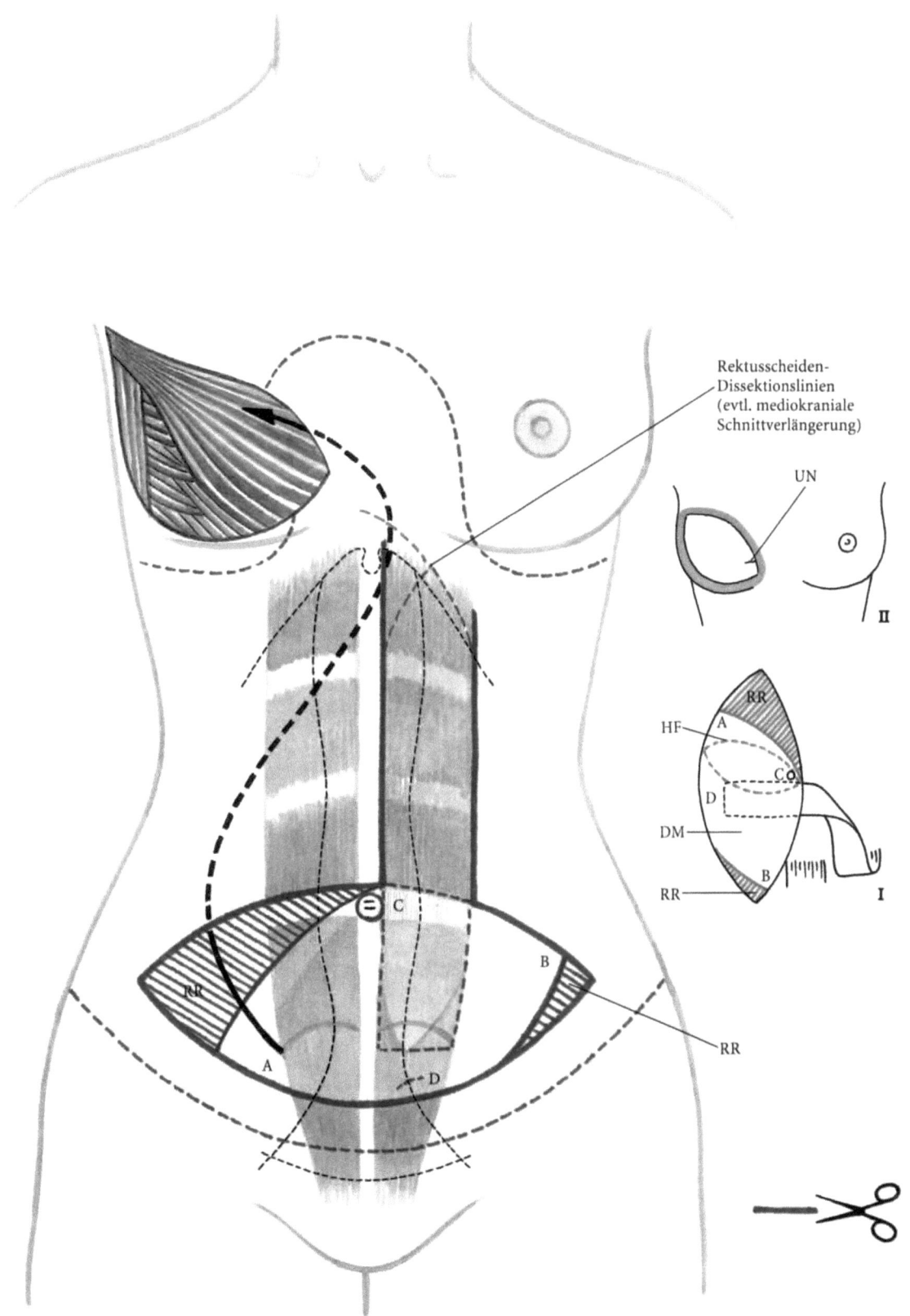

Abb. 54. Einfach-gestielter kontralateraler TRAM links mit 90°-Drehung.
Schnittmodell mit Phaseskizzen I und II
I Drehung um 90° im Uhrzeigersinn
II Einmodellierter, in Randzone deepithelisierter Lappen

RR Resektionsregion, *DM* Deepithelisierungsregion beim Modellieren, *HF* Hautfenster, *UN* Umbilikusdefektnaht

Dieses Schnittmodell findet sich in der Einstecktasche am hinteren Einbanddeckel

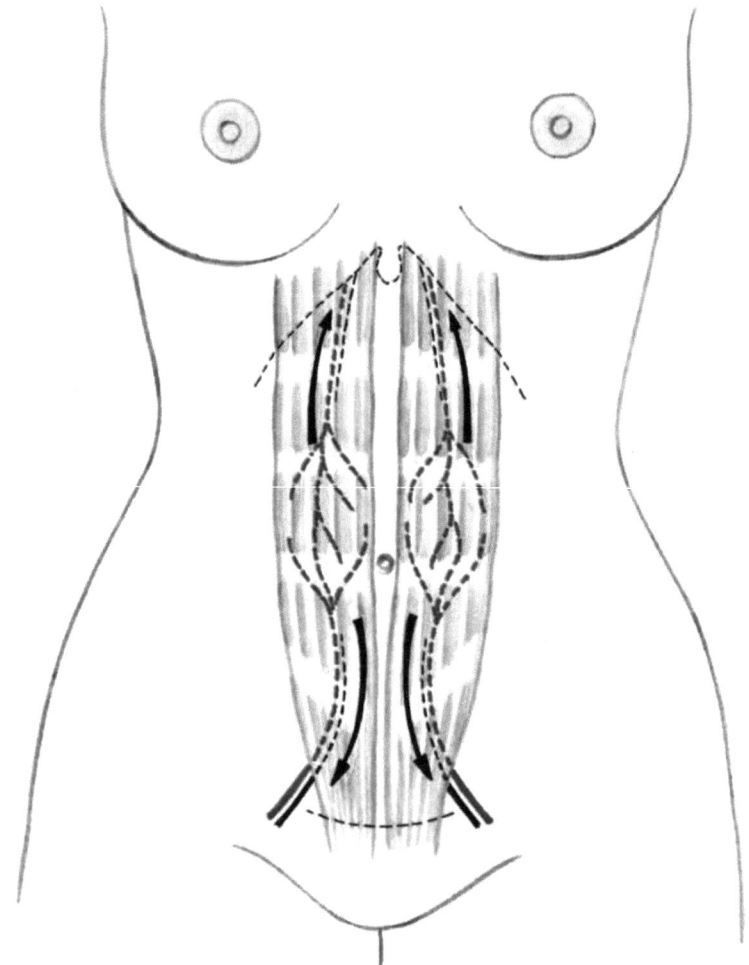

Abb. 55. Physiologisch bestehende venöse Abstromrichtungen in den Mm. recti vor Delay-Technik. (schematische Übersicht, Details bei H. J. Moon und G. I. Taylor 1984)

4.3.4 TRAM-Delay-Technik

Inauguratoren: P. Maxwell, J. Bostwick III, C.R. Hartrampf Jr.

Prinzip
- Erster Schritt eines zweizeitigen Vorgehens bei der TRAM-Lappen-Plastik.
- Ziel: allmähliches Überwinden der Insuffizienz der Venenklappen in der „Choke-Zone" (Umkehr- bzw. Drosselzone des venösen Abflusses) (Abb. 55 und 56a,b).
- „Supersicher" mit *einem* Pedikel (wie freier Lappen).

Indikationen
- Einfach-gestielte TRAM-Lappenplastik.
- Doppelt-gestielte TRAM-Lappenplastik bei vorgeschädigtem Gefäßsystem (z. B. bei langjährigen Raucherinnen).

Anzeichnen
Inzisionslinie des TRAM-Lappens.

Operationsgang
- *Obligat:* Durchtrennen und Ligieren der Vasa epigastrica caudalia *beidseits* (beidseitiges Durchtrennen erfolgt unabhängig davon, ob einfach- oder doppelt-gestielter TRAM durchgeführt wird) (Abb. 56a,b).
- Fakultativ: Umschneiden des TRAM mittels Skalpell bis auf Faszie.
- Fakultativ: Epifasziales Ablösen des TRAM bei
  a) einfach-gestieltem TRAM: bis zur Mitte (Linea mediana) auf der nicht-gestielten Seite und bis zum lateralen Rand des M.rectus abdominis auf der gestielten Seite (Abb. 56a);

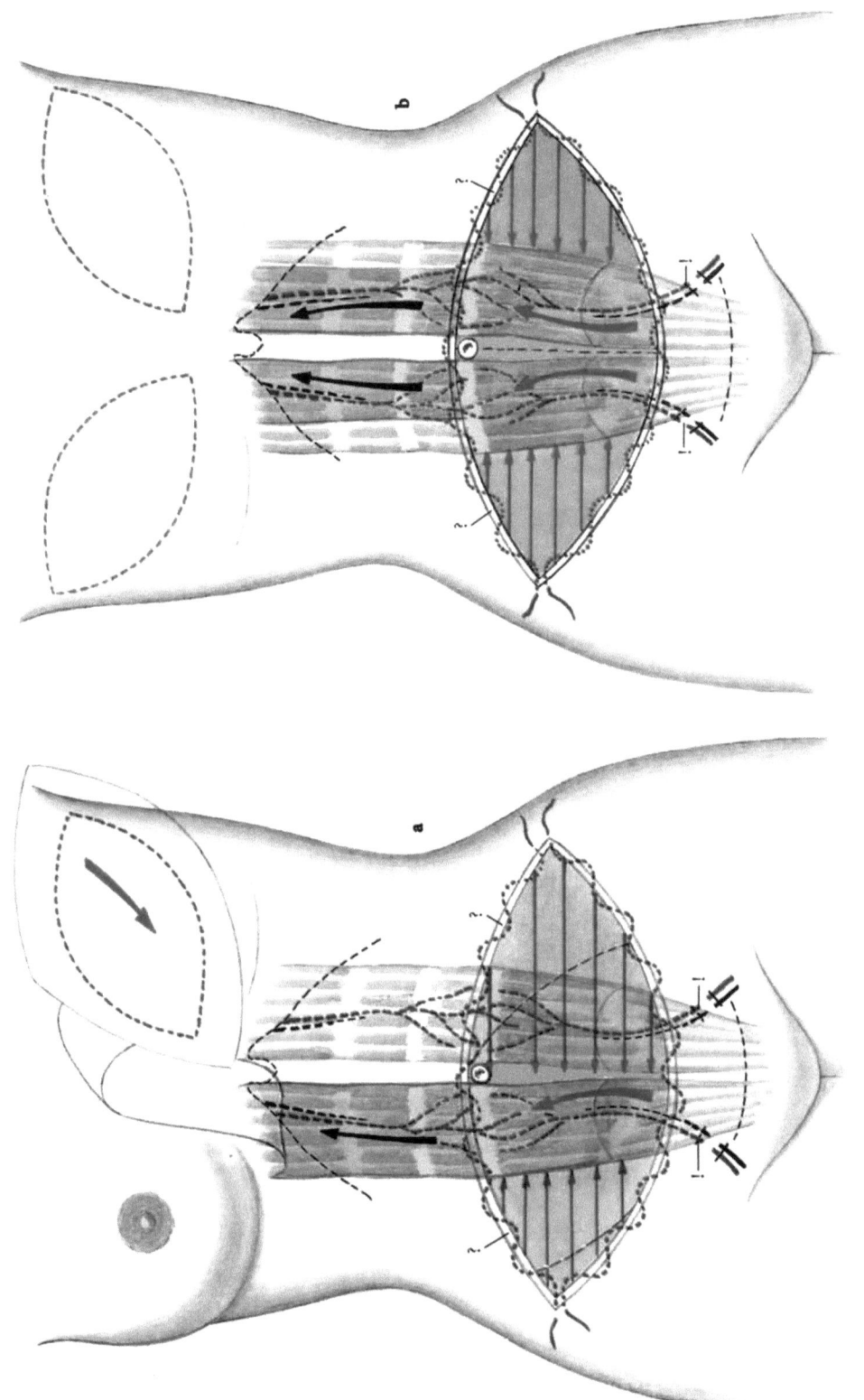

Abb. 56 a, b. Darstellung der veränderten venösen Abstromrichtung im Stromgebiet der V. epigastrica caudalis nach Delay-Technik bei z.B. vorgesehenem
a einfach-gestieltem kontralateralem TRAM.
b Split-TRAM.
! obligat,
? fakultativ

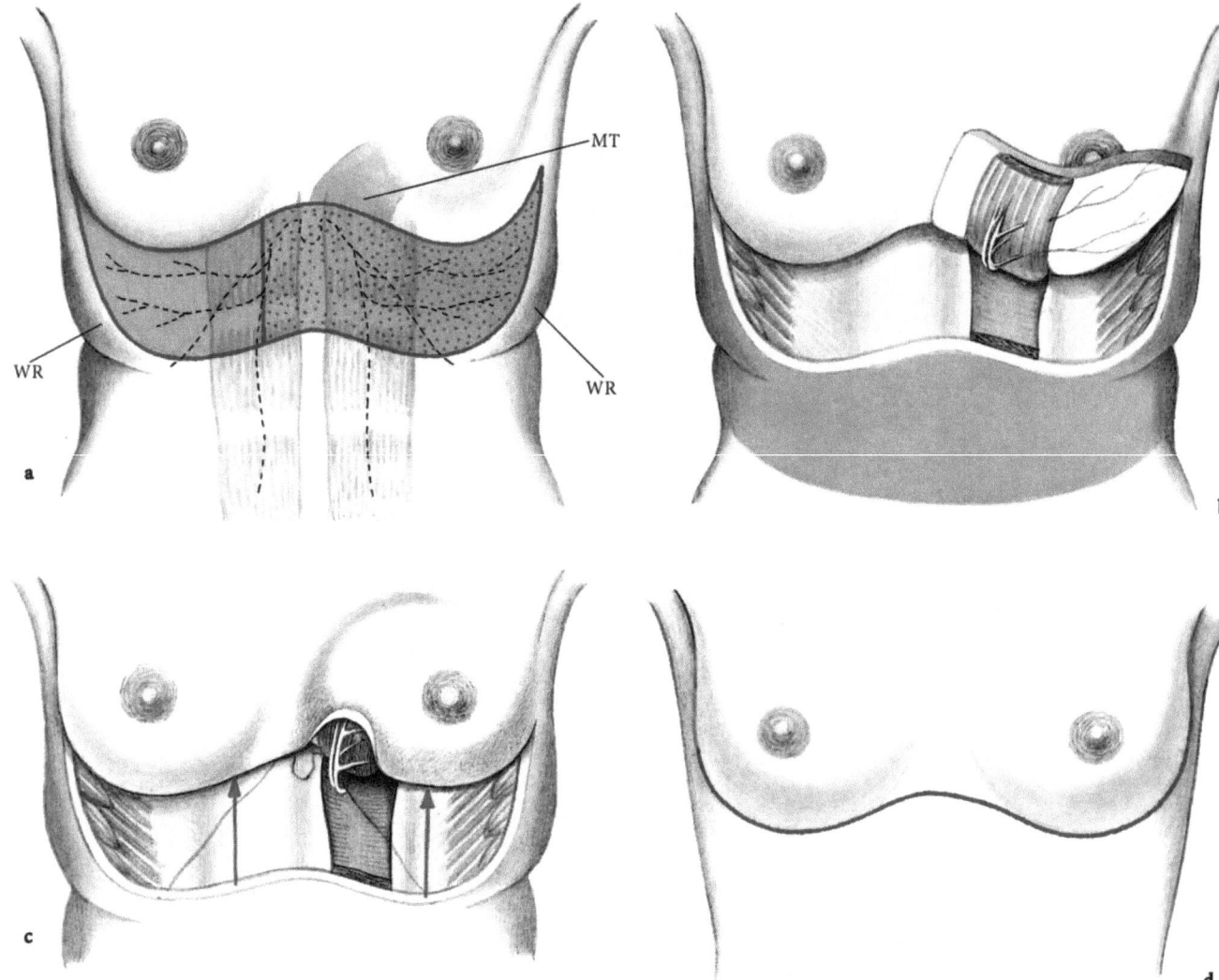

Abb. 57 a–d. Einseitige epigastrische Rektuslappenplastik (ERF).
a Hautinzision, Deepithelisierung (*rotgepunktetes Areal*)
b Epigastrischer Rektuslappen in Turn-over-Position und epifasziale Weichteilmantelmobilisation in kaudaler sowie lateraler Richtung, Exstirpation der kontralateralen Haut-Subkutangewebe-Schicht
c Verlagerung des epigastrischen Rektuslappens in die Drüsenkörper-Defektregion
d Äußere Nahtsituation
WR „Weichteilrolle" im Oberbauch, *MT* Medialer Tunnel

  b) doppelt-gestieltem TRAM: auf jeder Seite bis zum lateralen Rand des M.rectus abdominis (Abb. 56b).
- Fakultativ: Zweischichtiges Wiedereinnähen des TRAM durch fortlaufend-überwendliche Vicryl-Naht der subkutan-korialen Gewebeschicht sowie Prolene-Intrakutannaht.

- Der 2. Schritt besteht in der Rektusstielpräparation sowie der Transplantation des Lappens 3 Wochen (oder 1–2 Monate) nach dem 1. Schritt (Delay-Technik).

4.4 Epigastrische Rektuslappenplastik (ERF) als Volumenersatz

Inaugurator: M. Lejour, 1982
Turn-over-flap-Modifikation nach Düsseldorfer Operationsschule (1993) als Volumenersatzlappen

Prinzip
- Autologe Konversion durch deepithelisierten ERF.
- Einseitiger (Abb. 57a–d) oder doppelseitiger (Abb. 58a,b) ERF.

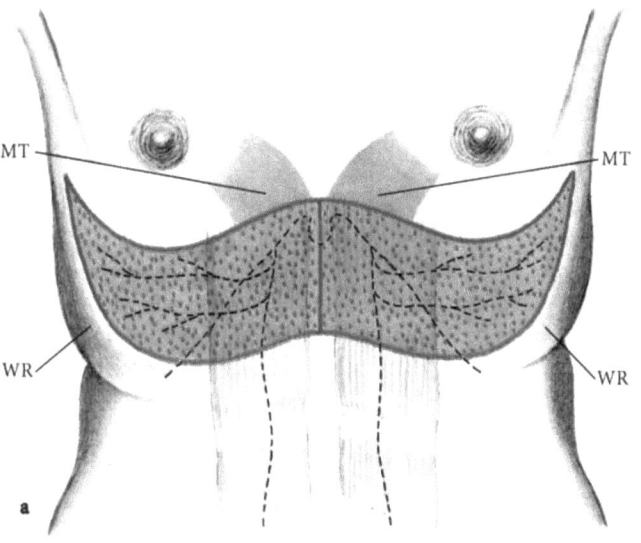 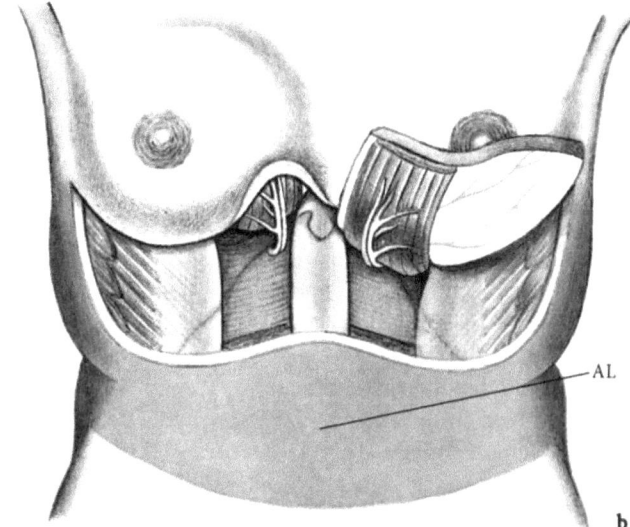

Abb. 58 a, b. Doppelseitige epigastrische Rektuslappenplastik (ERF).
a Hautinzision, Deepithelisierung (*rotgepunktetes Areal*)
b Verlagerung des rechten epigastrischen Rektuslappens in die Drüsenkörperdefektregion
Linksseitig: epigastrische Rektuslappen-turn-over-Position; epifasziale Weichteilmantelmobilisation in kaudaler sowie lateraler Richtung
WR „Weichteilrolle" im Oberbauch, *MT* Medialer Tunnel, *AL* Advancement-Lappen der Bauchdecke nach kranial zum Verschließen der Heberegion

Indikationen
- Vorhandensein der entsprechenden Donorregion in der epigastrischen Weichteilmantelregion (bestimmter Weichteilmantelüberschuß).
- Drüsenkörperersatz durch Eigengewebe nach subkutaner Mastektomie.
- Brustwiederaufbau nach modifizierter radikaler Mastektomie und Expandereinlage (keine LAT- oder TRAM-Indikation bzw. Ablehnung dieser Eingriffe durch Patientin).
- Unverträglichkeit bzw. Ablehnung von Fremdmaterial zum Brustwiederaufbau.

Günstige anatomische Voraussetzungen:
- „Weichteilrolle" im Oberbauch.
- Langer Abstand zwischen Nabel und Inframammärfalte.

Kontraindikationen
- Adipositas.
- Nikotinabusus.

Anzeichnen
- Orientierungslinien: Medianlinie, Brustbasislinie, mediane und laterale Begrenzungslinie des M.rectus abdominis.
- Inzisionslinien: vogelschwingenförmige Umschneidungslinie des ERF (kraniokaudale Breite des Lappens: 12 cm; obere Inzisionslinie entlang der Inframammärfalte).
Mediane Teilungsinzisionslinie des ERF.

Lagerung
- Zunächst Standardlagerung (Beine auf Keilkissen).
- Nach Einschwenken des/der ERF in die Defektregion Lagerung in Astronautenposition (Aufrichten des Oberkörpers).
- Hautinzision entlang der ERF-Umschneidungslinie.
- Deepithelisieren der gesamten Hautumschneidung (doppelseitiger ERF) bzw. deren linker bzw. rechter Hälfte (einseitiger ERF) (Abb. 57a, 58a).
- Dissezieren des subkutanen Fettgewebes mittels Elektroskalpell.
- Exstirpation der kontralateralen Haut-Subkutangewebe-Schicht beim einseitigen ERF (Abb. 57b).
- Epifasziales Mobilisieren des ERF in lateromedialer Richtung bis zum Rand der Rektusscheide.
- Darstellen des medialen Randes der Rektusscheide.
- Darstellen der Rektusscheide bis zum Rippenbogenbereich sowie ca. 3 cm nach kaudal unterhalb des ERF.

- Spindelförmiges Dissezieren der vorderen Rektusscheide ventral des ERF, wobei diese Spindel den Lappen in kranialer und kaudaler Richtung überragt und in unmittelbarer Lappenregion das gesamte vordere Blatt der Rektusscheide umfaßt.
- Dissektion des M.rectus abdominis unterhalb des ERF (beim doppelseitigen ERF entsprechend beide Rektusmuskeln).
- Durchtrennen nach kaudal laufender Gefäße in beiden Richtungen.
- Herauslösen des M.rectus in kranialer Richtung aus der Rektusscheide.
- Tunnelung zwischen Hebe- und Defektregion (ausreichende Weite).
  Nicht die gesamte Brust hochklappen! Nur mediale Tunnel bilden, ansonsten Tiefertreten der Inframammärfalte.
- Transfer des ERF nach Art eines Turn-over-flap: Einschwenken des linken ERF in linksseitige Defektregion bzw. Einschwenken des rechten ERF in rechte Defektregion (Abb. 57c, 58b).
- Modellieren des ERF nach gewünschter Größe und Form der wiederherzustellenden Brust.
- Neurolyse des N.intercostalis VIII (unterhalb der 8. Rippe).
- Epifasziales Mobilisieren des Weichteilmantels bis in Richtung Nabel (Nabeltransfer in kaudaler Richtung nur in Ausnahmefällen, muskulokutane Perforansgefäße in der Umgebung des Nabels möglichst erhalten).
- Verschluß der Hautheberegion durch Advancement-Lappen der Bauchdecke nach kranial.
  Naht liegt in der Inframammärfalte (Abb. 57d), evtl. am Rippenbogen fixieren, um Sliding zu vermeiden.
- Drainage des epifaszialen Wundraumes durch zwei 7-mm-Jackson-Pratt-Drainagen.
- Lagerung der Patientin in Astronautenposition.
- Dreischichtiger Wundverschluß inframammär:
  • PDS-Einzelknopfnähte (2-0) des subkutanen Fettgewebes,
  • fortlaufend-überwendliche Vicryl-Naht (2-0) der subkutan-korialen Gewebeschicht,
  • Prolene-Intrakutannaht (3-0).
- Abkleben der Operationsnaht mit schmalen Micropore-Pflasterstreifen.

Option: Delay-Technik
a) Meist ausreichend Durchtrennen der Vasa epigastrica caudalia bds.
b) In seltenen Fällen komplettes Umschneiden von Haut und Fettschicht des späteren Lappens.

4.5 Modifizierter Dermofettlappen als Volumenersatz mit Reduktionstechnik

Modifikation der Düsseldorfer Operationsschule, 1993

Prinzip
Autologer Defektersatz (autologe Konversion) nach Prothesenexplantation durch kraniokaudale Mamillenstielbildung sowie mediale und laterale Schwenklappenbildung und deren retromamilläre Positionierung.

Vorteile
- Relativ kleiner Eingriff gegenüber alternativen Verfahren (deepithelisierter LAT bzw. deepithelisierter TRAM).
- Gute ästhetisch-rekonstruktive Resultate.
- Hohe Zufriedenheit bei den operierten Patientinnen.

Voraussetzungen
- Explantationschirurgie.
- Autologe Konversion.
- Vorhandensein einer defektadäquaten subkutanen Fettgewebeschichtdicke.

Nachteil
Selten: Fettgewebenekrose mit sekundärer Fistelbildung (Abheilung meist unter konservativer Therapie mit Spülmaßnahmen).

Indikation
- „Upper filling".
- Rekonstruktion bei Mastopexie.

Anzeichnen
- Schnittlinie kranial der Mamille für das neue Mamillenlager, von da aus in kaudaler Richtung Schnittlinie für die Bildung des kraniokaudalen Mamillenstiels.
- In medialer und lateraler Richtung Schnittlinie für die Bildung des medialen und lateralen Schwenklappens (oberhalb der Inframammärfalte).

Operationsgang
- Entsprechend der Anzeichnungsfigur zunächst Umschneiden der Mamille (Durchmesser der kontralateralen Seite sowie der Brustgröße angepaßt).
- Hautinzision des neuen Mamillenlagers sowie

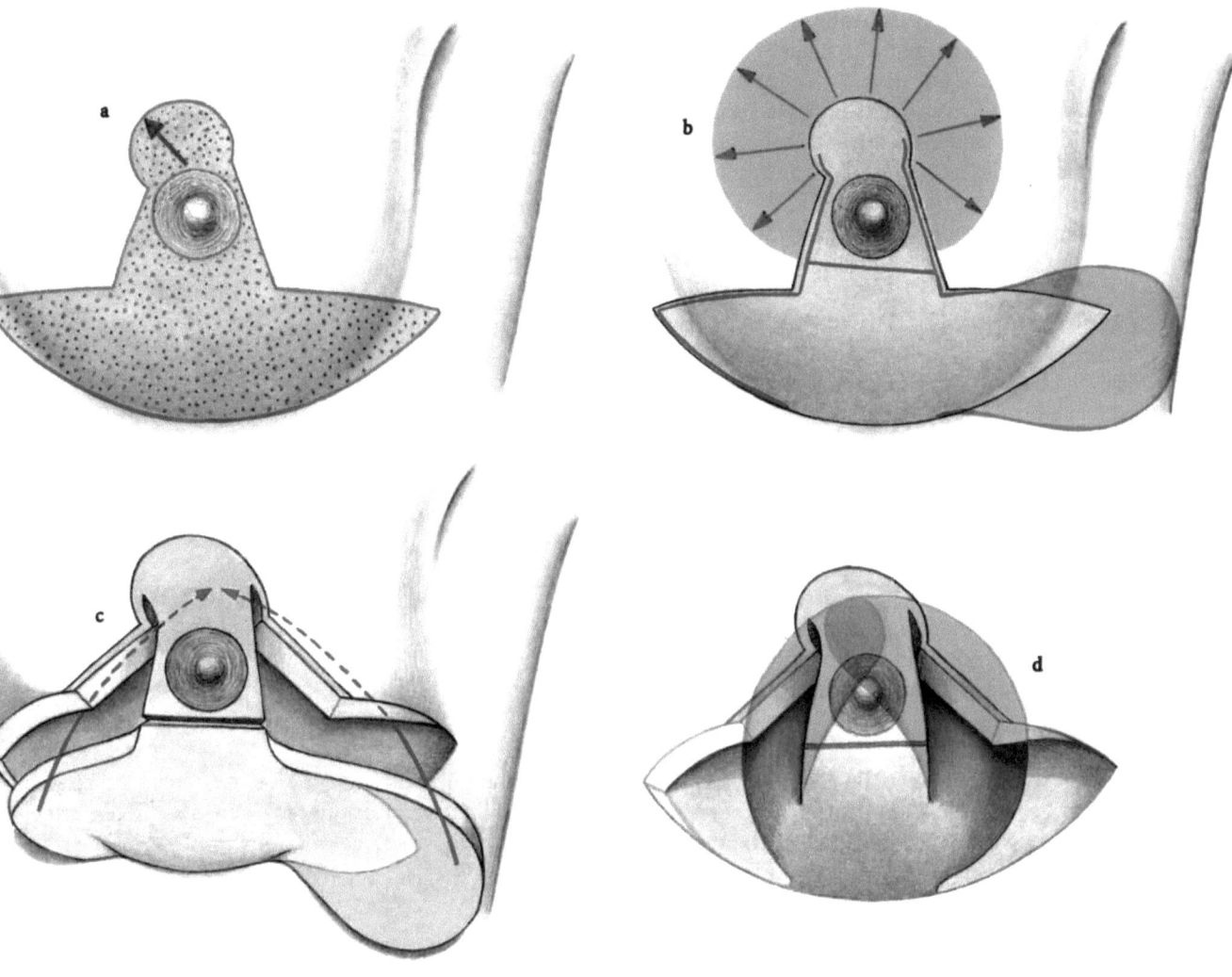

Abb. 59 a–d. Autologe Konversion durch Mastopexietechnik (Schwenklappenplastik).
a Deepithelisierung des neuen Mamillenlagers, des kraniokaudalen Mamillenstieles sowie der beiden Schwenklappen
b Präparation des subkutanen Fettgewebelappens nach lateral bis zum Latissimusrand und zur Medioaxillarlinie
c Präparation des Mamillenstieles sowie des lateralen und medialen Schwenklappens
d Fixierung der Schwenklappenspitzen in Höhe der Mamille (Drehung um 90°)

des kraniokaudalen Mamillenstieles und des medialen und lateralen Schwenklappens.
– Deepithelisieren des neuen Mamillenlagers sowie des kraniokaudalen Mamillenstieles und der beiden Schwenklappen (Abb. 59a).
– Inzidieren der Faszie sowie des subkutanen Fettgewebes zur Präparation des Mamillenstieles und schließlich Mobilisieren der Schwenklappen, wobei die Schwenklappenspitze subkutan bis zur vorderen Axillarlinie herausgeschnitten wird (Abb. 59b, c).
– Entlang des Mamillenstieles Eröffnen der Prothesenkapsel und Explantation der Prothese.
– Kapselexstirpation, subtile Blutstillung.
– Modellieren der neuen Brustform mittels kleiner Backhaus-Klemmen.
Zusammenführen der Schwenklappenspitzen jeweils durch Schwenken um 90° nach kranial (Abb. 59d), danach Adaptation der Wundränder (umgekehrtes T).

- Bei Akzeptanz von Brustgröße und -form Fixieren der Schwenklappen durch mehrere Prolene-Einzelknopfnähte auf dem M.pectoralis major.
- Einlegen einer 7-mm-Jackson-Pratt-Drainage.
- Kontrolle der ausreichenden Durchblutung beider Schwenklappen über den inframammären Gefäßstiel.
- Situationsnähte mittels Prolene (2-0) an den polaren Enden der Wundränder des vertikalen T-Schenkels.
- Zweischichtiges Verschließen der Wundränder (umgekehrtes T): fortlaufend-überwendliche Vicryl-Naht (3-0) der subkutan-korialen Gewebeschicht und darüber Prolene-Intrakutannaht (3-0).
- Einmodellieren der Mamille in das neue Mamillenlager mittels Hautklammern (bei Entrundung mondsichelförmige Hautnachresektion).
  ▷ *Notabene:* Mamille immer etwas nach medial setzen, da sie sonst nach lateral abkippt.
- Einnähen der Mamille mittels Intrakutannaht (Prolene 3-0) mit Schlaufenbildung am Anfang und Ende sowie intermittierend an 3 weiteren Stellen der Naht.
- Abkleben der Operationsnähte mittels schmaler Micropore-Streifen unter Belassen einer Öffnung an der Stelle des Zusammentreffens der Wundränder des vertikalen und des horizontalen T-Schenkels.

4.6 Biospan-Expanderimplantation

Inaugurator: G.P. Maxwell, 1989

Prinzip
- Wichtiges Instrumentarium für passageren Volumenersatz und Weichteilmantelmodellierung (Tropfenform, Inframammärfalte).
- Nützlich für alloplastische und autologe Rekonstruktion.
- Expander mit in die Vorderwand integriertem Port, der über Magnet von außen (Thoraxweichteilmantel-Schicht) georte werden kann.
- Biodimensional-System: anatomisch aufeinander abgestimmte Biospan-Expanderprothese und silikongelgefüllte, texturierte Biocell-Dauerprothese (Tabelle 5).

Indikationen
- Alloplastischer bzw. sequentiell autologer Brustwiederaufbau bei Zustand nach modifizierter radikaler Mastektomie.

Tabelle 5. Biospan-Expander und Biodimensional-System

Bezeichnung und Füllvolumen [cm^3]	Breite [cm]	Länge [cm]	Höhe [cm]
Biospan-Expander, Style 131			
0,9%-NaCl			
500–600	11,5	14,0	5,0–7,5
Biodimensional-System			
Anatomischer Biospan-Expander, Style 133			
0,9% NaCl			
400	12,0	13,0	5,0
500	13,0	14,0	5,0
600	14,0	15,0	5,5
Anatomische Biocell-Prothese, Style 153			
Silikongel			
360	11,5	12,5	5,0
450	12,5	13,5	5,0
540	13,5	14,5	5,5

- Subkutane Mastektomie wie bei Explantation mit Expander als Zwischenschritt und später autologem Ersatz.
- Explantationschirurgie als zwischenzeitlicher Ersatz; späterer Austausch gegen definitives Implantat oder autologes Gewebe.

Anzeichnen
Linea mediana, Brustbasislinie

Lagerung
Standardlagerung (s. S. 20)

Operationsgang
- Exzidieren eines 5–6 cm großen lateralen Areals der Mastektomienarbe.
- Epimuskuläres Dissezieren in alle Richtungen unterhalb der Narbenexzisionsregion.
- Bilden der epimuskulären Expanderloge bzw. Dissezieren der Muskelschicht in Faserrichtung und Präparation der submuskulären Expanderloge.
- Bei bereits eingelegter Prothese Entfernen des Kapselgewebes soweit als möglich bei liegender alter Prothese (extrakapsuläre Kapselektomie).
- Erweitern der Prothesenloge digital, ggf. mit Dingman-Dissektor und Elektroskalpell (gezieltes Dissezieren von Gewebespangen), sorgfältige Blutstillung.
- Spülen der Gewebeloge mittels 0,9%-NaCl (50-ml-Spritze).

- Einlegen der glatten Probierprothese, wobei das ungefähre Füllvolumen des Biospan-Expanders bestimmt wird.
- Mittels Templates Basis der Prothesenloge ausmessen.
  ▷ *Notabene:* Basis der Expanderprothese muß sich entfalten lassen.
- Einlegen einer 7 mm-Jackson-Pratt-Drainage in die Prothesenloge (keine Saugdrainage).
- Biospan-Expander mit ca. 100–120 ml 0,9%-NaCl vorfüllen, reichlich anfeuchten und definitiv in der präparierten Implantatloge rotierend plazieren.
- Schichtweiser Wundverschluß: Muskulatur PDS-Einzelknopfnähte, subkutanes Fettgewebe fortlaufend-überwendliche Vicryl-Naht (2–0), Haut Intrakutannaht Ethilon 0.
- Prothesenloge sollte nahezu endgültiges Füllvolumen des Expanders aufnehmen können (rasche Expansion optimal).
- Mittels Magna-Finders Orten des Ports (Anzeichnen mit Markierstift) und Nachfüllen des Expanders mit Fill-Kit (Pumpspritze, Butterflykanüle).
! **Cave:** Immer nur 1mal verwenden: Spitze biegt sich und kann Ventilmembran verletzen.
  Das vorgegebene Expandervolumen muß nicht ausgenutzt werden. Wichtiger ist dagegen die Formgebung. Es genügt z. B., einen 400-cm^3-Biospan-Expander mit 190–290 ml aufzufüllen.

Nachbehandlung
- Definitives Auffüllen des Expanders mit 0,9%-NaCl in Etappen über einen Zeitraum von 2–3 Wochen nach Implantation.
- Bei zurückgegangenem Spannungsgefühl nächste Auffüllportion instillieren.

4.7 Epimuskuläre Prothesenimplantation

Prinzip
Einlegen einer Expanderprothese bzw. eines Dauerimplantates in eine durch Präparation bzw. Drüsenkörperexstirpation entstandene Gewebeloge zwischen Muskelschicht und subkutaner Fettgewebeschicht.

Indikationen
- Brustwiederaufbau nach modifizierter radikaler Mastektomie.
- Ausreichende Dicke der subkutanen Fettgewebeschicht der Brustregion.

Kontraindikationen
- Nikotinabusus.
- Psychische Instabilität.
- Rheumatische Erkrankung.
- Zustand nach Bestrahlung.

Lagerung
Standardlagerung (s. S. 20)

Operationsgang
- Schnittführung (Zugang) in Abhängigkeit von der Ausgangssituation.
- Brustmantelschonende Präparation der epimuskulären Gewebeloge, digital, mittels Dingman-Dissektor sowie Hegar-Stift, teilweise bei liegender Probierprothese; gefühlvolles Manipulieren der subkutanen Fettgewebeschicht.
- Entfalten der präparierten epimuskulären Gewebeloge mittels Kaltlichtspekulum und exakte (gezielte) Blutstillung mittels Elektrokoagulation.
- Einlegen der Expanderprothese bzw. des Dauerimplantates.
  Kontrolle der Inframammärfalte sowie der Symmetrieverhältnisse.
- Einlegen einer 7 mm-Jackson-Pratt-Drainage in die Prothesenloge (keine Saugdrainage).

4.8 Submuskuläre Prothesenimplantation

Prinzip
Einlegen eines Mammaimplantates in eine durch Präparation hergestellte Gewebeloge zwischen knöcherner Thoraxwand und Muskelschicht (M. pectoralis major) kranial sowie Subkutangewebe- und Hautschicht kaudal.
Submuskuläre Prothesenimplantation ist immer inkomplett.
Besonderheiten der Operationstechnik bei geplanter submuskulärer Sofortprothetik:
1. Zugangsweg im sicheren Abstand von Areola (Schnitt kann beliebig verlängert werden, evtl. auch nach lateral).
2. Nach Teilpräparation der Drüse Anlegen einer submuskulären Prothesentasche mit Einlegen einer intraoperativen Dehnungsprothese.
3. Dehnungsprothese dient als „Werkbank" für Restpräparation des Drüsenkörpers besonders im kritischen kaudalen Faszienbereich (s. Abb. 60 f).

88 Kapitel 4

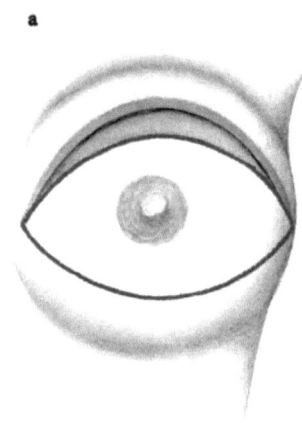

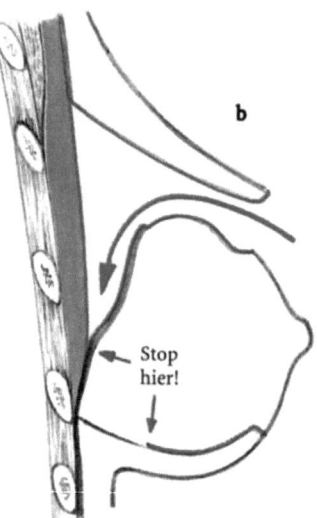

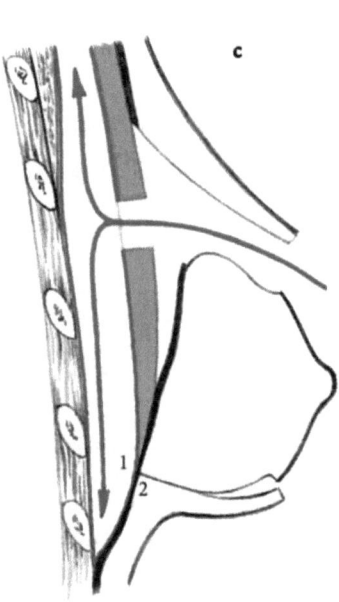

Abb. 60 a–g. Submuskuläre Sofortimplantateinlage.
a Kraniale Dissektion bei hautsparender Mastektomie
b Durchtrennen der Pektoralisfaszie und Abpräparieren des Drüsenkörpers nach kaudal.
Submuskuläre Loge anlegen, sonst reißt dünne Faszie im Ursprungsbereich des Pektoralismuskels ein.
Erst nach Einlegen der „Werkbank" (große Probierprothese oder luftgefüllter Expander) zum Anspannen des Muskels weitere Präparation durchführen
c Dissezieren des M. pectoralis major in Faserrichtung
1 Sehr dünne Faszie, 2 Fettgewebe
d Präparation der submuskulären Loge mittels Dingman-Dissektor
e Digitales (stumpfes) Durchtrennen der mediokaudalen Fasern des M. pectoralis major
d/e Ablösen des Ursprungs des Pektoralismuskels bei noch adhärenter Drüse in diesem Bereich
f Exzidieren des Drüsenkörpers der kaudalen Region und damit Entfernen des Brustorgans
Die sehr dünne Faszienschicht muß intakt bleiben oder andernfalls mit Vicryl-Netz (× × ×) abgedeckt werden.
g Nach Abschluß der Präparation Werkbankersatz durch definitives Mammaimplantat
Naht der Muskelschicht und des Haut-Subkutangewebe-Mantels

Indikationen
- Sekundärer Brustwiederaufbau nach modifizierter radikaler Mastektomie.
- Sofortrekonstruktion nach Mastektomie oder subkutaner Mastektomie.
- Ungenügende Dicke der subkutanen Fettgewebeschicht der Brustregion.

Kontraindikationen
- Rheumatische Erkrankung.
- Psychische Instabilität.

- Raucherin (Frühkomplikation mit Hämatom wegen Hustenanfällen).

Operationsgang
- Schnittführung (Zugang) in Abhängigkeit von der Ausgangssituation (s. Indikationsspektrum).
Prinzipiell 2 Möglichkeiten des Zugangs zum M. pectoralis major:
  a) von ventral (Dissezieren des M. pectoralis major in Faserverlaufsrichtung) – transpektoral (Abb. 60 a–c),

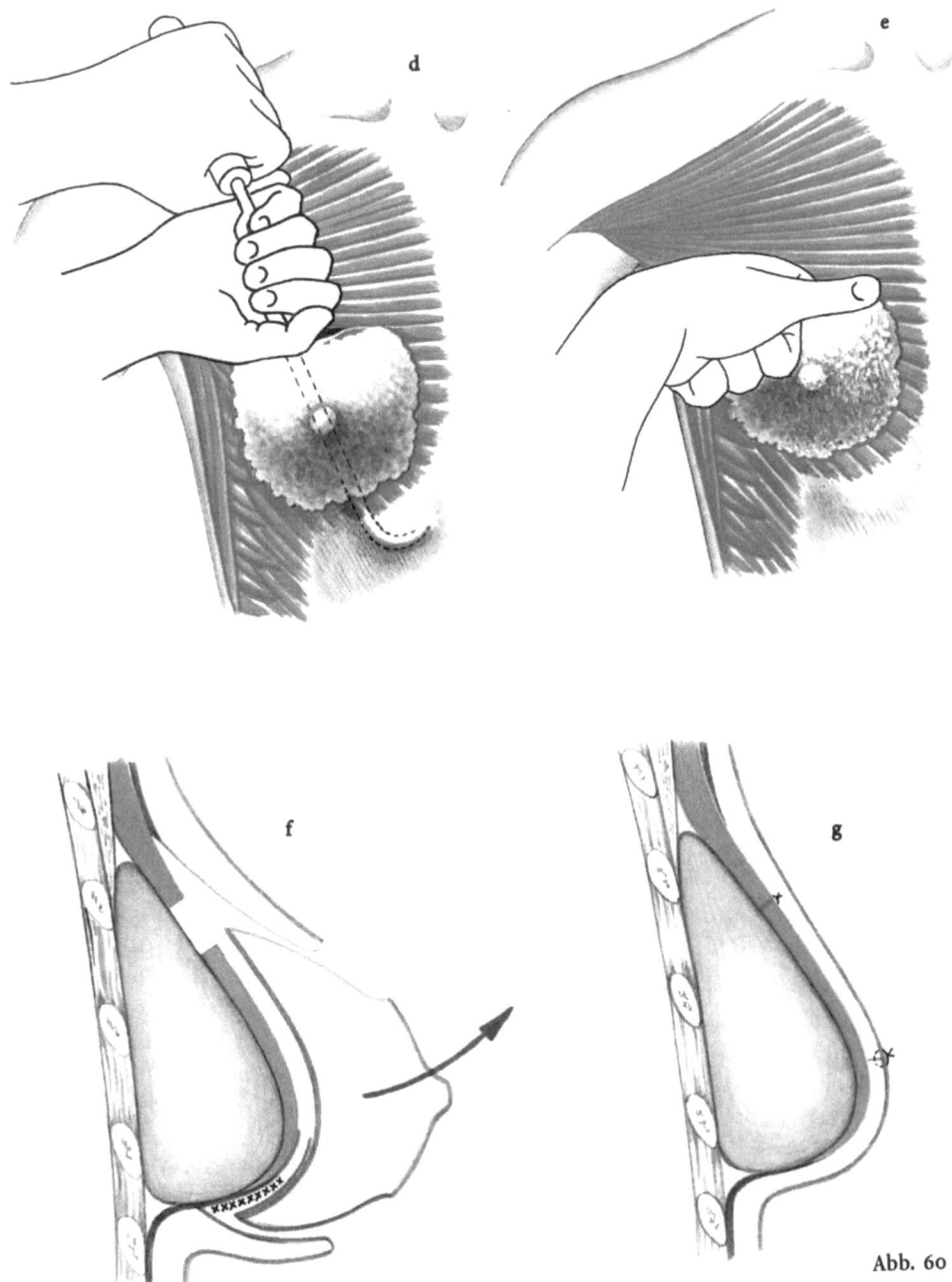

Abb. 60

b) von lateral (Darstellen des Randes des M. pectoralis major und interpektorales Eröffnen der Gewebeloge).
- Präparation der submuskulären Gewebeloge, digital, mittels Dingman-Dissektor (Abb. 60 d, e) sowie Hegar-Stift, Feinheiten der Präparation teilweise bei liegender Probierprothese (Abb. 60 f).
Stumpfes Durchtrennen des mediokaudalen Anteils des Ursprungs des M. pectoralis major vom ventralen Rektusscheidenblatt bis 3. Rippe.

! **Cave:** Prästernale Haut *nicht* abheben, könnte bei beidseitigem Vorgehen zur Synmastie führen.
- Anpassen der Ausdehnung (Größe) der Gewebeloge an das einzulegende Implantat: bei glatter definitiver Prothese weites *Gleitlager*, bei strukturierten oder beschichteten Implantaten maßgerechtes *Paßlager*!
- Entfalten der präparierten submuskulären Gewebeloge mittels Kaltlichtspekulum (Fa. Aesculap) (Abb. 61) und exakte Blutstillung mittels Elektrokoagulation.

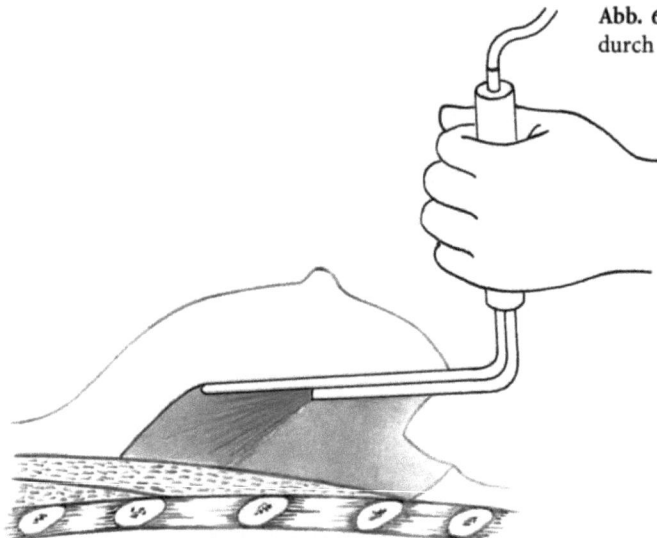

Abb. 61. Entfalten und Beleuchten der Prothesenloge durch Kaltlichtspekulum

- Transpektoral-kranial Zugangsmöglichkeit für Lymphadenektomie Level III.
- Über separaten Axillärschnitt Lymphadenektomie von Level II und I.
- Falls erforderlich, Rayen-Naht bei liegender Probierprothese.
- Einlegen jeweils eines 7-mm-Jackson-Pratt-Drains subkutan, submuskulär und axillär (keine Saugdrainage in der submuskulären Prothesenloge).
- Einlegen der definitiven Prothese bzw. des Expanders (Abb. 60g).

4.9 Prothesenwechsel mit Implantatkapselexstirpation

Prinzip
- Extrakapsuläre Kapselektomie.
- Austausch einer Prothese gegen gleich- bzw. andersartige Prothese mit möglichst vollständiger Entfernung von Kapselgewebe.

Indikationen
- Kapselfibrose Baker III/IV.
- Prothesenruptur bzw. -leckage.
- Prothesenwechsel alle 10 Jahre (Empfehlung).

Lagerung
- Standardlagerung.
- Arme symmetrisch lagern.

Operationsgang
- Äußerst sparsame Narbenexzision (Inframammärfalte).
  Bei Prothesenwechsel ohne Kapselexstirpation inframammäre Inzision kleinhalten.
- Durchtrennen des subkutanen Fettgewebes in Richtung Kapselhinterwand (Abb. 62a) mittels Elektroskalpell.
  ▷ *Notabene:* Kapsel und Prothese dabei möglichst intakt lassen.
- Abpräparieren der Kapselhinterwand, danach der Kapselvorderwand (Abb. 62b) und schließlich der seitlichen Kapselwandregionen (Elektroskalpell, Präparierschere).
  ▷ *Notabene:* Ziel: Möglichst extrakapsuläre Kapselektomie, kein Verschmieren von Silikon.
- Beim weiteren Herauslösen der Kapsel meist zwangsläufiges Eröffnen der Kapsel und danach Entfernen der alten Prothese.
  Typ und Größe der alten Prothese feststellen sowie Zustand der Prothese sowie des Prothesenlagers beurteilen (u.a. Gelbverfärbung durch Hämatineinlagerung, undichte Schweißnaht mit Silikonaustritt).
  Herauslösen der restlichen Kapsel durch Präparierschere, wobei der Kapselbalg mittels Ovarfaßzange so vorgezogen wird, daß sich die zu lösenden Fasern anspannen.
  Das Kapselpräparat wird zur histologischen Untersuchung gegeben.
- Kontrolle des gesamten Implantatlagers auf mögliche Silikonome (evtl. zusätzliche Gewebeexstirpation).
- Sorgfältige Blutstillung unter Zuhilfenahme des Kaltlichtspekulums (Abb. 60).

Abb. 62 a, b. Kapselexstirpation bei Kapselfibrose.
a Inframammäre Inzision und Dissektion zwischen Kapselwand und subkutanem Fettgewebe
b Vorziehen des gelösten Kapselgewebes mittels Faßzange und Exzidieren der gesamten Kapsel

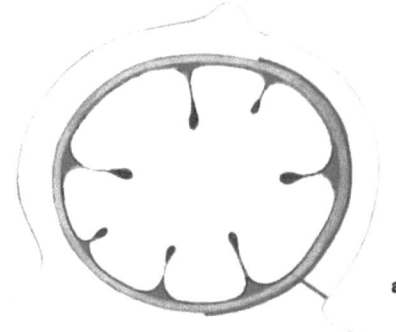

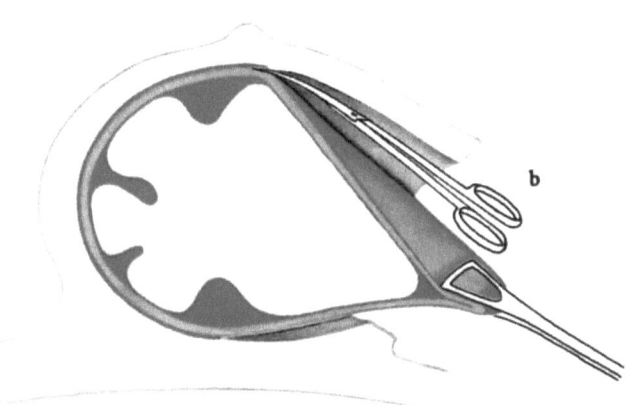

- Erweitern der Prothesenloge vor allem nach oben durch Anheben mittels Dingman-Dissektor und nachfolgend stumpfes Lösen der Faserverbindungen mit spitzem Hegar-Stift; bevorzugt jedoch *digitales* Erweitern.
Erweitern der Prothesenloge bei eingelegter Meßprothese.
Stränge evtl. mit Präparierschere unter Sicht durchtrennen.
  ▷ *Notabene:* Stehengelassene Stränge engen das Prothesenlager ein.
- Spülen der präparierten Prothesenloge mit 0,9%-NaCl (50-ml-Spritze, Nierenschale), Austupfen der Loge.
Für Zeit des Eingriffes auf Gegenseite: vorübergehend Einlage mehrerer Mull-Longuetten oder eines Bauchtuches in die Prothesenloge.
- Einlegen einer 7-mm-Jackson-Pratt-Drainage in Prothesenloge (Saugdrainage mit wechselndem Sog über 10–14 Tage).
- Einlegen eines Dauerimplantates.
Tendenz: Implantat etwas größer als zuvor eingelegte Prothese wählen.
  ▷ *Notabene:* Implantationsebene wird meist beibehalten.

Bei Wechsel der Implantationsebene sind besondere Schwierigkeiten zu beachten:
a) Relativ einfach:
   Wechsel von submuskulärer zu subkutaner Implantationsebene.
   - Ursprung des Pektoralismuskels muß rekonstruiert werden;
   - Durchblutung der Haut muß beachtet werden;
   - nur sinnvoll, wenn später, z. B. nach zwischenzeitlichem Expander, eine autologe Konversion vorgesehen ist.
b) Relativ schwierig:
   Umschichtung der Implantationsebene von epimuskulär nach submuskulär.
   - Muskelursprung muß abgelöst werden;
   - Faszienverbindung zur Subkutis muß erhalten bleiben;
   - Gefahr des Abrutschens des Pektoralismuskels nach kranial;
   - nur sinnvoll mit zwischenzeitlich strukturiertem Expander.
- Verschließen der inframammären Inzision: fortlaufend-überwendliche Vicryl-Naht (2-0) der korial-subkutanen Gewebeschicht.

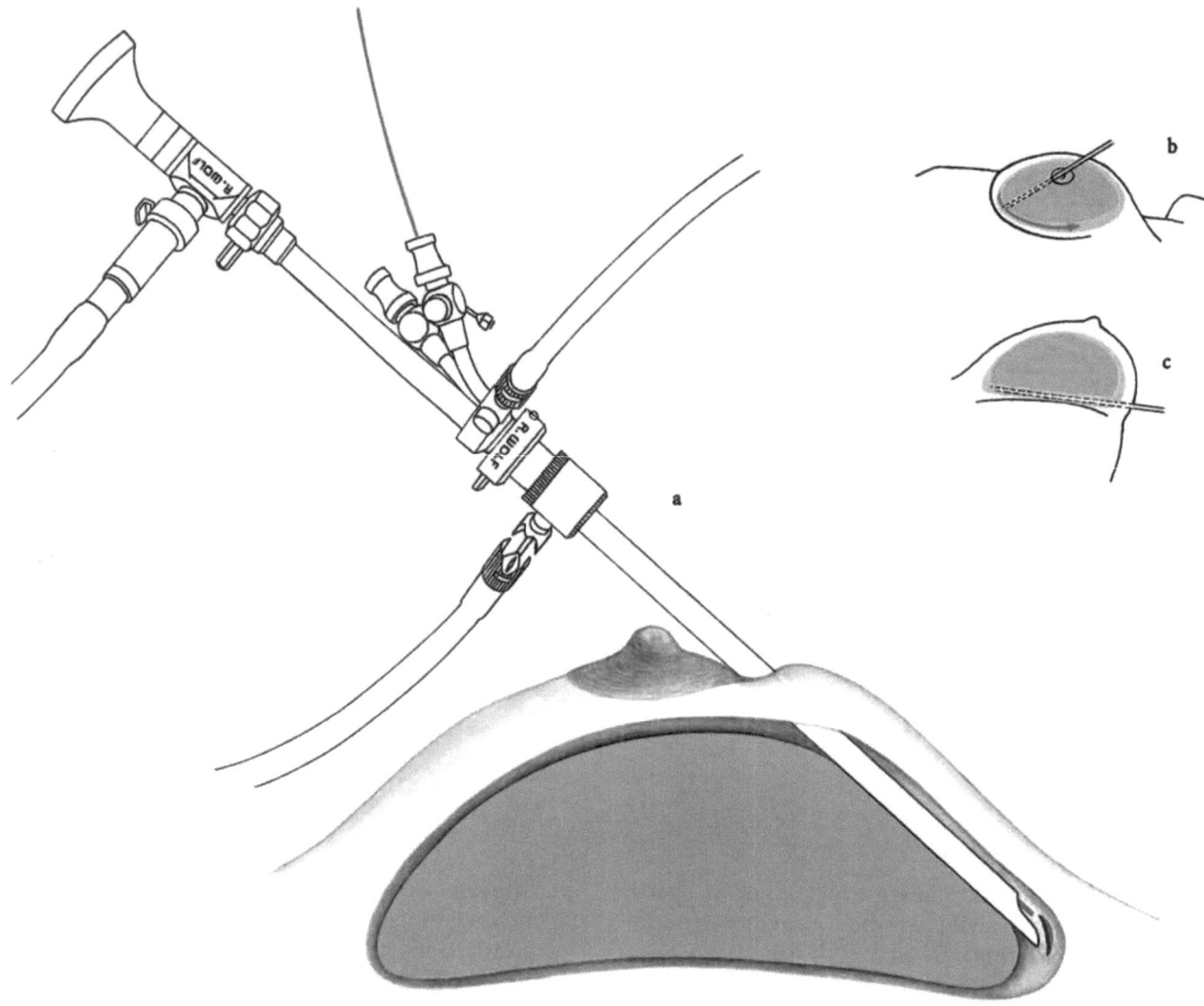

Abb. 63 a, b. Kapsulotomie mittels L.E.C.-Technik.
a In Prothesenloge eingeführtes Kapsuloskop; Spalten der Kapselwand mittels Laserstrahl
b Zentraler Zugang
c Peripherer Zugang

Prolene-Intrakutannaht (2-0).
- Evtl. Liposuktion, wenn submammäre Kontur korrekturbedürftig.

4.10 Endoskopische Laser-Kapsulotomie

Inaugurator: U. Herrmann, 1993

Prinzip
- Dissektion der Kapselwand mittels Laser-endoskopischer capsulärer Technik (L.E.C.-Technik) bei in situ belassener Prothese.

- Minimal-invasiver Eingriff in Narkose; singulär bei entsprechender Compliance der Patientin auch in Lokalanästhesie möglich.
- Problemlose Wiederholbarkeit des Eingriffes bei erneutem Kapselrezidiv.

Indikationen
- Kapselfibrose Baker III-IV.
- Kapsuloskopisch ausgeschlossene Prothesenlekkage.
- Prothesen mit glatter Oberfläche.
- Strukturierte Prothesen mit nicht-intaktem Interface.

Kontraindikationen
- Defekte Prothese.
- PU-beschichtete Prothese.
- Strukturierte Prothesen mit intaktem Interface.

Operationsgang
- Inzision (Länge 5 mm) des Haut- und Subkutangewebes mittels Skalpell (15er Klinge), bevorzugt in der Periareolärregion, jedoch auch lateral in Brustbasisnähe möglich (Abb. 63a–c).
- Dissezieren der Kapselwand mittels Elektroskalpell.
- Einführen des Endoskopschaftes zwischen Kapsel und Prothese (Abb. 63).
  Unter zirkulärem Bewegen des Endoskopschaftes Ablösen der Prothese von der Kapselwand.
- Einführen des Kapsuloskops (Fa. Wolf) und Distension der Prothesenloge mittels 0,9%-NaCl- oder Ringer-Lactatlösung.
- Endoskopische Beurteilung des Zustandes von Prothese und Kapselwand (evtl. Entnahme von Material für zytologische bzw. histologische Untersuchungen).
- Holmium:YAG-Laser-Dissektion der Kapselwand und des perikapsulären Gewebes mittels 600 µm-Bare-Fiber in Kontakttechnik (Pulsenergie 1500 mJ, Pulsrate 8 Hz), intrakapsulärer Distensionsdruck 50–100 mmHg.
  In Abhängigkeit vom erzielten Operationsergebnis hinsichtlich Brustform und Implantatbeweglichkeit basal-zirkuläre (Abb. 63) sowie radiärkonzentrische Inzisionen der Kapselwand.
- Endoskopische Kontrolle auf Bluttrockenheit; Entfernen des Kapsuloskopes.
  Zweischichtiges Verschließen der Inzisionswunde durch subkutan-koriale Vicryl-Einzelknopfnähte sowie fortlaufende Prolene-Intrakutannaht.
- Abkleben der Operationsnaht mittels 3-M-Streifen.
- Anlegen eines Brust-Standardverbandes.

4.11 Inframammärfalten-Nahttechnik nach Rayen

Prinzip
Neubildung bzw. Stabilisierung der Inframammärfalte durch spezielle Nahttechnik.

Indikationen
- Zustand nach Mastektomie.
- Zustand nach Mastektomie und Brustwiederaufbau durch Advancement-Technik.
- Asymmetrie der Inframammärfalten (insbesondere bei alloplastischem Brustwiederaufbau).

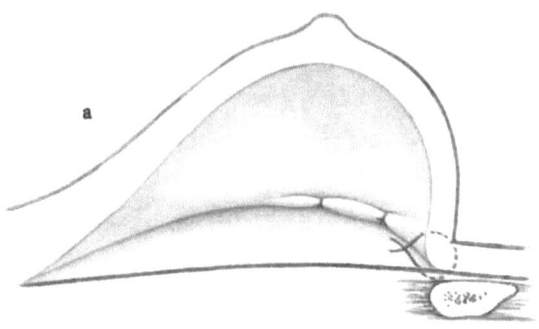

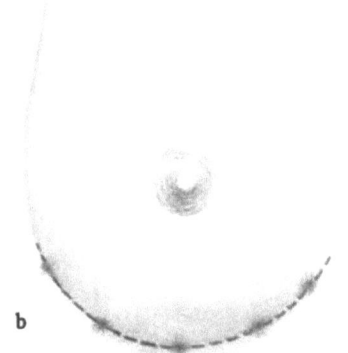

Abb. 64 a, b. Nahttechnik nach Rayen zur Bildung der Inframammärfalte.
a PDS-Einzelknopfnähte, die subkutan-koriales Gewebe und Rippenperiost aneinander fixieren
b Temporäre Hauteinziehungen, die richtige Nahttechnik anzeigen

Operationsgang
- Nahttechnik erfolgt über subkutane Wundloge *von innen.*
- Anlegen von 4–5 Einzelknopfnähten, die jeweils die subkutan-koriale Gewebeschicht des Thoraxweichteilmantels mit dem Rippenperiost verbinden, Nahtmaterial PDS 0 (Abb. 64a).
- Die richtige Nahttechnik wird durch Hauteinziehungen angezeigt (Abb. 64b).
  ▷ *Notabene:* Anspruchsvolle Nahttechnik.
  Evtl. zunächst Probenähte legen, Patientin aufrichten und prüfen. Falls Malposition, Nähte neu legen.

Nachbehandlung
- Bei postoperativen Schmerzen an Nahtstelle(n) Lokalanästhesie mit 0,5%-Lidocain.

5 Mamillenrekonstruktion

5.1 Papillenrekonstruktion nach Star-Technik mit freier Areolahauttransplantation

Inaugurator: C. Hartrampf u.a., 1985

Prinzip
Papillenwiederaufbau aus sternförmigem Hautareal, zentraler subkutaner Fettgewebeprotrusion (Star-Technik) und Areolabildung aus freiem Hauttransplantat einer von Natur aus stärker pigmentierten Körperregion (Abb. 66 a–g).

Indikationen
- Brustwiederaufbau bei Zustand nach Mastektomie.
- Athelie (selten).
- Abgestoßene Mamille nach freier Mamillentransplantation (seltene Komplikation).
- Patientin bevorzugt einzeitiges Vorgehen bei der Mamillenrekonstruktion.

Kontraindikation
Disposition zu Wundheilungsstörungen (dann besser: Papillenrekonstruktion nach Hartrampf mit Areolatätowierung).

Anzeichnen
- Mittels Mamillenimitat („Artificial Nipple Prosthesis", Fa. Nagor, Bezug über Medro Medizintechnik) und Spiegel bestimmt Patientin selbst die Stelle der zu bildenden Mamille; Markieren der gewünschten Mamillenposition (Kreislinie).
- Anzeichnen der sternförmigen Figur in den Kreis.
  ▷ *Notabene:*
  • Zentrum der sternförmigen Figur, d.h. später zu bildende subkutane Fettgewebeprotrusion, darf nicht auf Narbe kommen;
  • Mamillendurchmesser im Vergleich zur Gegenseite besser etwas kleiner als größer anzeichnen (Nachresektion unproblematisch).
- Anzeichnen der Areola-Hautentnahmestelle in der Labiokruralfalten-Region (Abb. 65a).
- Anzeichnen der Kreislinie, die dem Areolarand entspricht.
  Anzeichnen einer ventral und dorsal auf diesen Kreis aufgesetzten winkelförmigen Linie, die den Kreis zu einer Spindel umformt.
  ▷ *Notabene:* Hautentnahme in der *unbehaarten* Region, Anzeichnen vor der Rasur.
- Andere, durch Begleitoperation prädestinierte Entnahmestellen sind möglich (Abb. 65b–d).

Lagerung
- Zunächst Steinschnitt-Lagerung.
- Später Brust-Standardlagerung mit abduzierten, nicht beweglich gelagerten Armen (symmetrische Lagerung!).

Operationsgang
1. Areola (Heberegion):
   - Labiokruralfalten-Region mit je einem Bauchtuch nach rechts und links von Assistenz anspannen lassen; darunter zunächst kreisförmige Hautinzision, danach oben und unten angesetzte dreizipfelige Hautareale inzidieren (Abb. 65a).
   - Andere mögliche Entnahmestellen sind:
     • Inguinalregion (Abb. 65b),
     • seitliche Thoraxwandregion (Abb. 65c),
     • „dog ear" der Heberegion bei myokutaner Lappenplastik (Abb. 65d).
   - Exzidieren des kreisförmigen Hautareals in der Subkutanschicht.
   - Hautexzidat in Ringer-Lactatlösung legen.
   - Exzidieren der beiden dreizipfeligen Hautareale in der Subkutanschicht.
   - Subtile Blutstillung des Exzisionsgebietes.
   - Verschließen der Exzisionswunde durch zweischichtige Naht: fortlaufend-überwendliche

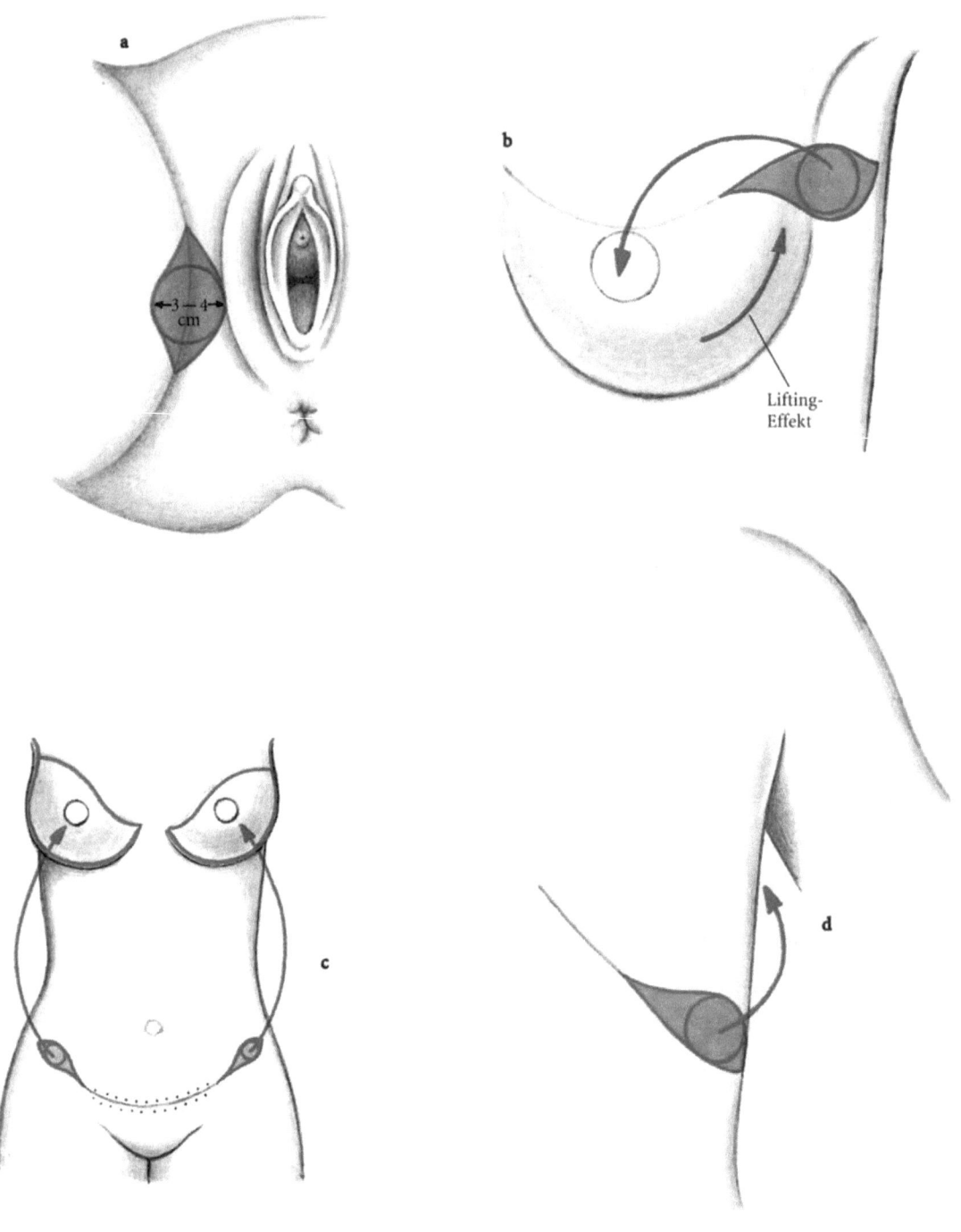

Abb. 65 a–d. Areolahaut-Entnahmeregionen.
a Genitokruralregion
b Laterale Brust-Thoraxwand-Region
c TRAM-Heberegion (z. B. bei Split-TRAM) mit Dogs-ear-Korrektur
d LAT-Heberegion mit Dogs-ear-Korrektur

Abb. 66 a–g. Papillenrekonstruktion nach Star-Technik. ▷
a Hautinzision, kreis- und sternförmig
b Deepithelisieren
c Mobilisieren der Zacken des Sterns
d Skalpelltechnik (zu c)
e „Aufrichten" des Hautsubkutangewebe-Lobulus
f, g Varianten der Papillenbildung (Höhe-Basisbreite-Gestaltung)

Mamillenrekonstruktion 97

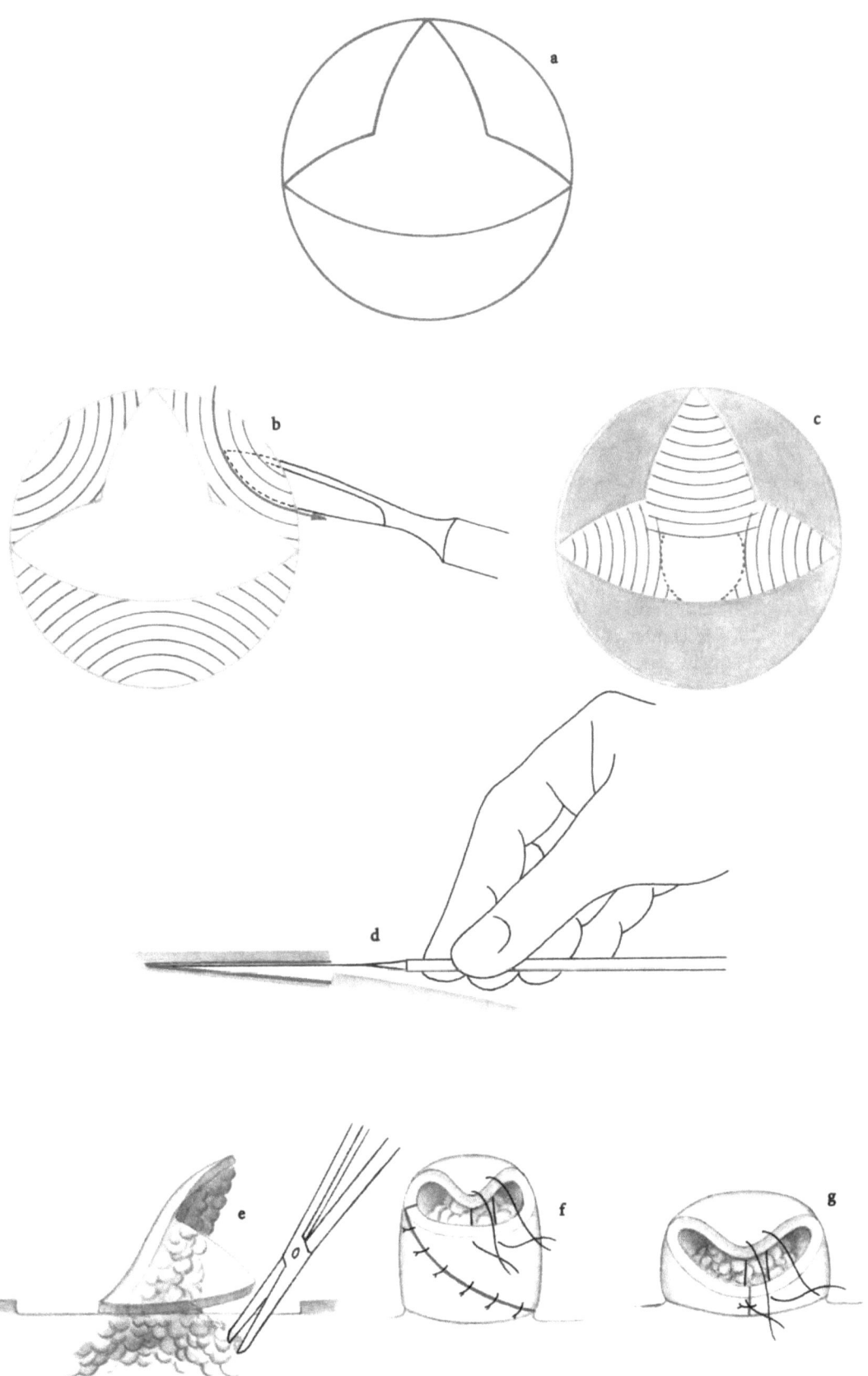

Vicryl-Naht (3-0) von ventral nach dorsal der korial-subkutanen Gewebsschicht; fortlaufende Prolene-Intrakutannaht (3-0).
- Abkleben der labiokruralen Operationsnaht mittels 3-M-Streifen.
- Umlagern der Patientin (von Steinschnitt- in Brust-Standardlagerung).
2. Papille:
   - Flache Hautinzisionen mittels Skalpell (15er Klinge): zuerst Kreis, danach Stern (Abb. 66a).
   - Deepithelisieren des Hautareals zwischen Kreis und Stern: flaches Unterschneiden mit scharfem Skalpell (Abb. 66b).
   - Mobilisieren der drei „Zacken" des Hautsterns: mittels Skalpell Unterschneiden der Haut von peripher flach beginnend, nach zentral tiefergehend (Abb. 66c, d).
   - Eröffnen der Brustfaszienschicht im Zentrum des Sterns, so daß subkutanes Fettgewebe prolabiert (Abb. 66e).
   - Papillenbildung, Zusammenfügen und Vernähen (Prolene-Einzelknopfnähte 5-0) der Lobuli („Zacken") des Hautsterns, um/über die subkutane Fettgewebeprotrusion, wobei durch das mehr oder weniger starke Ineinanderverschieben der Lobuli Höhe, Durchmesser und Form der Papille bestimmt werden (Abb. 66f, g).
   Evtl. Naht der Heberegion (Brustfaszienschicht) erforderlich. Danach ist Areolalager „entrundet". Neu mit Glaszylinder anzeichnen und Deepithelisieren für Aufnahme des Areolatransplantates.
3. Areola (Empfängerregion und Rekonstruktion):
   - Entfernen des Subkutangewebes vom exzidierten Hautlappen mittels Präparierschere (Hautlappen dabei über Zeigefinger der linken Hand spannen) (Abb. 67a).
   - Präparierten Hautlappen in deepithelisiertes Rundareal (mit wiederaufgebauter Papille) mittels Hautklammern fixieren (Abb. 67b).
   - Zentrum des fixierten Hautlappens genau über der neugebildeten Papille inzidieren (nicht zu weit!); aufgrund der Lappenspannung zur Inzisionsöffnung erweitert sich diese zusätzlich, so daß die rekonstruierte Papille knapp hindurchtritt (Abb. 67b,c).
   - Erweitern der Papillendurchtrittsöffnung durch *kleine* Hautinzision am Öffnungsrand (Abb. 67d).
   - Einnähen des Areolahauttransplantates durch Prolene-Intrakutannaht (3-0) unter sukzessivem Entfernen der Hautklammern.

▷ *Notabene:* Korrektur bei „Mamillenentrundung" durch sichelförmige Nachdeepithelisierung des entsprechenden Hautrandgebietes.
4. Unterspülen der transplantierten Areolahaut mittels 0,9%-NaCl, um Blutreste oder -koagel zu entfernen. Herausstreichen der Flüssigkeit mittels Pinzettengriff (Abb. 68a, b).
5. Verband
   - Spezieller Mamillenandruckverband (Abb. 69 a, b) mit folgender Schichtung von innen nach außen:
     - Salbengaze mit zentraler Perforation, Umhüllung der Papille mit einer Schicht Salbengaze (Oleotüll),
     - ab- und aufgeschnittener Kunststoffspritzenkonus (5er oder 10er Spritze) (Abb. 69b),
     - Mullagenschicht mit zentraler Perforation,
     - Schaumstoffschicht mit zentraler Perforation,
     - sternförmig aufgeklebte, schmale Micropore-Pflasterstreifen zum Fixieren dieses Verbandes.
   - Brust-Formverband (Schaumstoff).

Nachbehandlung
Mamillen-Andruckverband nach 10–12 Tagen entfernen.

5.2 Papillenrekonstruktion nach modifizierter Hartrampf-Technik

Prinzip
Papillenwiederaufbau aus ortsständigem Haut-Subkutan-Gewebelobulus mit sequentieller Mamillentätowierung oder vorheriger Tätowierung der Heberegion.

Indikationen
- Papillenwiederaufbau bei Zustand nach Mastektomie mit Brustwiederaufbau.
- Athelie.
- Wunsch der Patientin nach kleinstmöglichem Eingriff zur Mamillenrekonstruktion.

Kontraindikationen
- Allergie gegenüber Farbpigmenten bei Tätowierung.
- Nikotinabusus.

Vorbehandlung
Eine Woche vor der Operation Tätowieren eines

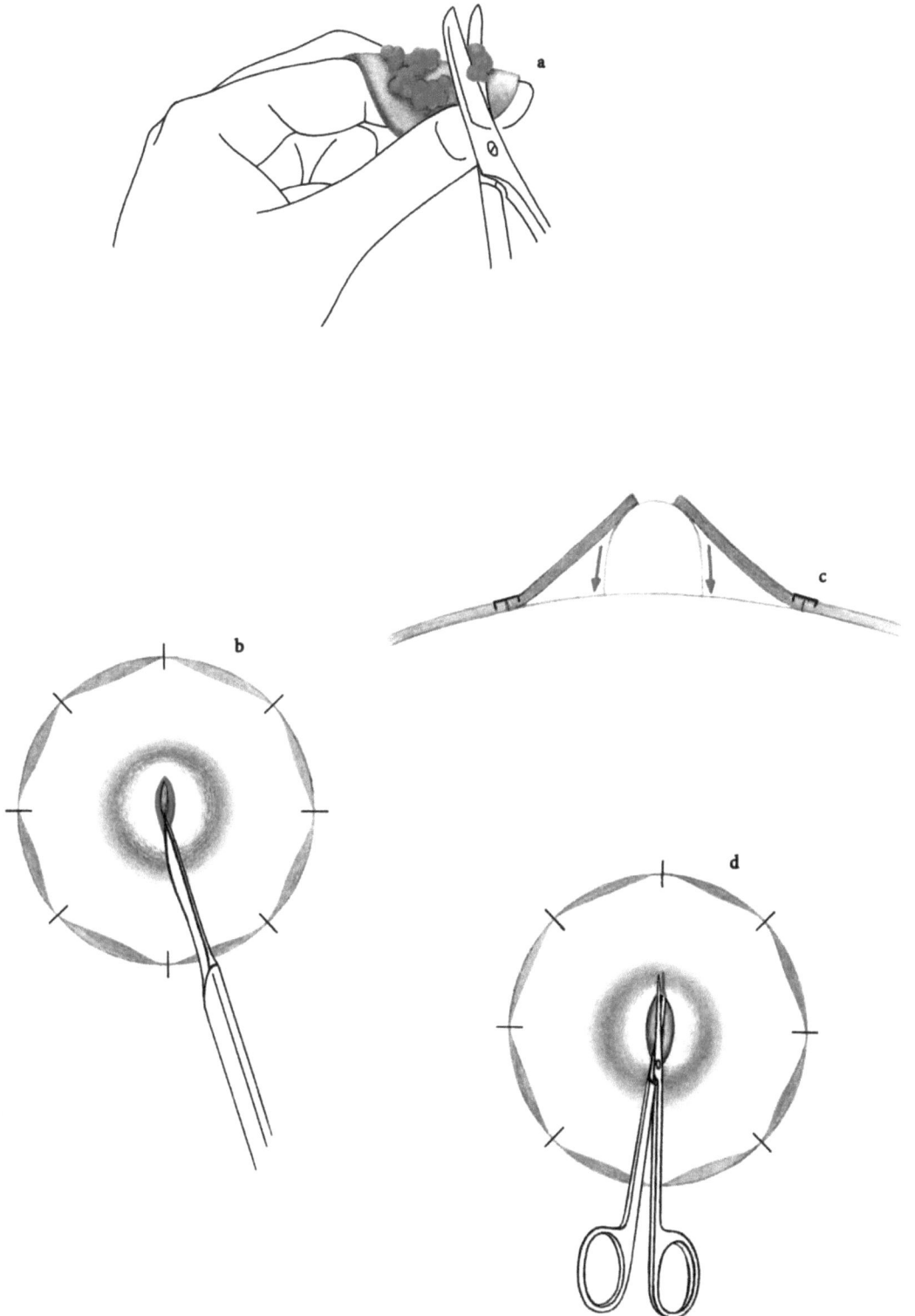

Abb. 67 a–d. Areolahauttransplantation.
a Entfernen des subkutanen Fettgewebes
b Fixierung des Areolahauttransplantates durch Hautklammern sowie zentrales Inzidieren über Papillenspitze mittels Skalpell
c Zugrichtung des inzidierten Areolahauttransplantates in der Papillenregion
d Erweitern der Inzisionsöffnung mittels spitzer Schere, um ein spannungsfreies, peripapilläres Einpassen zu gewährleisten

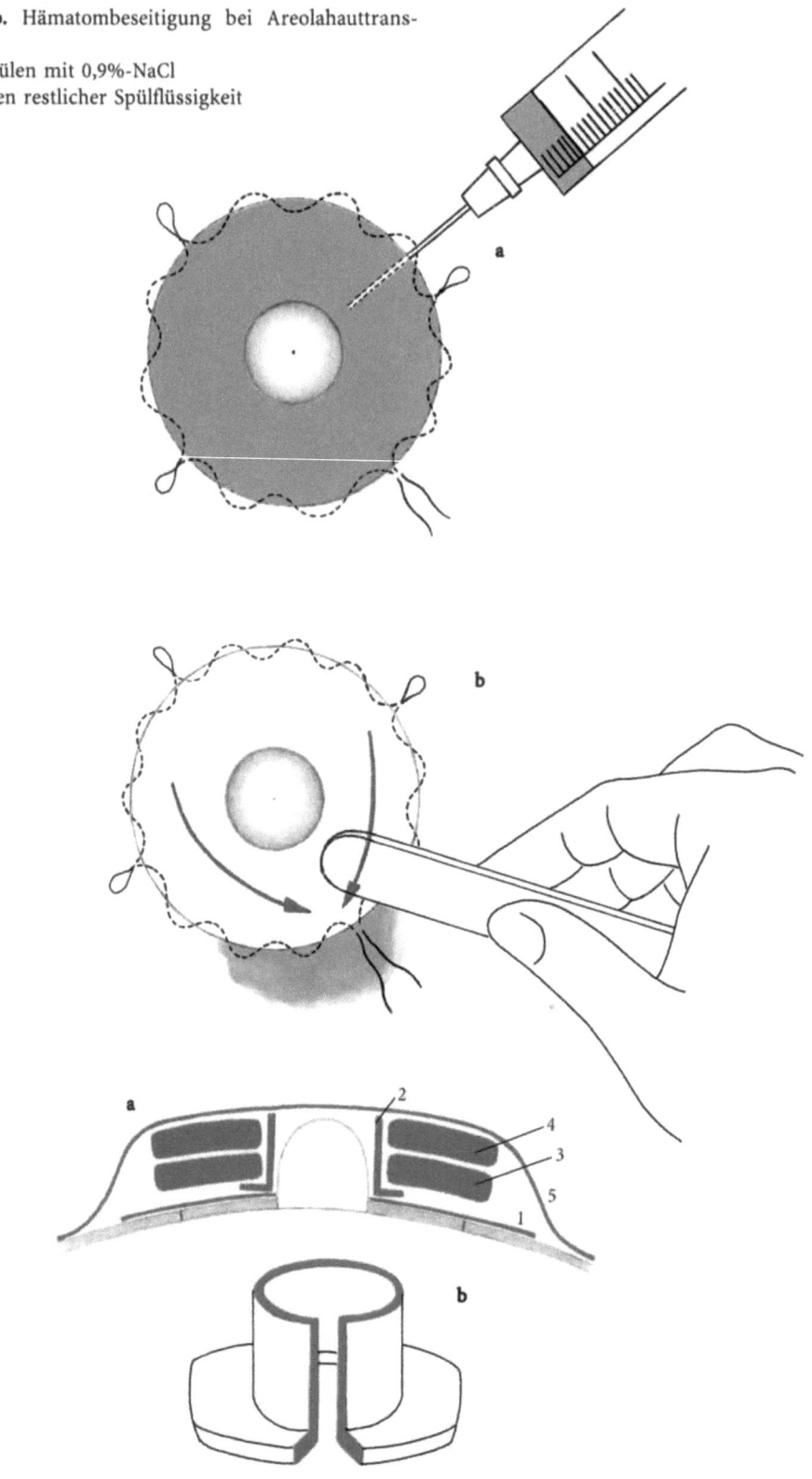

Abb. 68 a,b. Hämatombeseitigung bei Areolahauttransplantation.
a Unterspülen mit 0,9%-NaCl
b Entfernen restlicher Spülflüssigkeit

Abb. 69 a,b.
a Papillenstützverband und Areolahaut-Andruckverband.
  1 Oleotüllschicht
  2 Papillenstützhülse (ab- und aufgeschnittener Konus einer 5-ml- oder 10-ml-Kunststoffspritze)
  3 Mullagenschicht
  4 Schaumstoffschicht
  5 Microporepflasterstreifen
b Papillenstützhülse

einfachen Fleckes in der Heberegion der Papille. Areola muß dann nachtätowiert werden.

Anzeichen
- Anzeichnen einer seitengleichen Mamillenrandlinie.
- Anzeichnen einer omegaförmigen Inzisionslinie zur Bildung des Lobulus (Breite des Lobulus muß größer sein als späterer Papillendurchmesser, Länge des Lobulus ergibt Hälfte der Papillenhöhe).

Lagerung
Standard-Lagerung (Keilkissen unter Beine) mit symmetrisch abduzierten, nicht beweglich gelagerten Armen.

Operationsgang
- Inzidieren von Haut und Subkutangewebe entlang der Anzeichnungslinie des omegaförmigen Lobulus (Abb. 70a).
- Blutstillung mit spitzer Koagulationspinzette.
- Mobilisieren des Lobulus von dorsal.
- ! Cave: Läsion der Axialgefäße!
- Zweischichtige Naht der Defektregion (Abb. 70b): Vicryl-Einzelknopfnähte (2-0) der korial-subkutanen Gewebeschicht, Prolene-Einzelknopfnähte (4-0) der Haut, U-förmige Adaptation des omegaförmigen Lobulus und Fixieren der Lappenspitze mit der angrenzenden Hautbasis durch Prolene-Einzelknopfnähte (5-0); Adaptation der seitlichen Hautgrenzen durch Prolene-Einzelknopfnähte (5-0) (Abb. 70c-e).
- ! Cave: Gefäßkompression des Lobulus durch falsche Nahttechnik!
- Kontrolle der neugebildeten Papille auf ausreichende Durchblutung hin.
- Abkleben der Naht der Defektregion durch schmale Micropore-Streifen.
- Anlegen eines speziellen Papillenverbandes (Abb. 69a, b).

Nachbehandlung
- Anlegen der Stützhülse über 6–8 Wochen nach Papillenrekonstruktion.
- Mamillentätowierung 2–3 Monate nach Papillenrekonstruktion.

5.3 Simultane Papillenrekonstruktion bei hautsparender Mastektomie

Prinzip
Papillenwiederaufbau durch modifizierte Schnittführung bei hautsparender Mastektomie mit Option einer späteren Mamillentätowierung.

Indikationen
- Hautsparende Mastektomie, deren Schnittführung eine optimale Papillenposition erlaubt.
- Konsensus der Patientin zum Sofort-Brustwiederaufbau mittels Expander- oder Dauerimplantateinlage.

Kontraindikation
Fehlendes plastisches Vorstellungs- und Umsetzungsvermögen des Operateurs.

Anzeichen
- Orientierungslinie: Brustbasisrand.
- Mastektomieinzisionslinie.
- Lobulusinzisionslinie: entweder von oberer oder unterer Mastektomieinzisionslinie ausgehend in Abhängigkeit von Tumorlokalisation bzw. plastisch-chirurgischer Situation in bezug auf spätere Brustform (Abb. 71a, b).
- Im Zweifelsfall kann sowohl von oberer als auch von unterer Mastektomieinzisionslinie ausgehend ein Lobulus angezeichnet werden.

Operationsgang
- Hautinzision entsprechend Mastektomie- und Lobulusanzeichnung.
- Mastektomie in typischer Weise, danach Einlegen einer Expanderprothese.
- Zweischichtige Naht zum Verschließen der Mastektomiewunde, wobei die Papillenregion über eine möglichst schmale Distanz ausgespart bleibt (Abb. 71c).
- Anlegen von Donati-Nähten zum Verschließen des basalen Papillenwundspaltes (Prolene 4-0) (Abb. 71d, f).
- Einzelknopfnähte (Prolene 5-0) zum Verschließen des bilateral vorhandenen Papillenwundspaltes (Abb. 71e, f).
- ! Cave: Ischämie! Deshalb beim Nahtlegen Gewebe sparsam fassen und Nähte locker legen. Bei Weißverfärbung prüfen, welche Naht zu fest angelegt wurde; Durchtrennen dieser Naht.
- Anlegen eines speziellen Papillenverbandes (Abb. 69a, b):
  • Sofratüll-Schicht,
  • Papillenstützhülse,

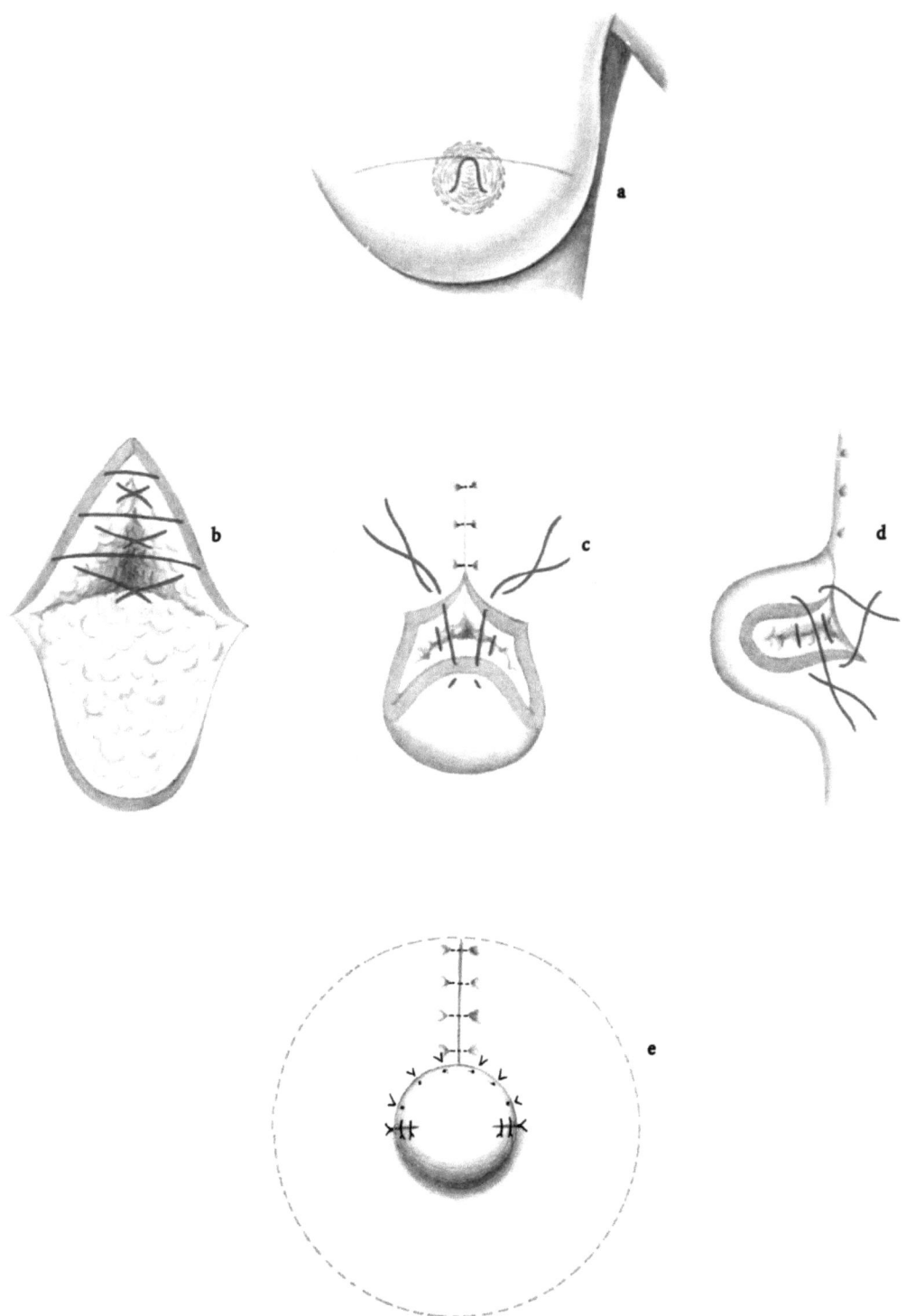

Abb. 70 a–e. Papillenrekonstruktion nach modifizierter Hartrampf-Technik.
- **a** Inzision des omegaförmigen Lobulus (evtl. vorheriges Tätowieren der Heberegion)
- **b** Verschließen der Entnahmeregion durch subkutankoriale Einzelknopfnähte mit invertierten Knoten
- **c** Verschließen der Entnahmeregion durch Hauteinzelknopfnähte; Donati-Nähte zum Verschließen des basalen Papillenwundspaltes
- **d** Einzelknopfnähte zum Verschließen des bilateralen Papillenwundspaltes
- **e** Übersicht zu den verschiedenen Nähten in ventrodorsaler Projektion

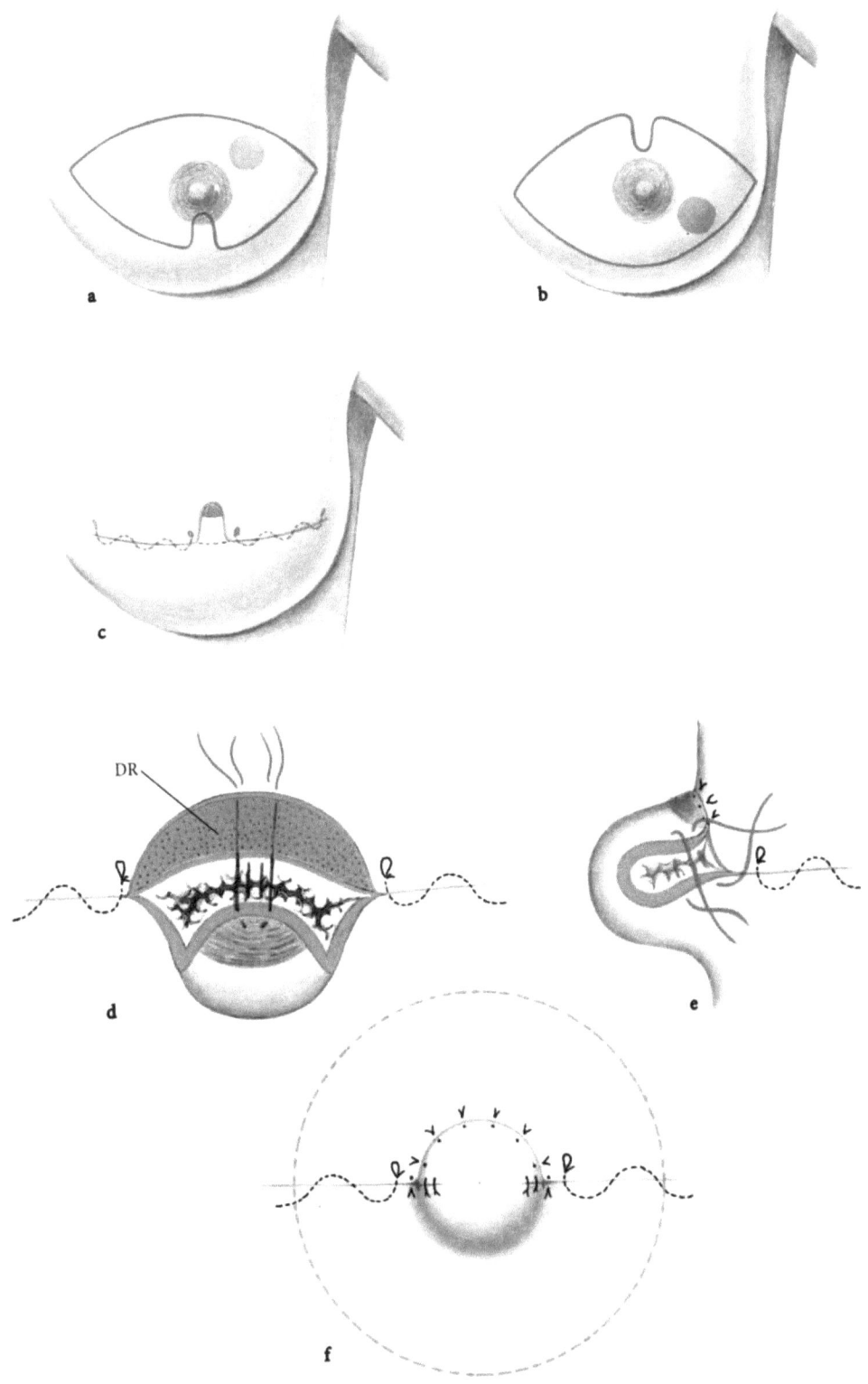

Abb. 71a–f. Simultane Papillenrekonstruktion bei hautsparender Mastektomie.
a Papillenbildung vom unteren Schnittrand
b Papillenbildung vom oberen Schnittrand
c Naht der Mastektomiewunde unter schmaler Aussparung der Papillenregion (Schonung axialer Papillengefäße)
d Donati-Nähte des Papillenwundspaltes
DR Deepithelisierungsregion (selektiv)
e Einzelknopfnähte des bilateralen Papillenwundspaltes (sparsam Gewebe aufladen, locker knüpfen)
f Übersicht zu den verschiedenen Nähten in ventrodorsaler Projektion

- rundgeschnittene, zentral-perforierte Mullagenschicht,
- nicht perforierte, rundgeschnittene Mullagenschicht („Deckel"),
- Fixieren dieses Verbandes mittels sternförmig aufgeklebter Pflasterstreifen.

Nachbehandlung
- Anlegen der Stützhülse über 6–8 Wochen nach Papillenrekonstruktion.
- Mamillentätowierung 2–3 Monate nach Papillenrekonstruktion.

5.4 Mamillentätowierung

Prinzip
Pigmentimplantation in das Stratum papillare einer wiederaufgebauten Papille und einer der Areola entsprechenden Hautregion.

Indikationen
- Papillenwiederaufbau ohne freies Areolaersatz-Hauttransplantat.
- Zustand nach Mastektomie und Brustwiederaufbau ohne Papillen- bzw. Mamillenrekonstruktion; Wunsch nach Brustwarzenimitation durch Tätowierung.
- Areolakorrektur bei auffälligen (weißen) Narben, Papille-Areola-Brust-Größenmißverhältnis, „Areolaentrundung" nach Sekundärheilung.

Aufklärung
- Mamillentätowierung ist *invasives* Behandlungsverfahren; deshalb ausführliche Aufklärung und schriftliche Einwilligung der Patientin.
- Die verwendenden Accents-Pigmente sind Metalloxide und besitzen daher normalerweise keine Antigeneigenschaften. Trotzdem Durchführen eines Pigment-Hauttestes, falls Allergie vermutet wird oder Patientin eine mögliche allergische Reaktion befürchtet.
- Abheilungsprozeß beinhaltet Schorfbildung, Abfallen des Schorfes, Abblassen der Pigmentierung und erstreckt sich über einen Zeitraum von 2–3 Wochen.
- Mögliche Komplikationen sind Hautinfektion, Farbnuancenunterschied zur Gegenseite, Depigmentierung.

Anzeichnen
- Spiegelbildliche Übertragung der Mamillendiameter der Gegenseite (bei einseitiger Tätowierung).
- Festlegen von Lokalisation und Größe der zu tätowierenden Mamillenregion durch Patientin selbst:
Anhalten eines Brustwarzenimitates vor einem Spiegel (kein vorausgegangener Papillenwiederaufbau); ästhetische Beratung durch tätowierenden Arzt oder Kosmetikerin.
- Anzeichnen des von der Patientin akzeptierten zu tätowierenden Areals mittels Markierstift.
- Fotodokumentation dieser Anzeichnung.
- Festlegung des Farbtones bzw. der Farbübereinstimmung mit der Gegenseite gemeinsam mit der Patientin.
▷ *Notabene:* Im Zweifelsfall sollte hellerer Farbton bevorzugt werden, da eine Tätowierungskorrektur in einen dunkleren Farbton unproblematisch ist[1].

Vorgehen
- Hautdesinfektion mit Kodan. (Die Markierstiftanzeichnung verschwindet darunter weitestgehend; ein verbleibender Rest genügt jedoch noch zur Orientierung.)
- Steriles Abdecken der Umgebung des zu tätowierenden Areals.
- Steriles Arbeiten.
- Lokalanästhesie mit Xylocain 2% (sparsame subkutane Infiltration mit dünner Kanüle, 27 oder 30 gg.).
Gelegentlich kann auf eine Lokalanästhesie verzichtet werden, wenn postoperativ noch Hypästhesie besteht.
- Pigment in kleine Kunststoff-Petri-Schale (steril) geben bzw. Farbmischung in diesem Gefäß herstellen.
- Tätowieren erfolgt mittels 7-Nadel-Kopf-Tätowierhandstück (28 gg.). Beim Accents-Tätowiergerät 60-Hz-Betrieb einschalten, Penetrierungsstufe 7–9 einstellen. Diese höhere Stufe ermöglicht ein gleichmäßiges Farbresultat.
Das Tätowier-Procedere umfaßt einen sich ständig wiederholenden Ablauf folgender kurzer Aktionen:

---

[1] Das Beseitigen von unerwünschten Tätowierungen ist durch den Einsatz spezieller Tattoo-Laser heute ohne jede Narbenbildung und mit hoher Effizienz möglich geworden.

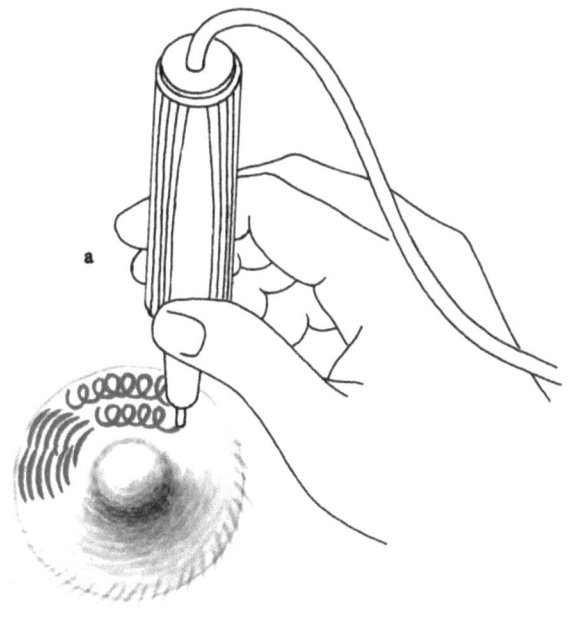

1. Eintauchen der Nadelschiene in das Pigment (Fußschalter nicht betätigen), kein Pigment in die Öffnung des Tätowierhandstückes gelangen lassen. Beim Eintauchen wird das Pigment mittels Kapillarkraft in die Nadelschiene aufgenommen und benetzt nun die Nadeln.
2. Entfernen von überschüssigem Pigment von der Nadelschiene durch kurzes Betätigen des Fußschalters (ca. 1 s), wobei der Nadelkopf ca. 3 cm Distanz zu einem Tupfer gehalten wird.
3. Pigmentimplantation mittels vertikal gehaltenem Handstück, wobei langsame kreisende bzw. bürstenähnliche Bewegungen mit dem Nadelkopf auf dem zu tätowierenden Hautareal erfolgen (Abb. 72a, b).

Danach Beginn wieder mit Aktion 1., dann 2.
und schließlich 3. usw.

- Zur Beurteilung des Zwischenergebnisses Absprayen der bereits tätowierten Fläche mit Kodan und Entfernen des nicht implantierten Pigmentrestes mit Tupfern.
- Areolarand nicht scharf konturieren, unregelmäßige Begrenzung, bürstenartiges Streichen mittels Tätowierkopf nach außen.
- Anlegen eines mehrschichtigen Verbandes:
  • Sofratüll (4lagig und rund geschnitten),
  • Mullagen (rund geschnitten),
  • Pflasterstreifen (sternförmig aufgeklebt).

Dokumentation
Chargennummer des Pigments in Krankenunterlagen eintragen.

Nachbehandlung
Verbandwechsel 2 Wochen später.

5.5 Papillenelevationsplastik

Prinzip
Ausstülpen der eingezogenen Papille durch Dissektion der Milchausführungsgänge etwa 1 cm unter der Papillenkuppel.

Indikationen
- „Schlupfwarzen".
- Unterscheidung angeborene-erworbene Papillenretraktion;
  bei erworbener Papillenretraktion vor Papillenelevationsplastik unbedingt malignes Geschehen ausschließen.

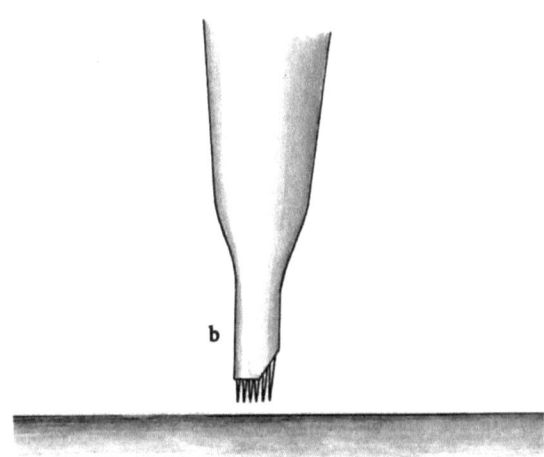

Abb. 72 a,b. Mamillentätowierung.
a Bürstende bzw. kreisende Bewegungen des vertikal gehaltenen Handstückes
b 7er-Nadelkopf für flächenhafte Tätowierung

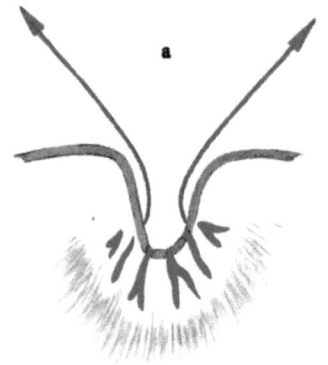
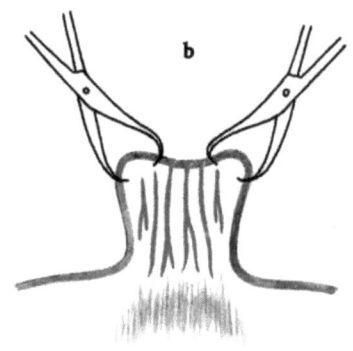
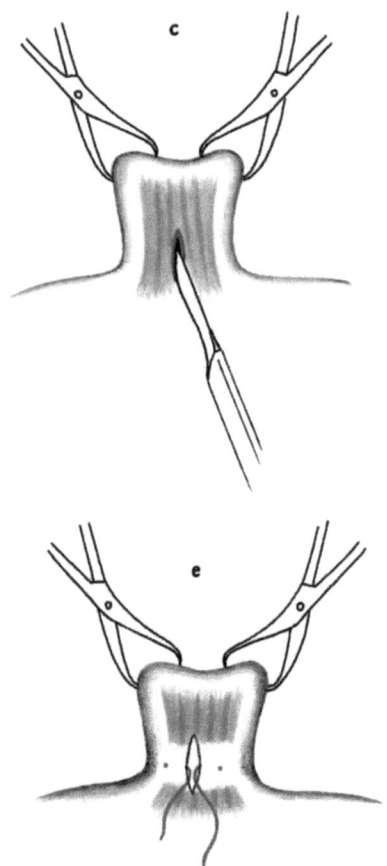
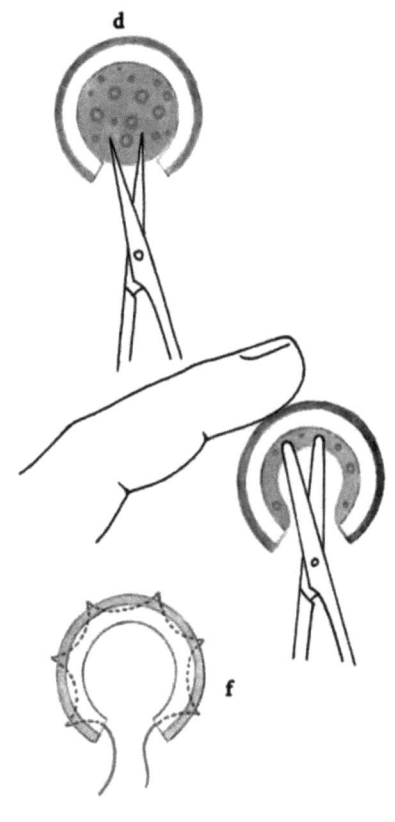

Abb. 73 a–f. Papillenelevationsplastik.
a Einsetzstellen von 2 kleinen Backhaus-Klemmen in die in der Vertiefung gelegene retrahierte Papille
b Vorziehen der Papille mit 2 Backhaus-Klemmen
c Radiäre kleine Hautinzision bei 6 Uhr in Höhe der Papillenbasis
d Dissezieren der Milchausführungsgänge:
Phase I: Zentrum, Dissektion mittels spitzer Schere
Phase II: Randbereich, Dissektion mittels runder Schere unter Gegendruck mit Finger
e Anlegen einer Tabaksbeutelnaht (PDS, farblos) in Höhe der Papillenbasis
f Punktförmige Ausstiche der Tabaksbeutelnaht

- Ausdrücklicher Wunsch der betroffenen Patientin;
  Einverständnis der Patientin, daß postoperativ *keine Stillfähigkeit* mehr besteht.

Kontraindikationen
- Malignes oder entzündliches Geschehen der Mammae.
- Blutungs- bzw. Hämatomdisposition.
! **Cave:** postoperatives retromamilläres Hämatom
- Erhaltung der Stillfähigkeit.

Lagerung
- Horizontallagerung mit Keilkissen unter den Beinen.
- Auch wenn Papillenretraktion nur einseitig: trotzdem beide Brüste bei Abdeckung mit OP-Tüchern freilassen für die intraoperative Vergleichsmöglichkeit auf Symmetrie hin.

Operationsgang
- Vorziehen der Mamille mittels zweier kleiner Backhaus-Klemmen, die bei 3 und 9 Uhr in die Mamillenspitze eingesetzt werden (Abb. 73a, b).
- Kleiner (ca. 4 mm langer) Radiärschnitt von der Papillenbasis in die Areolaregion bei 6 Uhr mit Skalpell (15er Klinge) (Abb. 73c).
- Unter konstantem Vorziehen der Papille mittels der eingesetzten Backhaus-Klemmen Eingehen in die Inzisionsöffnung bei 6 Uhr mit spitzer Schere (Abb. 73d) und Dissezieren der zentralen Geweberegion der Papille.
- Unter Vorziehen der Papille Eingehen mit der abgerundeten Schere und kurze, rasche Öffnungs- und Schließbewegungen der Schere bei leichtem Fingergegendruck (Abb. 73d), wobei sämtliche Milchausführungsgänge und Gewebezüge in Richtung der Haut durchtrennt werden, so daß sich die Papille nicht mehr retrahiert.
- Anlegen einer intrakutanen Tabaksbeutelnaht (PDS 3-0, farblos, FS-2-Nadel) an der Papillenbasis, um den Elevationseffekt zu stabilisieren (Abb. 73e, f).
  ▷ *Notabene:* • punktförmige Fadenausstiche,
  • Tabaksbeutelnaht locker knüpfen.
! **Cave:** Papillennekrose bei zu festem Knüpfen – Tabaksbeutelnaht nur locker anziehen!
- Kanüle durch Papillenspitze in Retromamillärraum (künstlich durch Dissektion entstanden) einführen und danach Areolaregion mäßig komprimieren.
  Im Falle eines retromamillär entstandenen Hämatoms kann dieses intra operationem über die Kanüle/Spritze abgesaugt werden.
- Desinfizieren der Papillennaht mit Silnet.
- Prolene-Einzelknopfnaht (4-0) zum Verschließen der radiären Papillenbasisinzision.
- Verband: Anlegen eines speziellen Mamillenverbandes in folgenden Schichten:
  • Oleotüll (zentrale Perforation für Papille),
  • schmale Micropore-Streifen, mit denen die Areolaregion abgeklebt wird (Kompressions- und Stützeffekt),
  • Mullagenschicht (zentrale Perforation für Papille),
  • Schaumstoffschicht (zentrale Perforation für Papille),
  • Mullkompressen, die mit breiten Micropore-Streifen auf Brust festgeklebt werden.
- Brust-Standardverband.

Nachbehandlung
- Verbandwechsel nach 7 Tagen.
- Faden der Tabaksbeutelnaht wird belassen (resorbierbar).

6 Reduktionsplastiken, Mastopexien

6.1 Reduktionsplastik nach McKissock

Inaugurator: P.K. McKissock, 1972

Prinzip
Kraniokaudale Mamillenstielbildung mit Entfernen von Mammagewebe lateral und medial vom kaudalen Stielanteil sowie retromamillär-kranial.

Indikationen
- Makromastie.
- Mastoptose.
- Kombinierte Makromastie/Mastoptose.
- Wenn mit folgenden Beschwerden verbunden:
  - intertriginöses Ekzem in Inframammärfalte,
  - Schmerzen in HWS- und oberer BWS-Region,
  - Drucksymptome auf Plexus brachialis infolge tiefer BH-Einschnürfurche,
  - ästhetische Befindensstörung,
  - Behinderung bei sportlichen Aktivitäten.

Differenzierung
- Orthopädisches Problem.
- Psychosoziales Problem.
- Körperbildproblem.

Kontraindikationen
- Unrealistische Erwartungen (z.B. Eingriff ohne danach entstehende Narben).
- Kanalisieren aller Probleme in Richtung Brustoperation.
- Keloiddisposition.

Anzeichnen (Abb. 74a–k; s. Abb. 80)
- Orientierungslinien: Linie Brustmitte, Inframammärfalte, Linea mediana ventralis.
- Inzisionslinien: Kraniokaudaler Mamillenstiel einschließlich neues Mamillenlager, laterale und mediale Exzisionfigur (lateral>medial, kaudale Ecken des lateralen und medialen Lappens 90° bzw. größer).
- Anzeichnen erfolgt in sitzender Position der Patientin (gynäkologischer Untersuchungsstuhl mit herausgenommenen Beinhaltern, Sitz-Rückenlehne-Winkel ca. 120°).
- Beim Anzeichnen (evtl. mit vorgehaltenem Spiegel) Patientin genau über postoperative Narbenbildung aufklären: umgekehrt T-förmige und perimamilläre Narbe.

Operationsgang
- Mammakompression durch Anlegen einer Mull-Longuette, die fest um die Brustbasis angezogen und mit einer Backhaus-Klemme fixiert wird.
- Anzeichnen der Areolainzisionslinie unter manuellem Zentrieren der Mamille (Assistenz) (Abb. 75 a, b).
- Anlegen der Hautinzisionen entsprechend der Anzeichnungsfigur in der Reihenfolge: Areolaumschneidung, Mamillenlagerumschneidung, Mamillenstielumschneidung, bogenförmige laterale und mediale Inzision (Abb. 75; 80).
- Flaches Deepithelisieren des kraniokaudalen Mamillenstieles (Abb. 76a):
  rechte Brust von kaudal nach kranial,
  linke Brust von kranial nach kaudal.
  Beim Deepithelisieren Gegenspannen (entgegen der Schnittrichtung) durch Assistenz; Finger sind dabei flach aufzulegen – keinesfalls durch Eindrücken der Fingerkuppe Gegenspannung erzeugen.
  Öfters Skalpell bzw. Klinge wechseln.
- Abnehmen der Longuette; Komplettieren der Hautinzisionen: Untere Umschneidung etwas höher als Inframammärfalte ansetzen.
  Deepithelisieren des kaudalen Anteils des Mamillenstiels mittels Präparierschere.
- Inzision der korial-subkutanen Gewebeschicht der medialen und lateralen Begrenzung des kraniokaudalen Mamillenstiels.
  Subtile Blutstillung mittels spitzer Koagulationspinzette.

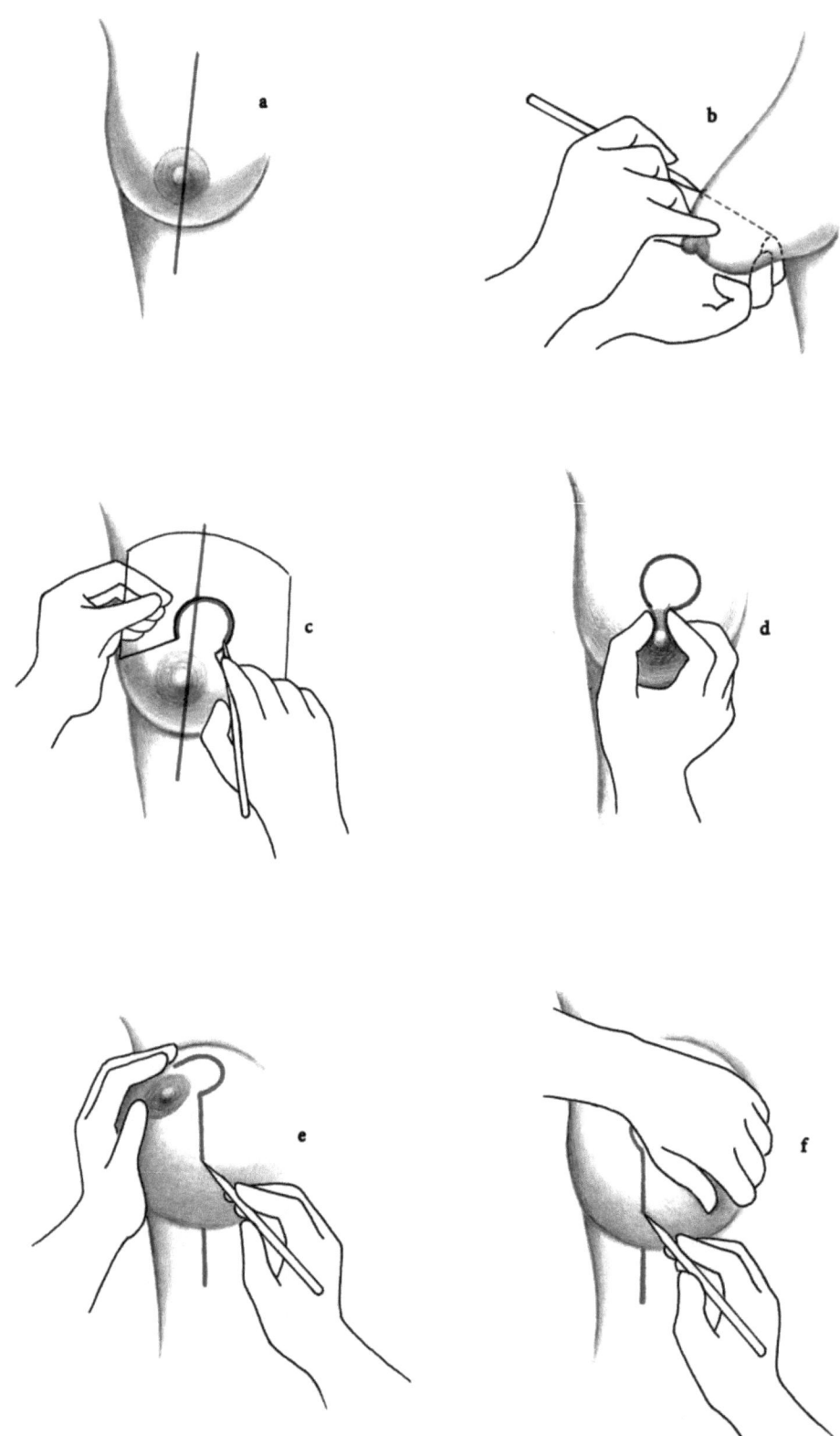

Abb. 74 a–k. Anzeichnung bei McKissock-Reduktionsplastik.
a Linie Brustmitte
b Projektion der Inframammärfalte, kraniale Begrenzung der Mamille
c Neues Mamillenlager (etwas nach medial plazieren)
d Prüfen von Größe und Form des neuen Mamillenlagers
e Medialer vertikaler Schenkel (Nach-außen-Führen der Brust)
f Lateraler vertikaler Schenkel (Nach-innen-Führen der Brust)

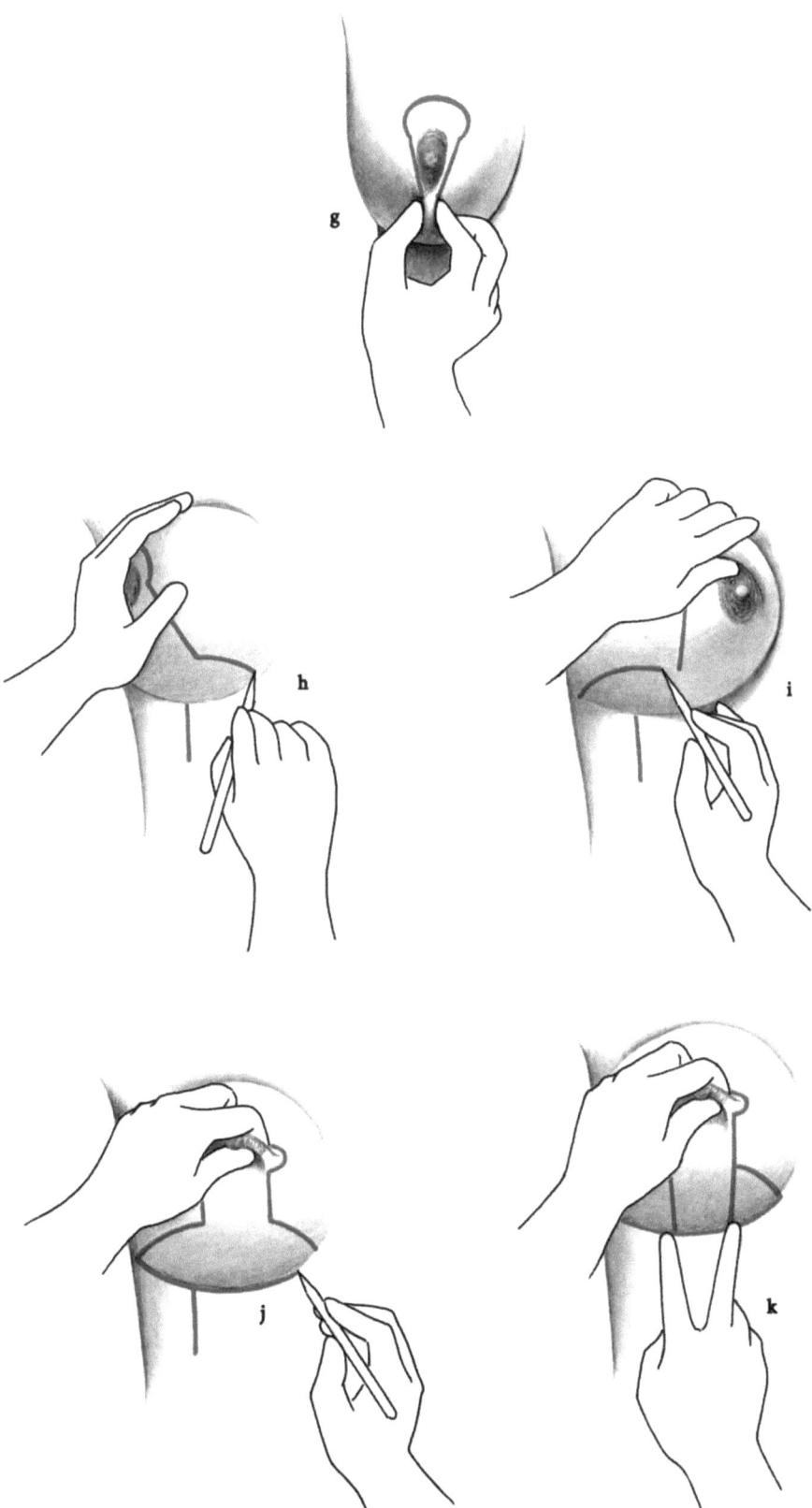

g Prüfen der Zusammenführbarkeit der kaudalen Enden der vertikalen Schenkel
h Bogenförmige Linie zwischen vertikalem Schenkel und Inframammärfalte nach innen
▷ *Notabene:* nicht zu weit medial, ansonsten sichtbare Narbe
i Bogenförmige Linie zwischen vertikalem Schenkel und Inframammärfalte nach außen
j Inframammärfalte (Inzision etwas oberhalb davon)
k Prüfen der Stielbreite (ca. 4 cm). Die Basis des Stiels auf der Thoraxwand ist dreieckförmig (vgl. Abb. 76 b)

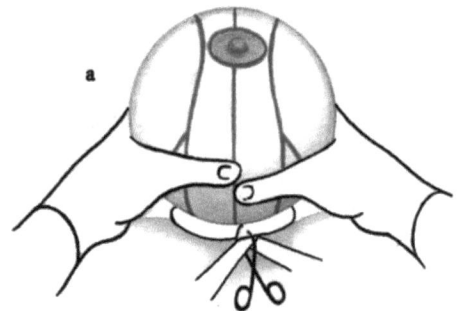
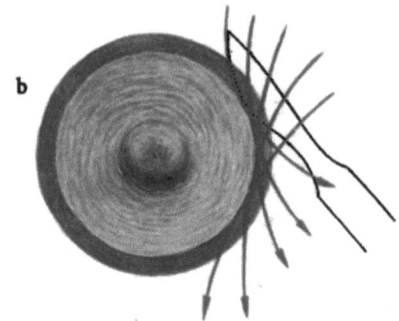

Abb. 75 a, b. Mamillenumschneidungstechnik.
a Mamillenhautinzision bei angelegtem Tourniquet und bei zentriertem Halten der Brust durch Assistenz
b Ergänzen der Umschneidung durch Unterschneiden des Areolarandes (Die Mamille läßt sich dadurch später leichter zirkulär und rund implantieren)

- Exzidieren der lateralen und medialen Gewebeportion einschließlich einer in bezug auf den Mamillenstiel dorsokranialen Gewebebrücke (retromamilläre Region) (Abb. 76b).
Das laterale Resektat ist stets größer als das mediale.
Das Resezieren geschieht unter digitaler Kontrolle.
  ▷ *Notabene:* Vor allem darauf achten, was stehengelassen werden muß. Der kraniokaudale Stiel behält eine dreieckförmige Basis auf der Thoraxwand für den Eintritt der perforierenden Interkostalgefäße in den kaudalen Stiel.
- Subtile Blutstillung der Exzisionsregion, Einlegen einer 7-mm-Jackson-Pratt-Drainage.
- Modellieren der Brust mittels kleiner Backhaus-Klemmen, die durch Hautklammern ersetzt werden können.
Aufrichten der Patientin und Beurteilung des Operationsresultates (ausreichender Effekt, Symmetrie).
  ▷ *Notabene:* Gewebsexzisionen sollten mit Elektroskalpell durchgeführt werden (weniger parenchymatöse Blutungen).
- Zwei Situationsnähte zur Adaptation des medialen und lateralen Lappens der kaudalen Brustregion (Abb. 77 a–c):
  • Donati-Naht unmittelbar inframamillär,
  • umgekehrt U-förmige Intrakutannaht in der Inframammärfaltenregion.
- Fortlaufend-überwendliche Naht der subkutankorialen Gewebeschicht mit PDS 0, darüber fortlaufende Intrakutannaht mit Prolene 2-0.

▷ *Notabene:* Durch Verteilungsnaht („Plissieren") *von lateral oder medial nach zentral* Dog-ear-Bildung vermeiden (Abb. 78). Falls „dog ear" persistiert, evtl. subkutane Fettresektion durchführen.
- Versenkte Vicryl-Einzelknopfnähte (2-0) zum Verschließen der Lücke zwischen dorsal vom Stiel gelegenem Exzisionsraum und ventral vom Stiel gelegenem Mamillenlager.
Einnähen der Mamille durch fortlaufende Intrakutannaht (Prolene 2-0) (Abb. 79a).
- Sichelförmige Nachresektion der jeweiligen perimamillären Hautregion bei „entrundeter" Mamille (Abb. 79b).
- Abkleben der Operationsnähte mittels Micropore-Pflasterstreifen.

Die brustformbestimmenden Variablen (Distanzen) bei McKissock-Technik
Einfluß der Distanz der Eckpunkte des vertikalen Schenkels der Reduktionsfigur bei McKissock-Technik auf die endgültige Brustform (Abb. 80):

Distanz A:
- Großer Abstand führt zu flacher Brustform (Einschnürungseffekt).
- Kurzer Abstand unterstützt Projektion (Tütenbildung).

Distanz B:
- Großer Abstand führt zu betonter Inframammärfalte, unterstützt Projektion.
- Kleiner Abstand bewirkt Abflachung der Brust gegenüber Oberbauchregion.

Distanz C:
- Kurzer Abstand ⩾ 6 cm! führt zur Kaudalversion der Brustwarze.
- Langer Abstand bewirkt Brustwarzen-Hochstand.
! **Cave:** schwer korrigierbar!

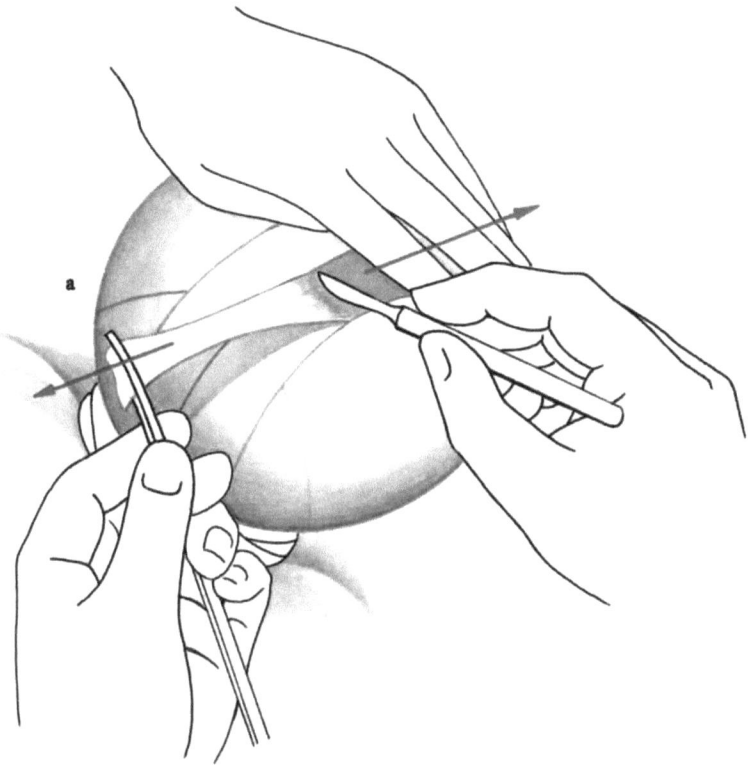

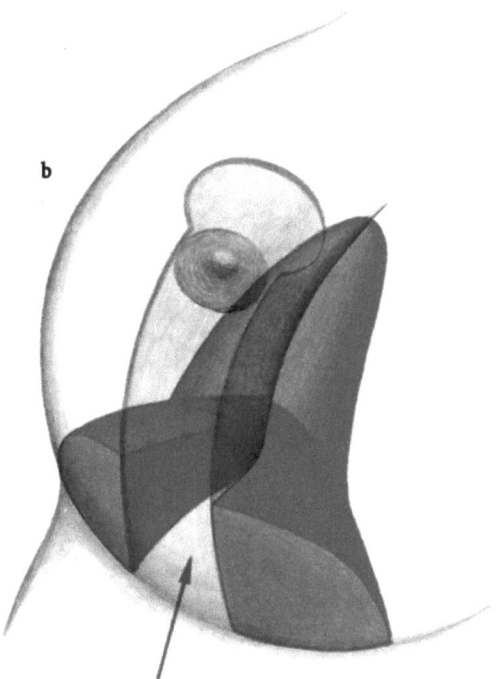

Abb. 76 a,b. Mamma-Reduktionsplastik nach McKissock-Technik.
a Deepithelisierung des kraniokaudalen Mamillenstieles (Gegenspannen durch Assistenz)
b Exzidat. Deutlich sichtbar die dreieckförmige Basis des kraniokaudalen Stiels auf der Thoraxwand (*Pfeil*)

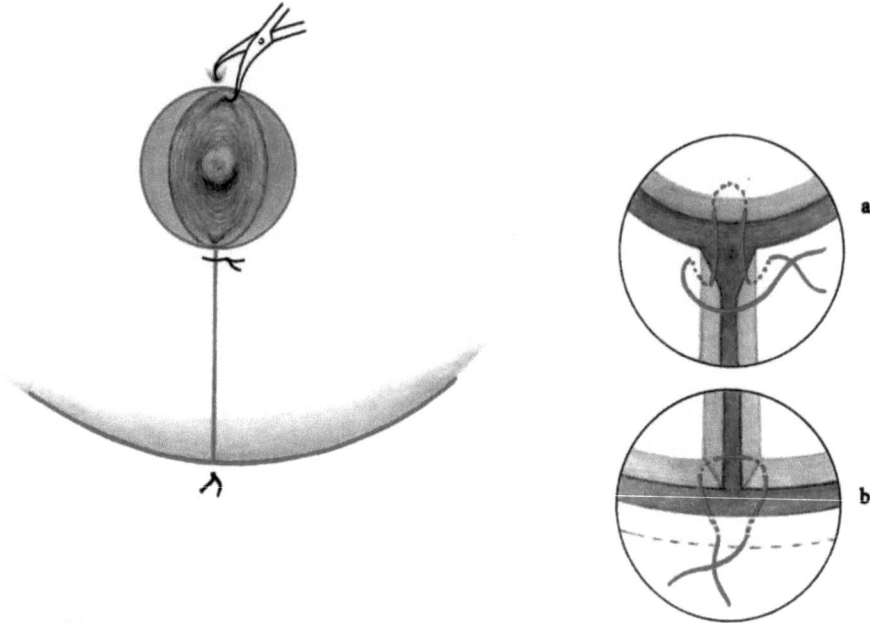

Abb. 77.
a Obere und untere Stegadaptationsnaht bei McKissock-Reduktionsplastik
b Nahttechnik oberer Stegpol
c Nahttechnik unterer Stegpol

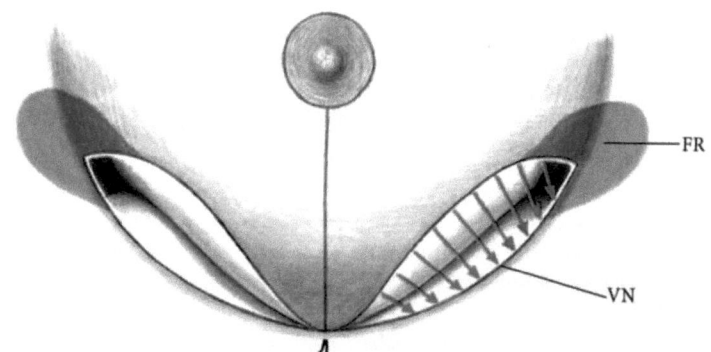

Abb. 78. Verteilungsnaht von lateral bzw. medial nach zentral, subkutane Fettresektion bei Dog-ear-Persistenz.
Pfeile: „Plissieren"; *VN* Verteilungsnaht, *FR* subkutane Fettresektion

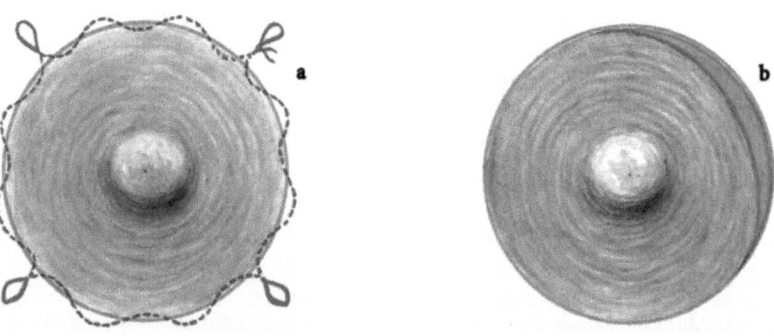

Abb. 79.
a Mamillennaht   b Hautexzision bei „entrundeter" Mamille

Reduktionsplastiken, Mastopexien

6.2 Reduktionsplastik nach modifizierter Rubin-Technik

Inaugurator: L.R. Rubin, 1976
Erste freie Mamillentransplantation durch M. Thorek, 1922

Prinzip
„Amputationstechnik".
Resektion der beiden unteren Quadranten und freie Mamillentransplantation.

Indikationen
- Makrogigantomastie.
  Begleitsymptome: Myogelosen, Wirbelsäulenfehlhaltung, Intertrigo, Schnürfurchenbildung, neurotische Fehlentwicklung.
- Resektatgewicht pro Seite über 800 g.
- Abstand Jugulum–Papille >30 cm (Mamillentranspositionsdistanz >10 cm).
- Starrer, fester, lipomatöser Drüsenkörper mit Hypoxierisiko der Mamille im Falle von deren gestielter Transposition.
- Zustand nach Mastitis non puerperalis.

Kontraindikationen
Noch nicht abgeschlossene Familienplanung, Stillwilligkeit.

Anzeichnen (Abb. 81a–d)
- Anzeichnen am Vorabend an der stehenden Patientin.
- Abstand Jugulum–Papille: 22 cm.
- Kraniales Dreieck:
  9–10 cm   Steglänge,
  60°   oberer Winkel,
  90°/größer Winkel der kaudalen Lappenkanten.

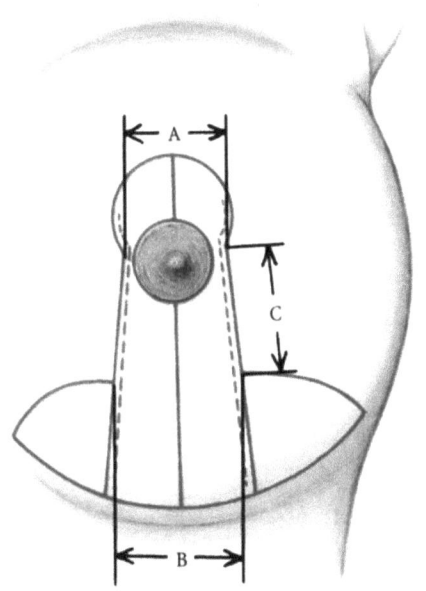

Abb. 80. Hautinzisionsfigur bei McKissock-Technik
Gestrichelte Linie: Faszieninzision
A, B, C Distanzen der Eckpunkte der vertikalen Schenkel der Reduktionsfigur

Abb. 81a–d. Anzeichnen bei Reduktionsplastik nach Rubin-Technik.
a Projektion der Inframammärfalte, entspricht höchstem Punkt des neuen Mamillenlagers
b Abstand Jugulum–Papille ca. 22 cm, Steglänge jeweils 9–10 cm
c Anzeichnen des kranialen Deepithelisierungsdreiecks sowie der kaudalen Exzisionsfigur in der Sicht von vorn
d Anzeichnungslinien sowie (c) in der Sicht von seitlich
▽

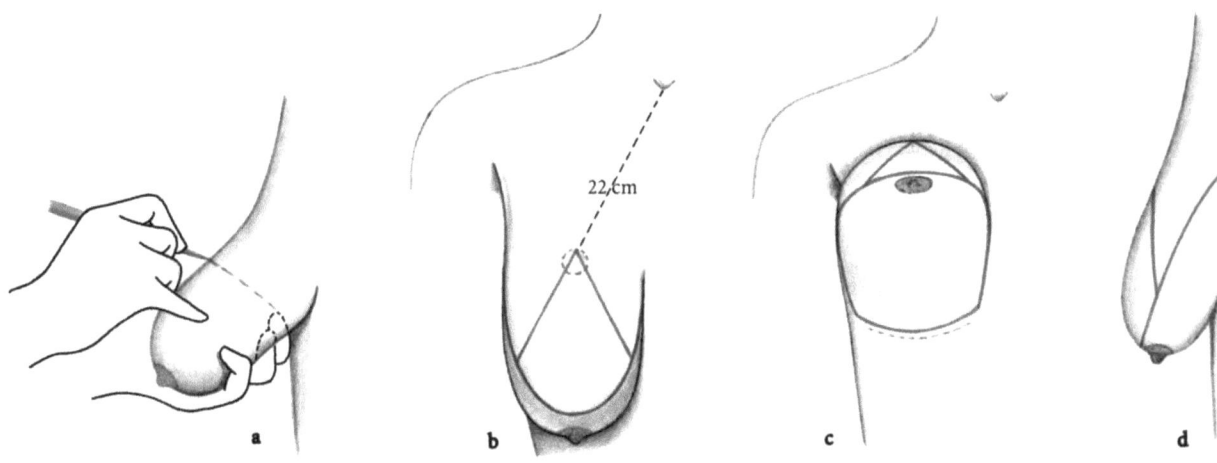

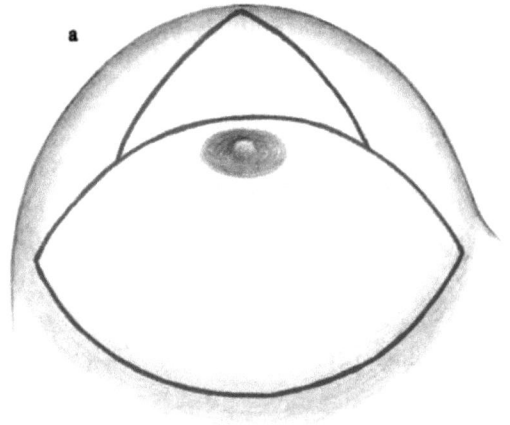
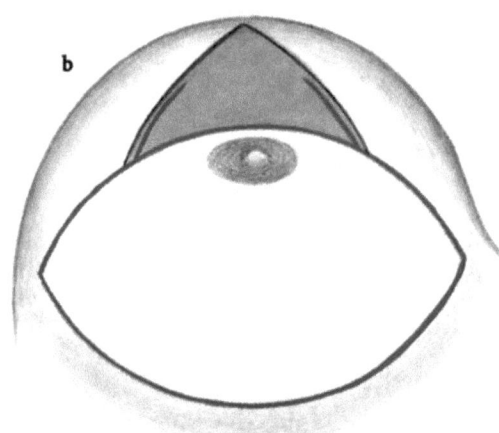

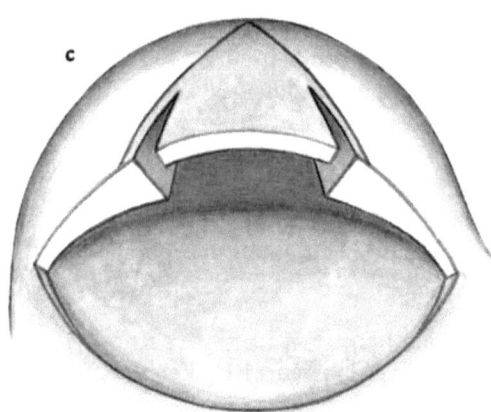

Abb. 82 a–e. Reduktionsplastik nach Rubin-Technik.
a Hautinzisionen des kranialen Dreiecks und der kaudalen Exzisionsregionen
b Deepithelisiertes kraniales Dreieck mit Faszieninzision
c Präparation des submamillären Stieles sowie des lateralen und medialen Lappens
d Einschwenkrichtung des medialen Lappens sowie des davon lateralen Lappens
e Modellieren der neuen Brustform
(*rot:* submamillärer Stiel, *grau:* lateraler bzw. medialer Lappen)

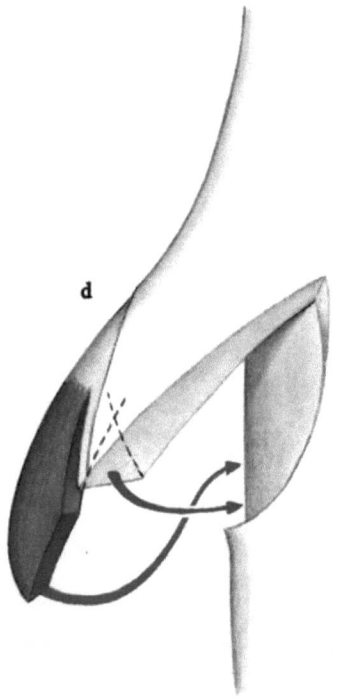
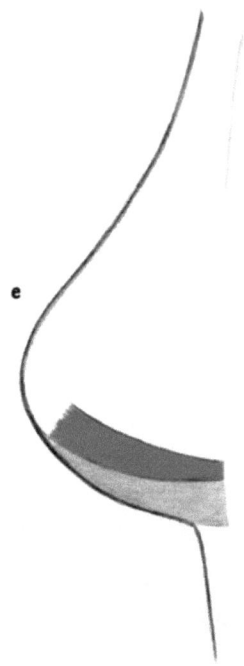

- Neues Mamillenlager in Höhe Submammärfalte.
- Orientierungspunkte bzw. -linien:
  Jugulum, Medioklavikularlinie, Abstand Jugulum–Papille, Projektion der Submammärfalte zum Brustdrüsenkörper, Distanz zwischen altem und vorgesehenem neuem Mamillenlager.

Operationsgang
- Durchführen sämtlicher Hautinzisionen (Abb. 82 a):
  Kraniales Dreieck; Mamillenrand; medial und lateral bogenförmig ausschwingende Linie, die jeweils vertikal-kaudal zur Submammärfalte führt; horizontale Inzisionslinie etwas oberhalb der Submammärfalte.
  ▷ *Notabene:* Inzidieren und Exzidieren nacheinander durch gleichen Operateur, nicht parallel in „a deux equipe".
- Deepithelisieren des kranialen Dreiecks (Abb. 82b), Gegenspannen durch Assistenz, Skalpell öfters wechseln.
- Exzidieren der Mamillen: flach, kein subkutanes Gewebe mitexzidieren, Aufbewahren der Mamillen in Ringer-Lactatlösung.
- Exzidieren der beiden unteren Quadranten, „Amputationstechnik" (Abb. 82c).
  Ausgehen von der submammären Inzision, Vorpräparieren bis auf die Muskelfaszie, Ablösen der gesamten Retroglandulärregion einschließlich Faszie mittels Elektroskalpell.
  ▷ *Notabene:* Konzentrieren auf das, was stehenbleiben muß und nicht auf das, was entfernt wird.
- Subtile Blutstillung.
- Inzision der Brustfaszie entlang der beiden vertikalen Hautschenkel des kranialen, deepithelisierten Dreiecks (Bilden eines submamillären Stieles, vergleichbar mit dem kraniokaudalen Stiel der McKissock-Technik (Abb. 82b, c).
- Präparieren (Ausdünnen) des lateralen und des medialen Lappens, die das umgekehrte Steg-T bilden.
- Modellieren mit kleinen Backhaus-Klemmen, dabei retroglanduläre Positionierung des submamillären Stieles zum Ausformen des Brusthügels (Abb. 82d, e).
  Seitenvergleich, evtl. Nachresektionen.
- Einlegen einer 7-mm-Jackson-Pratt-Drainage, Ersetzen der Backhaus-Klemmen durch Hautklammern.
- Situationsnaht (Prolene 2-0) zur mediokaudalen Adaptation der beiden kaudalen Lappenecken mit der Inframammärfalte unter retroglandulärer Positionierung des submamillären Stieles (Verbindungspunkt vertikaler-horizontaler T-Schenkel).
  Situationsnaht (Prolene 2-0) zur mediokranialen Adaptation der beiden kranialen Lappenecken aneinander (oberer Pol des vertikalen T-Schenkels).
- Subkutannaht: koriumnah, fortlaufend-überwendlich, PDS 2-0, evtl. farblos.
- Intrakutannaht: Prolene 2-0.
- Zirkuläre Hautumschneidung (zur Bildung des neuen Mamillenlagers) über dem oberen Pol des vertikalen T-Schenkels.
- Deepithelisieren der kreisförmigen Region, Hautrand etwas vertiefen (Nahtkante).
  ▷ *Notabene:* Deepithelisieren exakt im Stratum papillare.
- Präparieren der Mamille: Entfernen des subkutanen Fettgewebes, Ausdünnen der Mamille, Sticheln mittels Skalpell.
- Anheften der Mamille im neuen Mamillenlager mittels Hautklammern.
- Einnähen der Mamille mittels fortlaufend-überwendlicher Naht (Ethilon 2-0), sukzessives Entfernen der Hautklammern.
- Spülen des retromamillären Wundraumes mittels 0,9%-NaCl über Knopfkanüle.
- Ausstreichen der restlichen Spülflüssigkeit mittels Skalpellgriff (rubbelnde Bewegung).
  ▷ *Notabene:* Wundspalt muß frei von Spülflüssigkeit sein.
- Fakultativ: Instillieren von Fibrinkleber (langsam-verfestigende Applikationsform, wobei überschüssiger Fibrinkleberanteil ausgestrichen wird) – nicht obligat.
  Mamille andrücken (2 min. lang).
- Mamillenandruckverband (ohne zentrale Perforation) in mehreren Schichten:
  • Oleotüll,
  • schmale Micropore-Streifen;
  • Mehrere Mullagen,
  • Schaumstoff,
  • Mullkompressen,
  • breiter Micropore-Streifen.

6.3 Double-skin-Plastik

Inaugurator: J.C.S. Goes, 1989

Prinzip
Mastopexie durch Verkürzen der anterior-posterioren Drüsenkörperausdehnung.

Indikationen
- Tubuläre, ptotische Mamma.
- Rekonstruktion bei BET.

Kontraindikation
Ptosis mammae.

Anzeichen
- Mamillenumschneidungslinie (Anpassung der Mamillengröße an die Brustform).
- Umschneidungslinie: Deepithelisierungszone.
- Orientierungslinie: Brustbasis.

Operationsgang
- Umschneiden der Mamille sowie der Deepithelisierungszone entsprechend den Anzeichnungslinien (Abb. 83a).
- Deepithelisieren der Haut zwischen den beiden Inzisionslinien (mittels Präparierschere) (Abb. 83b).
- Zirkuläre Faszieninzision 3 mm oberhalb der mamillenfernen Hautumschneidung (mittels Elektroskalpell) (Abb. 83b).
- Zirkuläre epiglanduläre Dissektion des gesamten Drüsenkörpers bis zur Pektoralisfaszie (mittels Elektroskalpell) (Abb. 83c).
Sorgfältige Blutstillung der Dissektionsflächen.
- *Kraniobasale und bilaterale Keilresektionen des Drüsenkörpers* (Abb. 83c) entsprechend der zuvor durchgeführten Anzeichnung der zu exzidierenden Gewebeareale mit Methylenblau-getränktem Watteträger.
- Fixieren des kraniobasalen Resektionsrandes des Drüsenkörpers mit dem M. pectoralis major durch PDS-Einzelknopfnähte (2-0) (Abb. 83d).
- Wundflächenadaptation (bilateral des Drüsenkörpers) durch fortlaufend-überwendliche PDS-Naht (Abb. 83d).
- Einlegen von zwei 7-mm-Jackson-Pratt-Drainagen (Ausleiten über Inframammärfalte).
  ▷ *Notabene:* Die Drainagen dürfen nicht um den Drüsenkörper nach oben herumgeführt werden. Leichte Entfernbarkeit der Drainagen!
- Anlegen einer intrakutanen Raffnaht der mamillenfernen Hautkante (PDS 3-0, farblos) (Abb. 83e) und Zuziehen dieser Naht auf den mamillenadäquaten Umfang. Arretieren der Fadenenden mittels Klemme.
Auf diesen Schritt ist die spezielle Bezeichnung der Technik („double skin" oder „purse string") zurückzuführen.
- Einnähen der Mamille in die geraffte Hautkante durch fortlaufend-überwendliche Prolene-Naht (3-0) (Abb. 83f).
- Abkleben der zirkulären Operationsnaht mittels schmaler Micropore-Pflasterstreifen (Mamille freilassen zur postoperativen Beobachtung).

- Stützverband der gesamten Brust mit schmalen Micropore-Pflasterstreifen.
- Anlegen eines Brust-Standardverbandes.

6.4 Reduktionsplastik nach Ribeiro

Inaugurator: L. Ribeiro, 1973

Prinzip
Es werden ein kranialer mamillärer Stiel sowie ein kaudaler Lappen gebildet, der modelliert und unter dem kranialen Brustweichteilmantel fixiert wird.

Vorteile
- Nach dem Eingriff kein „Durchhängen" der Brust im Laufe der Zeit.
- Exzellentes „upper-filling" der Brust (vorteilhaft für Dekolleté und Körpersilhouette).
- Möglichkeit zum Modellieren der seitlichen Brustkontur.
- Möglichkeit zur Verkleinerung der Brustbasis.

Nachteil
Anspruchsvolle Technik.

Indikationen
- Makromastie.
- Mastoptose.
- Disproportion: große breitbasige Brust bei grazilem Körperbau.

Anzeichnen (Abb. 84a)
- Brustmitte.
- Winkelförmige Schnittlinienmarkierung oberhalb der Mamille (Schenkellänge ca. 10 cm, dem kranialen Winkel gegenüberliegende Seite 17–18 cm lang).
- Daran schließt sich eine nach medial und lateral bogenförmigen Schnittlinie in Richtung Inframammärfalte an (lateral weiter ausgreifend als medial).
- Basale Verbindungslinie zwischen den bogenförmigen Linien ca. 1 cm oberhalb der Inframammärfalte (untere Schnittlinie).

Operationsgang
- Zunächst erfolgen entsprechend den angezeichneten Linien die Hautinzisionen ohne Tourniquet.
- Anlegen des Tourniquets und Umschneiden der

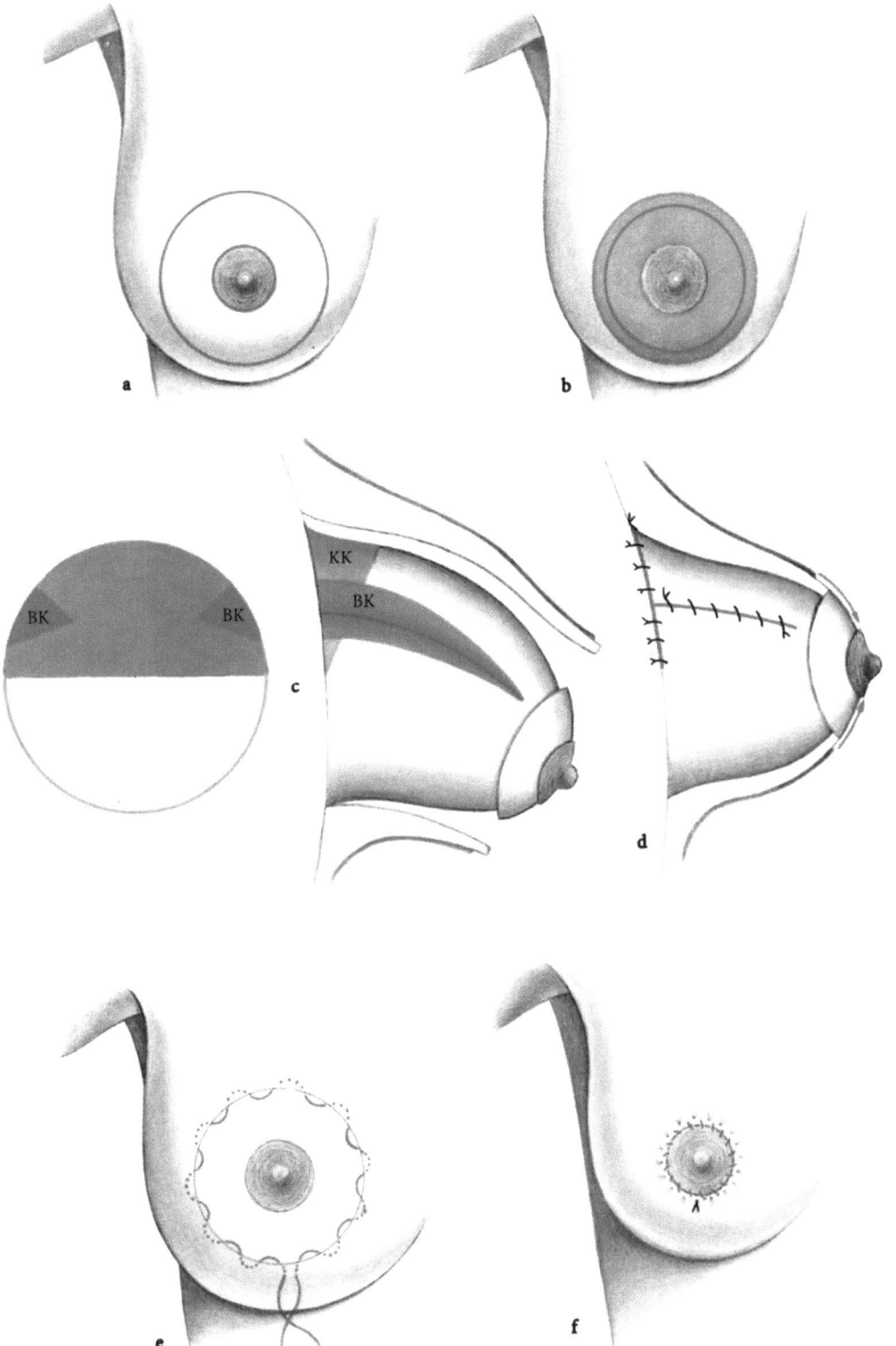

Abb. 83 a–f. Double-skin-Technik.
a Mamillennahe und -ferne zirkuläre Hautinzision
b Zirkuläre Inzision von Faszie und subkutanem Fettgewebe
c Zirkuläre, epiglanduläre Dissektion sowie bilaterale (*BK*) und kraniobasale (*KK*) Keilexzisionen des Drüsenkörpers
d Fixieren des basalen Resektionsrandes an Pektoralisfaszie sowie Verschließen der bilateralen Resektionsdefekte (PDS, farblos)
e Zirkuläre intrakutane Raffnaht
f Einnähen der Mamillen durch fortlaufend-überwendliche Prolenenaht

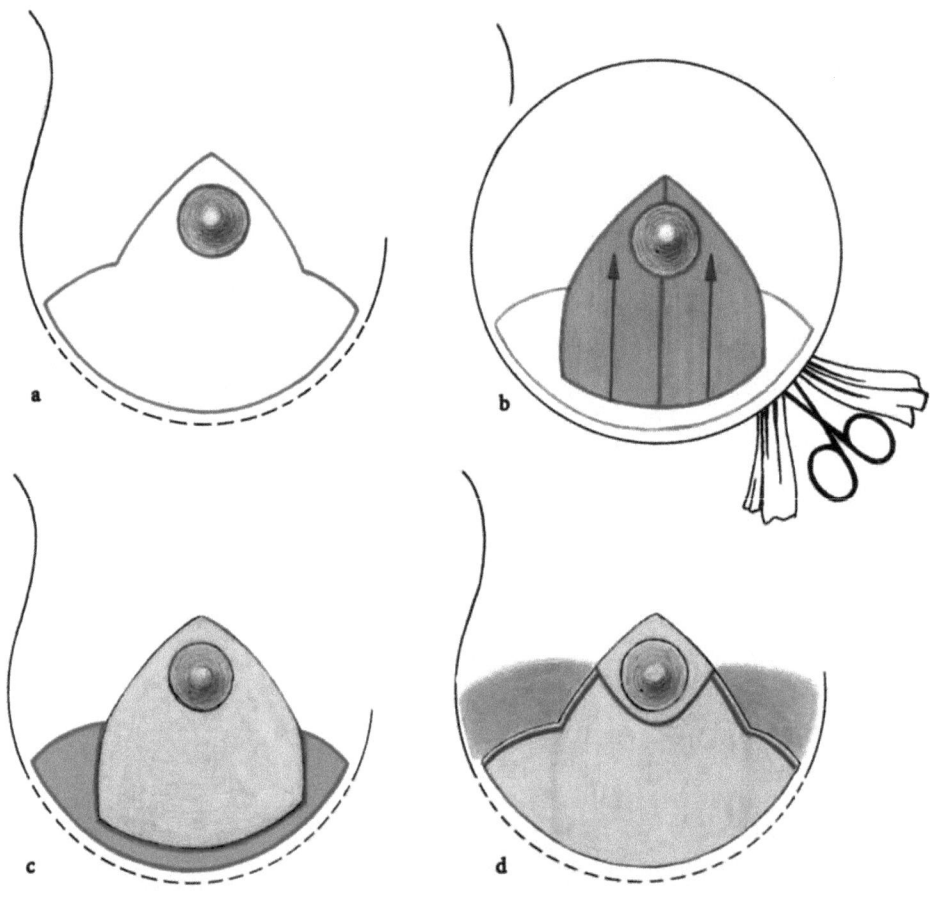
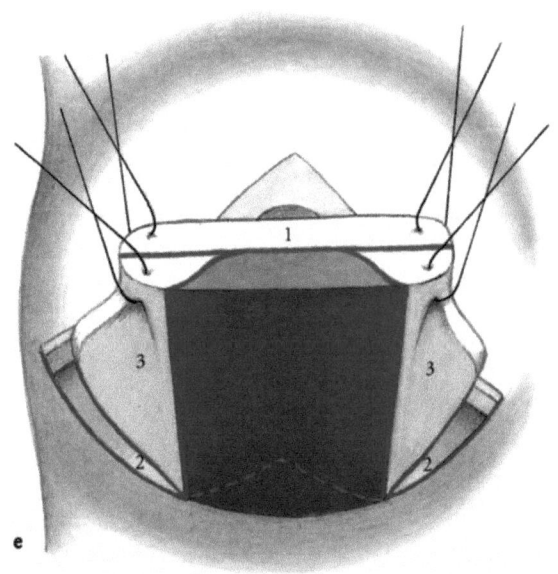

Reduktionsplastiken, Mastopexien 121

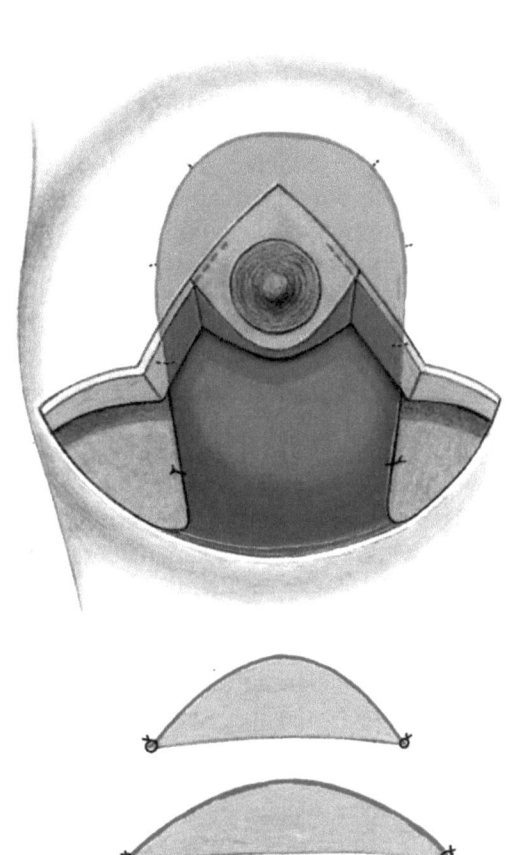

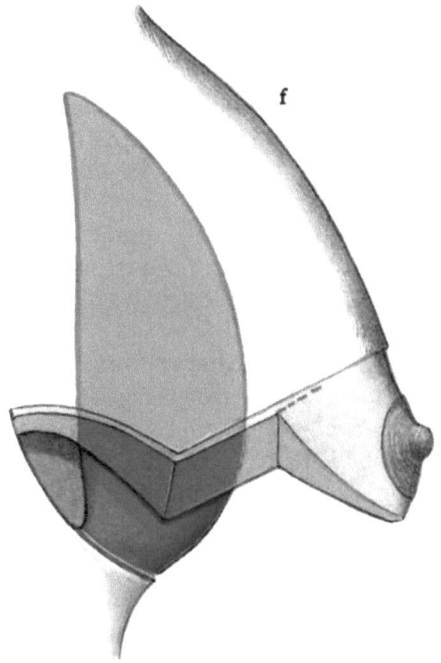

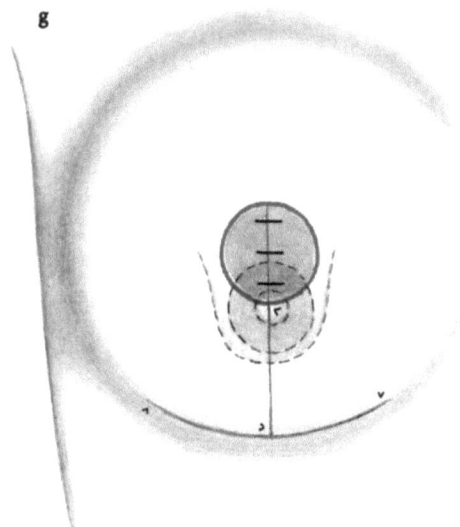

Abb. 84 a–g. Reduktionsplastik nach Ribeiro.
a Hautinzisionsfigur, perimamilläre Umschneidung
b Deepithelisierung in kranialer Richtung (*rechte* Brust) *mit* Tourniquet
c Komplettierung der Deepithelisierung ohne Tourniquet
d Dissezieren von „Brustfaszie" und subkutanem Fettgewebe (*rote Linie*)
Präparieren des medialen und lateralen Lappens (*rosafarbenes Areal*) der späteren unteren Brustregion
e Präparieren des kaudalen Lappens:
  1. Verdünnen des Lappens
  2. Mediolaterales Inzidieren des Lappens
  3. Verschmälern des Lappens
f Modellierter, durch Nähte fixierter kaudaler Lappen von vorn und von der Seite mit schematischer Darstellung der Variabilität von Brustbasisbreite und Brustprominenz
g Verschluß der unteren Brustregion (invertiertes T), mit Hautklammern in potentieller Mamillenregion
Rosa: Deepithelisierung dieses Areals

Mamille (Durchmesser je nach Brustgröße 4–4,5 cm).
- Deepithelisieren, rechte Mamma in kaudokranialer Richtung (Abb. 84 b, c), linke Mamma in kraniokaudaler Richtung.
Die Mamille wird insulär von der deepithelisierten Region umgeben. Es wird pro Seite in 2 Portionen (medial und lateral) deepithelisiert. Durch Assistenz Brust nach kranial spannen lassen. Aufwickeln des abgelösten Hautgewebes auf Kocher-Klemme.
- Markieren der Mitte der geraden winkelförmigen Schnittränder sowie davon ausgehend Anzeichnen einer nach medial und lateral bogenförmig-horizontal verlaufenden Linie.
- Mittels Elektroskalpell bogenförmige Inzision der Faszie unterhalb der Mamille, jeweils die Mitte der geraden Winkelschnittlinien verbindend (Bilden des kranialen Mamillenstieles) (Abb. 84d).
- Entfernen des Tourniquets und Komplettieren der Deepithelisierung (Abb. 84 c, d).
- Inzision der Faszie nach kaudal, zunächst parallel zur winkelförmigen Hautschnittlinie (Mitte) und dann parallel zur bogenförmigen Schnittlinie medial und lateral (Abb. 84d).
- Einsetzen einer Backhaus-Klemme in die Faszie oberhalb der Mamille. Die Brust zunächst nach medial ziehen und Präparieren des lateralen Fetthautlappens. Danach die Brust nach lateral ziehen und Präparieren des medialen Fetthautlappens.
  ▷ *Notabene:* Diese beiden Lappen dürfen nicht zu dick und auch nicht zu dünn sein. Sie bilden später die untere Brustkontur.
- Einsetzen von zunächst 2 Backhaus-Klemmen in die Faszie unterhalb der Mamille und horizontales Spalten des Drüsenkörpers von ventral nach dorsal.
- Verschmälern des kaudalen Lappens von der Seite des Drüsenkörpergewebes sowie von der medialen und lateralen Seite (Abb. 84e).
- Ausdünnen des kranialen Mamillenstieles (ausreichende Flexibilität für das kraniale Mamillenlager).
- Mobilisieren der kranialen Drüsenkörperrückseite bis zu den Konturen der Brustbasis.
- Verschmälern des kranialen Lappens durch Exzidieren von Drüsenkörpergewebe.
- Einlegen des kaudalen Lappens unter den kranialen und Modellieren der Brust (Abb. 84 f). Danach Entscheidung über Nachresektionen.
Bei Akzeptanz fixieren des kaudalen Lappens durch 7–8 Prolene-Einzelknopfnähte (Höhe der Fixierung wird durch die Drüsenkörperbasis bestimmt, ca. 2.–3. ICR).
- Parallel zur unteren Hautinzision erfolgt die oberflächliche Dissektion der Brustfaszie mittels Elektroskalpell (Abb. 84f). Dadurch wird eine Entlastung der Inframammärfalte erzielt.
- Zweischichtiges Verschließen der umgekehrt T-förmigen Wunde durch fortlaufend-überwendliche Vicryl-Naht des subkutan-korialen Gewebes. Darüber Prolene-Intrakutannaht. Die Wundränder des vertikalen T-Schenkels werden nur im kaudalen Teil (ca. 5–5,5 cm bis zur Inframammärfalte) zweischichtig geschlossen, der kraniale Teil der Wundränder wird mit Hautklammern adaptiert (Abb. 84g).
Das neue Mamillenlager wird angezeichnet und deepithelisiert.
Ersetzen der Hautklammern durch fortlaufend-überwendliche Vicryl-Naht. Einmodellieren der Mamille mittels Backhaus-Klemmen. Ersetzen dieser Klemmen durch Hautklammern und Einnähen der Mamille durch Prolene-Intrakutannaht, die an 3–4 Stellen durch Herausleiten des Fadens unterbrochen wird, dabei sukzessive Entfernung der Hautklammern.

Eine Kurzübersicht über die Mamma-Reduktionsplastiken (Abb. 85a–c) zeigt McKissock-, Rubin- und Ribeiro-Technik im Effektvergleich hinsichtlich Brustbasis-, Inframammärfalten- und Brustprofilbildung.

6.5 Mastopexien

Prinzip
Brustformverändernde Eingriffe auf Grundlage von bestimmten Hautschnittführungen, Deepithelisierungen bzw. Hautexzisionen. Brust „lifting".

Indikationen
- Nach wiederherstellendem Eingriff Angleichung der kontralateralen Mamma.
- Tumorlagerangepaßt bei BET.

Anzeichnen
- Spindelförmige, mondsichelförmige, sternförmige usw. Hautexzidate bei tumorlageradaptierten Eingriffen.
- Ringförmige perimamilläre Deepithelisierung.

Operationsgang
- Hautinzisionen entsprechend Anzeichnungsfigur.

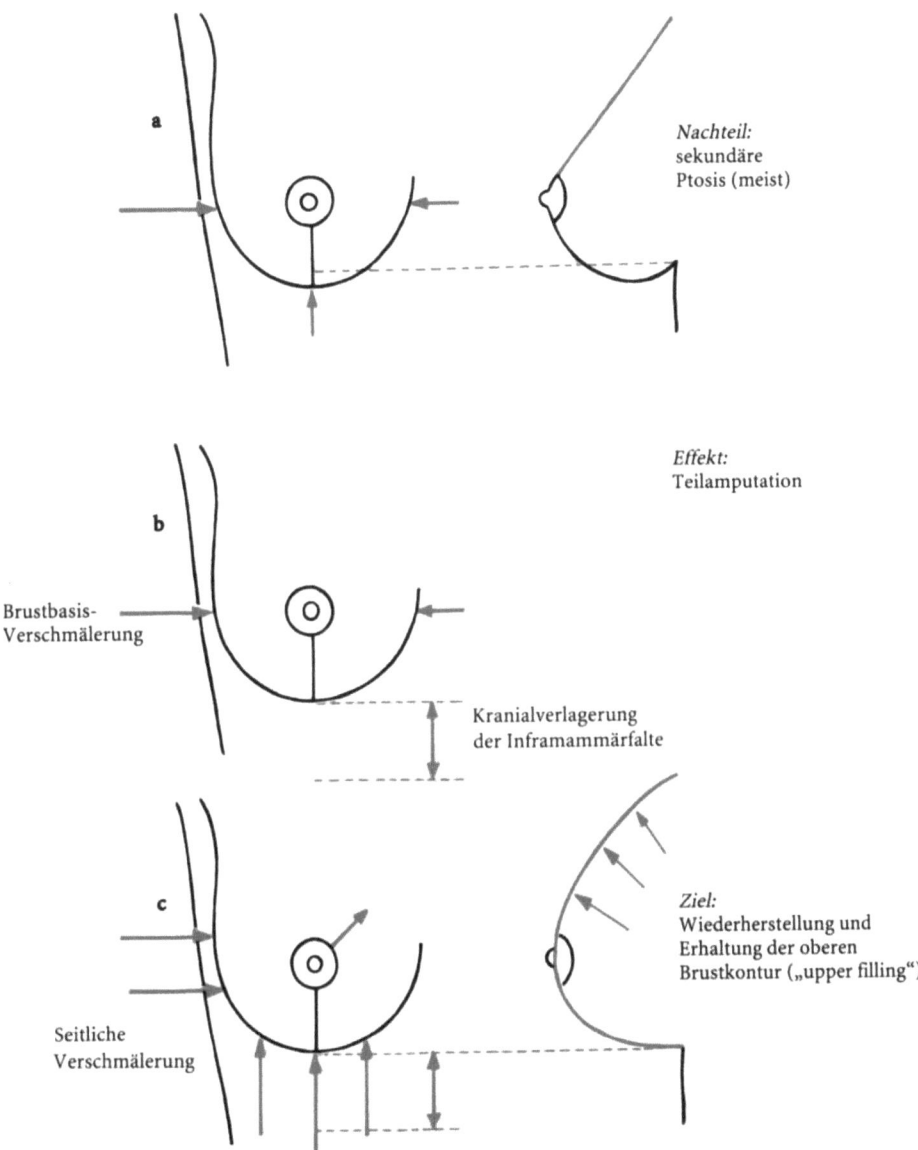

Abb. 85 a–c. Kurzübersicht zu den Mammareduktionsplastiken.
a McKissock-Technik
b Rubin-Technik
c Ribeiro-Technik

- Deepithelisierung des umschnittenen Hautareals.
- Modellieren der Brustformveränderung mit kleinen Backhaus-Klemmen.
- Befundabhängig evtl. koriale Inzision/Exzision.
- Fortlaufend-überwendliche Vicryl-Naht (2-0) der korial-subkutanen Gewebeschicht.
- Fortlaufende Prolene-Intrakutannaht (3-0).
- Abkleben der Operationsnähte mit schmalen Micropore-Pflasterstreifen.
- Anlegen eines Brust-Formverbandes (Schaumstoff).

Nachbehandlung
- Anlegen eines Cicatrex-Stützverbandes ab 3. Tag post operationem.
- Fädenentfernung nach 3–4 Wochen.

7 Augmentationsplastiken

Die Augmentationsplastik besteht im Herstellen der ästhetischen Übereinstimmung von knöcherner Thoraxform und vorhandenem Eigengewebsmantel durch ein Implantat (Alloplastik).

Indikationen
- Tubuläre Brustform, Hypomastie, Involutionsbrust.
- Verlust der kranialen Brustkontur (sog. Upperfilling-Verlustsyndrom).

Die Augmentation impliziert eine ästhetische Zielsetzung. Durch die hohe Erwartungshaltung der Patientin wird alles „gefärbt". Insbesondere ungünstige anatomische Voraussetzungen können von der Patientin verdrängt sein und übersehen werden. Dies bedeutet „Glatteis" für den Operateur. Eine detaillierte anatomische Untersuchung der Thoraxform und des Weichteilmantels sind erforderlich. Ein psychologisches Gutachten zur Klärung der Emotionshaltung der Patientin ist notwendig.

Operationstechnische Anforderungen
- Augmentation niemals mit autologem Gewebe (z.B. TRAM).
- Einheit von Implantations- und Explantationschirurgie (stets beides bedenken und über beides reden).
- Implantat-Typ:
  - Expander oder definitives Implantat
  - texturierte oder glatte Oberfläche,
  - 0,9%-NaCl-Füllung.

7.1 Subglanduläre/epimuskuläre Prothesenimplantation

Indikationen
- Anisomastie.
- Hypoplasie/Aplasie.
- Postpartale Involutionsmamma.

Voraussetzung
Ausreichende Schichtdicke des subkutanen Fettgewebes.

Anzeichnen
- Orientierungslinien: Linea mediana, vorgesehene Brustbasiszirkumferenz.
- Schnittlinie: Inframammärfaltenregion.

Operationsgang
- Retroglanduläres Mobilisieren der gesamten Drüsenkörperbasis von der Pektoralisfaszie mit sorgfältiger Blutstillung.
- Erweitern der subglandulären Loge weit nach kranial (Dingman-Dissektor, digital, Hegar-Stift).
- Erweitern der subglandulären Loge nach lateral bis zur vorderen Axillarlinie.
- Erweitern der subglandulären Loge nach kaudal mit Darstellen der subkutanen Fettgewebeschicht.
- Entfalten der Gewebsloge mittels Kaltlichtspekulum, Blutstillen mittels Elektrokoagulation.
- Einlegen der Meßprothese in die subglanduläre Loge und Kontrollieren der Meßprothesenverschiebbarkeit nach kranial.
- Entfernen der Meßprothese und Einlegen eines Bauchtuches in die subglanduläre Loge.
- Präparation der subglandulären Loge der Gegenseite.
- Entfernen des Bauchtuches, Blutstillung, Einlegen der definitiven Prothese in die subglanduläre Loge.

Nachbehandlung
Brust-Stützverband
! **Cave:** Drainage nicht zu früh entfernen!
(Absonderung über Drain sollte erst sistieren.)

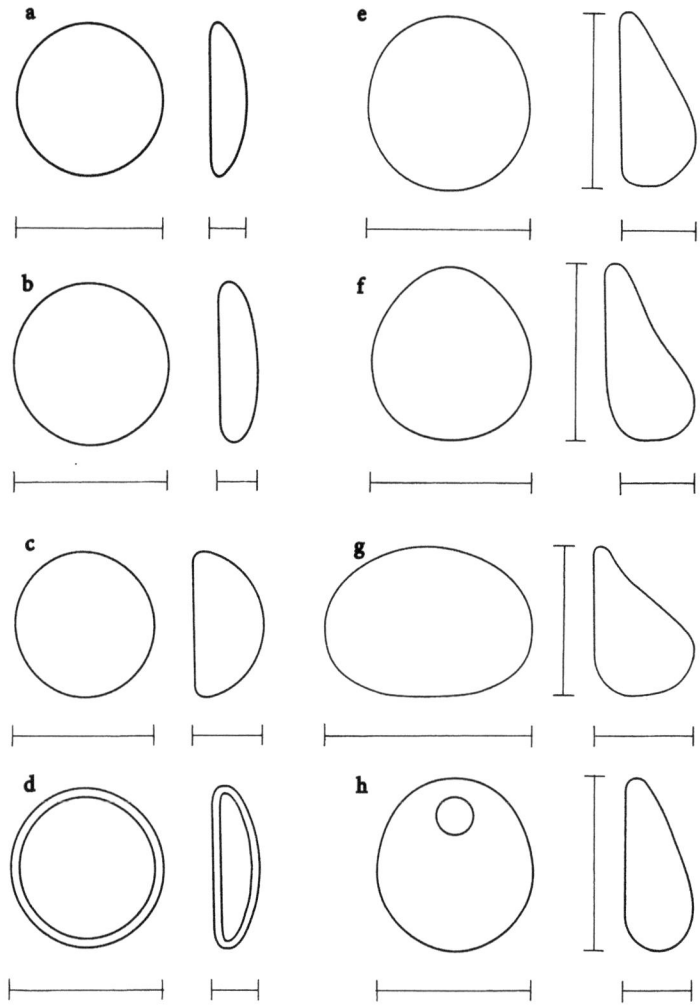

Abb. 86 a–h. Übersicht zu den Mammaendoprothesenformen.
a Kreisförmige Basis, flaches Profil
b Kreisförmige Basis, mittleres Profil
c Kreisförmige Basis, hohes Profil
d Doppellumenprothese:
   Kreisförmige Basis, mittleres Profil
e Ellipsenförmige Basis, Tropfenprofil
f Ellipsoide Basis, Tropfenprofil
g Low-pole-Prothese:
   Querovale Basis, Tropfenprofil
h Expanderprothese:
   Ellipsenförmige Basis, Tropfenprofil

Evtl. mit Drainage entlassen. Gilt besonders bei texturierten Prothesen zur Erzielung eines konstanten „Interface" zwischen Implantat und umgebendem Eigengewebsmantel.

7.2 Submuskuläre Prothesenimplantation

Indikationen
- Hypoplasie/Aplasie.
- Ungenügende Schichtdicke des subkutanen Fettgewebes.

Anzeichnen
Wie bei epimuskulärer Prothesenimplantation (s. S. 125).

Operationsgang
- Inzision in Inframammärfalte, digitales Ablösen des mediokaudalen Ansatzes des M. pectoralis major.

- Erweitern der submuskulären Loge nach kranial und lateral bei liegender Meßprothese (Dingman-Dissektor).
- Prüfen der Verschiebbarkeit der Prothese.
- Entfernen der Meßprothese, Blutstillung (Kaltlichtspekulum), Einlegen einer 7-mm-Jackson-Pratt-Drainage, Einlegen der definitiven Prothese.
- Zweischichtiges Verschließen der Inzisionswunde:
  - fortlaufend-überwendliche Vicryl-Naht (2-0) der subkutan-korialen Gewebeschicht,
  - fortlaufende Prolene-Intrakutannaht (2-0).

Gegenwärtig wird ein breites Sortiment von Mammaendoprothesen unterschiedlicher Größen und Formen (Abb. 86 a–h) angeboten.

Nachbehandlung
Wie bei epimuskulärer Prothesenimplantation (s. S. 125/126).

7.3 Endoskopische Prothesenimplantation

Prinzip
- Endoskopisch assistiertes Verfahren.
- Vorteil einer Vergrößerung des Operationssitus über Video und Bildschirm.
- Nur für auffüllbare Implantate geeignet (kleiner Zugang).

Zum weiteren Vorgehen vgl. Bostwick et al. (1995).

Anhang A

Tabellarische Übersicht zur Anatomie der mammachirurgisch relevanten Muskeln

Muskel	Ursprung	Ansatz	Nerven-/Gefäßversorgung

M. pectoralis major
  Pars clavicularis
  Pars sternocostalis
  Pars abdominalis
	Clavicula (sternale Hälfte)
	Sternum, Rippenknorpel 1–5
	Ventrales Blatt d. Rektus-
	scheide
		Crista tuberculi majoris
		humeri
			Nn. thoracici ventrales
			(Plexus brachialis),
			A. et V. thoracoacromiales

M. pectoralis minor	3.–5. Rippe	Processus coracoideus scapulae	Nn. thoracici ventrales (Plexus brachialis), A. et V. thoracoacromiales
M. serratus anterior	1.–8. Rippe (9 Zacken)	Margo vertebralis, Angulus caudalis	N. thoracicus longus, A. et V. thoracicae laterales
M. trapezius	Kopf: Linea nuchae Hals: Septum nuchae Brust: 12 Brustwirbeldornen	Oberer Teil: Clavicula Mittlerer Teil: Acromion Unterer Teil: Spina scapulae	N. accessorius u. Äste aus C. III u. C. IV, A. et V. intercostales (R. dorsalis), A. et V. cervicales superficiales
M. latissimus dorsi	Pars aponeurotica fasciae lumbodorsalis (7.–12. Brust- wirbel, 5 Lendenwirbel), Pars scapularis	Crista tuberculi minoris humeri	N. thoracodorsalis, A. et V. thoracodorsales
M. serratus dorsalis caudalis	Pars aponeurotica fasciae lumbodorsalis (11. u. 12. Brustwirbel, 1. u. 2. Lenden- wirbeldorn)	4 unterste Rippen (4 Zacken)	Zugehörige Interkostalnerven und Interkostalgefäße
M. teres major	Angulus caudalis scapulae, Margo axillaris scapulae	Crista tuberculi minoris humeri	N. thoracodorsalis, A. et V. thoracodorsales
M. rectus abdominis	Rippenknorpel 5–7, Processus xiphoideus, Ligg. costoxiphoidea	Kranialer Schambeinrand	Nn. intercostales, A. et V. epigastrica craniales et caudales

Tabellarische Übersicht zu den ästhetischen Normpositionen von Brust, Brustwarze und Nabel

Brust	kranial	2./3. ICR
	kaudal	6. ICR
	medial	Parasternallinie
	lateral	vordere Axillärlinie
Brustwarze	Transversallinie mittleres/unteres Drittel des Oberarms	
Nabel	a) 2 cm oberhalb der Verbindungslinie zwischen höchsten Punkten der Darmbein- kämme b) Mitte zwischen Processus xiphoideus und Symphysenoberrand c) Bandscheibe zwische 3. und 4. Lendenwirbel	

Anhang B

Übersicht zur brusterhaltenden Therapie (BET)

Voraussetzungen:	– Konsensus der Patienten für Operation und Nachbestrahlung – Spezielle operationstechnische Qualifikation des Operateurs, bei Unerfahrenheit Rezidivrisiko bis 30%! – Enge Kooperation zwischen Operateur, Pathologen, Radiologen und internistischem Onkologen
Indikationen:	– Tumorgröße bis 2,5 cm Durchmesser, evtl. bis 3 cm bei günstiger Tumor-Brust-Größenrelation – Verschiebbarkeit des Tumors gegenüber Muskulatur – Keine Infiltration der über dem Tumor liegenden Haut Ausnahme: kleiner Tumor mit resezierbarem infiltriertem Hautareal
Kontraindikationen:	• Absolute: – Multizentrisches bzw. multifokales Mammakarzinom – Inkomplette Tumorexstirpation trotz Nachresektion – Ausgedehnte lymphatische Beteiligung (Lymphangiosis carcinomatosa) – Invasives duktales Mammakarzinom mit intraduktaler Komponente über 25% • Relative: – Zu kleines Brustvolumen in Relation zur Tumorgröße – Invasives lobuläres Mammakarzinom (hoher Tumorzell-Dissoziationsgrad) – Altersgruppe bis 39 Jahre, insbesondere bei ungünstigen histologischen Kriterien
Operative Qualitätsmerkmale:	– Operatives Qualitätsmerkmal ist die lokale Kontrolle des Tumorgeschehens – Rezidivrisiko sollte nicht über 1–1,5% pro Jahr liegen (gegenwärtiger Standard). Angestrebt wird eine Lokalrezidivrate von 0,5% pro Jahr. – Ästhetisches Resultat

Anhang C

Tabellarische Übersicht zum Zeitpunkt der Fäden- und Drainageentfernung bei rekonstruktiv-mammachirurgischen Eingriffen. *TRAM* transversale untere Rektus-Bauchdecken-Lappenplastik, *TEL* thorakoepigastrische Lappenplastik, *ERF* epigastrische Rektus-Bauchdecken-Lappenplastik, *LAT* Latissimus-Hautsubkutangewebe-Lappenplastik

Eingriffe	Fädenentfernung [Tag post operationem]	Drainageentfernung, max. Absonderung [ml/24 h]
Hautsparende Mastektomie mit Expandereinlage	20	<10
Subkutane Mastektomie mit Implantateinlage	20	<5 [b]
Mastopexie	28 [a]	0
Papillenaufbauplastik	35 [a]	0
Papillenelevationsplastik		0
a) Tabaksbeutelnaht	belassen!	
b) Hautnaht	14 [a]	
Mammareduktionsplastik	28 [a]	<10
Bauchdeckenplastik/TRAM		<10
a) Nabeleinzelknopfnähte	28 [a]	
b) Intrakutannaht	20	
TEL, ERF, LAT	20 [a]	<10 [b]
Liposuktion	10	0

[a] Möglichst durch Operateur.
[b] Evtl. Patientin mit Drainage entlassen.

Weiterführende Literatur

Bland KI, Copeland EM (1990) The breast. A comprehensive textbook for the management of benign and malignant diseases. Saunders, Philadelphia

Bostwick J III (1991) Aesthetic and reconstructive breast surgery. Mosby, St. Louis

Bostwick J III, Eaves FF, Nahai F (1995) Endoscopic plastic surgery. Quality Medical Publ., St. Louis

Fowble B, Goodman RL, Glick JH, Rosato EF (1991) Breast cancer treatment. Mosby, St. Louis

Georgiade NG, Georgiade GS, Riefkohl R (1990) Aesthetic surgery of the breast. Saunders, Philadelphia

Goldwyn RM (1989) Reduction mammaplasty. Little, Brown & Company, New York

Hartrampf CR Jr, Michelow BJ (1991) Hartrampf's breast reconstruction with living tissue. Raven, New York

Noone AB (1991) Plastic and reconstructive surgery of the breast. Mosby, St. Louis

Sachverzeichnis

Abdeckmodus 20
Amputationstechnik 115
– Teilamputation 123
Anamnese, Familienanamnese 5
Anzeichnung 2, 110, 111
– Hautschnittmuster 2
– Hauttinte 2
– Markierstift 3
– Markierungen 2
– – Orientierungslinien 2
– – Orientierungspunkte 2
– – Schnittlinien 2
– McKissock-Reduktionsplastik 110, 111
Areola 95
Areolahaut
– Entnahmeregionen 96
– Transplantation 99
– Unterspülen 98
Armlagerung 20, 53
– LAT (Latissimus-dorsi-Lappenplastik) 53
assistierte Operation 18
ästhetische
– Brustcharakteristika 18
– Normpositionen 129
– – Brust 129
– – Brustwarze 129
– – Nabel 129
Aufklärung 1
– Aufklärungsbogen 2
– Aufklärungsgespräch 1
– Einverständnis 1
– Einwilligung 2
– Erwartungshaltung 1
Augmentation 125
Augmentationsplastiken 125 ff.
Axilla-Clearing 36
Axilla-Staging 36

B-Plastik, modifizierte 45, 46
BET (brusterhaltende Therapie) 41, 42, 130
– Indikationen 130
– Kontraindikationen 130

– lappenunterstützte 42
– operative Qualitätsmerkmale 130
– Voraussetzungen 130
BGA-Empfehlungen 17
bildgebendes Monitoring 42
Biodimensional-System 86
Biopsienadeln (*siehe auch* Jet-Nadelbiopsie) 25 ff.
Biospan-Expanderimplantation 86, 87
– Drainage 87
– Expandervolumen 87
– Fill-Kit 87
– Magna-Finder 87
– Templates 87
Brust
– ästhetische Normposition 129
– Formverband 21
– – V-Verband 21
– – Wattespindel 21
– Größenrelation, Tumor 31
Brustansatz, medialer 36
Brustcharakteristika, ästhetische 18
brusterhaltende Therapie (*siehe* BET)
Brustwarze, ästhetische Normpositionen 129
Brustwiederaufbau 36
– sequentieller 36
– simultaner 36

care drape 53
CE-Gütesiegel 18
Crown-Core-Cut-Biopsienadel 27

Dauerprothesen 16
Dermofettlappen, modifizierter 84, 85
– Schwenklappenplastik 85
Dokumentation 2 ff.
– Dokumentationsskizze 2
– Familienanamnese 5
– Fotoaufnahmen/-dokumentation 2, 41
– – prätherapeutische 41

– Implantatregister-Formblatt 5
– Schnittführung 2
Double-skin-Plastik 117
– Deepithelisieren 118
– epigianduläre Dissektion 118
– Keilresektion 118
– – bilaterale 118
– – kraniobasale 118
– Raffnaht, intrakutane 118
– Stützverband 118
– Umschneiden der Mamille 118
Drainage 61, 64, 87, 125
– und Fädenentfernung, Zeitpunkt 131

Einheit von Implantations- und Explantationschirurgie 125
endoskopische
– Laser-Kapsulotomie 92
– Prothesenimplantation 127
Entlüftung, komplette (Inflatables) 16
ERF (epigastrische Rektuslappenplastik; *siehe dort*) 82, 83
Erwartungshaltung 125
Expanderimplantation, Biospan- 86
Expanderprothesen 16
Expertentreffen, Frankfurter 17
Explantations- und Implantationschirurgie, Einheit 125
exstirpierende Eingriffe 25 ff.

Fäden- und Drainageentfernung, Zeitpunkt 131
Fadenmarkierungen 30
Fallmanagement 42
FDA (Food and Drug Administration) 15
FDA-Moratorium 17
Fibromexstirpation 30
Fotodokumentation 2, 41
– prätherapeutische 41
Frankfurter Expertentreffen 17
Fremdkörperreaktion 18

Germline screening 33, 34
Gewebeloge, submuskuläre, Präparation 89
global settlement 17

Hartrampf-Technik, Papillenrekonstruktion 98
Haut-Tumor-Distanz 31
Hautdesinfektion 20
Hautschnittmuster, tumorlageradaptierte 43
Hauttinte 2
Heberegion 19
- Verschlußrichtung 19
Hochgeschwindigkeitsbiopsie-Gerät 9, 10
- High Speed Core Cut 2 9
- High Speed Multi HSM 22/15 10
Holmium:YAG-Laser 13, 93
- Dissektion 93

Implantations- und Explantationschirurgie, Einheit 125
Implantatkapselexstirpation, Prothesenwechsel (siehe auch dort) 90, 91
Inflatables 16
- komplette Entlüftung 16
Informationsblatt 14
Inframmärfalten-Nahttechnik 93
Interface 92
intraoperatives Management 22 ff.
- Kurzbezeichnung 22
- Operationstempo 24
- Standardpositionen am OP-Tisch 24
- vertikale Verantwortungsstruktur 22

Jet-Nadelbiopsie 1, 9, 10, 25
- Brustkompressionsverband 27
- Crown-Core-Cut-Biopsienadel 27
- Koaxial-Biopsienadel 27
- Kontaktierbewegung 26
- Sofortkompression 26

Kapselfibrose 15, 90, 92
- Klassifizierung nach Baker 18
Kapsuloskop 93
Keilkissen 19
Kleinsche Lösung 10
Koaxial-Biopsienadel 27
Kompression, Sofortkompression 26

L.E.C. (Laser-endoskopische capsuläre)-Technik 92

LABC (local advanced breast cancer) 34
Lagerung
- Armlagerung 20, 53
- Entnahmelagerung 53
- Standardlagerung 19
- Umlagerung 54
- Verschlußlagerung 54
Lappenplastiken
- ERF (siehe epigastrische Rektuslappenplastik) 82–84
- LAT (siehe Latissimus-dorsi-Lappenplastik) 51–61
- TEL (siehe thorakoepigastrische Lappenplastik) 49–51
- TRAM (siehe dort) 61–81
Laser-Kapsulotomie, endoskopische 92
LAT (siehe Latissimus-dorsi-Lappenplastik)
Latissimus-Funktionstest 52
Latissimus-dorsi-Lappenplastik (LAT) 51, 58
- Angulus caudalis scapulae 56
- Armlagerung 53
- Drainagen 61
- Entnahmelagerung 53
- Entnahmeregion 51
- - horizontale 51
- - oblique 51
- - vertikale 51
- extrem tief angesetzte 58
- Hebe-, Defektregionrelationen 53
- Höhe der Entnahmestelle 53
- ipsilaterale 51
- kontralaterale 51
- patch-Effekt 52
- Präparation des M. latissimus dorsi 56
- Serombildung 52
- tief angesetzte 58
- Umlagerung 54
- Verschlußlagerung 54
- Weichteilmantelreserve, Prüfen 52
Latissimusinsellappen 48, 58
- Positionierung 48
- zwischengelagerter 58
Liposuktion, Tumeszenz- 10
Liposuktionsinstrumentarium 10
Liposuktionskanülenset 11
Lokalanästhesie, Tumeszenz- 10
Low-pole-Prothese 126
Lymphadenektomie, axilläre 36 ff.
- Durchhängen der Axillargrube 40
- Halten des Armes 38
- Rotter-Fett-Lymphknoten-Gewebe 40

- Verschlußlinien 36

Mamillendruckverband/-andruckverband 28, 98, 117, 118
Mamillenentrundung 98
Mamillenimitat 95
Mamillenrekonstruktion 95 ff.
Mamillentätowierung 104, 105
- Accents-Pigmente 104
- ästhetische Beratung 104
- Pigment-Hauttest 104
- Verband 105
- Vorgehen 104
Mamma
- angewandte Mammaästhetik 18
- Endoprothesenformen 126
- Netzverband 22
- polyurethanbeschichtete Mammaendoprothesen 17
- Stützverband 22
Management
- Fallmanagement 42
- intraoperatives (siehe dort) 22 ff.
Markierstift 2
Markierungen (siehe auch Anzeichnung) 2, 28, 30
- Fadenmarkierungen 30
- Farbmarkieren 28
Mastektomie 31, 33, 42
- hautsparende 38
- lappenunterstützte 42
- modifizierte radikale (siehe auch MRM) 34, 41, 42
- prophylaktische 34
- Sanierungsmastektomie 34
- subkutane 33
- - Brustgröße 34
- - Drüsenkörperersatz 33
- - Schnellschnitthistologie, retromamilläre 33
- - Zugang 34
- Teilmastektomie (Quadrantektomie) 31
Mastopexien 109 ff., 122
- Techniken 43
McKissock-Reduktionsplastik (siehe auch dort) 109 ff.
Media Related Disease Syndrome (MRDS) 18
Medizinproduktegesetz 18
Monitoring, bildgebendes 42
Moratorium (FDA) 17
MR-Mammographiekontrolle 34
MRM (modifizierte radikale Mastektomie) 34, 41
- lappenunterstützte 41
Muskeln, mammachirurgisch relevante 129

- Ansatz 129
- Nerven-/Gefäßversorgung 129
- Ursprung 129

Nabel
- ästhetische Normposition 129
- Präparation 61
Nachresektionen 30
Nahttechnik, Inframmärfalten- 93
Nekrose
- TEL, Teil- oder Vollnekrose 52
- TRAM, Teil- oder Vollnekrose 52
Nikotinabusus 1

onkoplastische Operationen 1, 41 ff.
onkoplastisches Konzept 18
OP-Tisch, Standardpositionen 24
Operation
- assistierte 18
- onkoplastische 41 ff.
- tumorlageradaptierte 41
- Urbansche (siehe auch dort) 27, 28
operativ-radioonkologische Konferenz 1
Oppenheimer-Effekt 16

Paget-Karzinom 45
Papillenelevationsplastik 105
- Dissezieren 107
- intrakutane Tabaksbeutelnaht 107
Papillenrekonstruktion
- nach Hartrampf-Technik 98
- simultane 101
- nach Star-Technik 95
- - Entnahmestellen 95
Papillenretraktion 105
Papillenstützhülse 100
Papillenstützverband 100
Polydimethylsiloxan 16
Prädisposition, kumulative 33
Prolene-Netz 64, 69
- supportive Netzeinlage 72
Prothesen 16
- Dauerprothese 16
- Expanderprothese 16
- Low-pole-Prothese 126
- Mammaendoprothese, polyurethanbeschichtete 17
- Meßprothese 125
- Silikonprothese 15
Protheseninplantation 87
- epimuskuläre 87
- endoskopische 127
- subglanduläre 125
- - Drainage 125
- - Erweitern Loge 125
- - Meßprothese 125

- - Mobilisieren, retroglandulär 125
- submuskuläre 87, 125
- - Dehnungsprothese, intraoperative 87
- - Präparation Loge 89
- - - Gleitlager 89
- submuskuläre 87
- - - Paßlager 89
- - „Werkbank" 87
- - Zugang, trans-/interpektoral 88, 89
Prothesenloge 83, 89
- Distension 93
Prothesenwechsel mit Implantatkapselexstirpation 90
- Erweitern der Prothesenloge 91
- extrakapsuläre Kapselektomie 90
- Implantationsebene, Wechseln der 91
- Kapselfibrose 90
- Prothesenruptur bzw. -leckage 90
Ptosis, sekundäre 123

Quadrantektomie (Teilmastektomie) 31, 42
- epiglanduläre Dissektion 32
- primäre Quadrantenresektion 31
- sekundäre Quadrantenresektion 31
- Reduktionsplastik-unterstützte 42

Reduktionsplastiken 109 ff.
- nach McKissock 109 ff.
- - Anzeichnung 110
- - brustformbestimmende Distanzen 112
- - dreieckförmige Basis 113
- - Hautinzisionsfigur 115
- - Mamillenumschneidungstechnik 112
- - Stegadaptionsnaht 114
- - Verteilungsnaht (Plissieren) 112
- Quadrantektomie, reduktionsplastikunterstützte 42
- nach Ribeiro 118
- - Deepithelisieren 122
- - Drüsenkörper, Spalten 122
- - Effektvergleich, Reduktionstechniken 122
- - Hautinzisionen 118
- - Mamillenlager, neues 122
- - Mamillenstiel, kranialer 122
- - Mammareduktionsplastiken 122
- - Modellieren 122
- - Präparieren der Mamille 122
- nach Rubin 115

- - Amputationstechnik 115
- - Deepithelisieren 117
- - Exzidieren 117
- - Hautinzisionen 117
- - Mamillendruckverband 117
- - Mamillentranspositionsdistanz 115
- - Modellieren 117
- - Präparieren der Mamille 117
- - Spülen des retromamillären Wundraumes 117
- spezielle 45
Rekonstruktion
- der Hebergion, funktionelle muskulofasziale 73
- Sofortrekonstruktion (siehe auch dort) 41, 42
Rektuslappenplastik, epigastrische (ERF) 82–84
- autologe Konversion 82
- Delay-Technik 84
- einseitige 82
- Modellieren 84
- Transfer 84
- Tunnelung 84
- Verschluß der Hauthebregion 84
- Weichteilrolle 82
- zweiseitige 83
Rezidiv, lokoregionales 52
Ribeiro-Reduktionsplastik 118
Rubin-Technik, Reduktionsplastik 115

Scarpasche Faszie 36
Schlupfwarzen 105
Segmentresektion (Tumorektomie) 29
Shape 18
Silikonelastomer 16
Silikonprothese 15
Simulationstechnik, operative 18
Size 18
Slics 16
Sofortrekonstruktion 41, 42
- tumorspezifische 41
Softness 18
Specboard 12
Split-TRAM 68–70
- Aushülsen 69
- deepithelisierter („burried") 71
- epifasziales Mobilisieren 68
- mit Hautinsel 69, 70
- ohne Hautinsel 69, 71
- muskulokutane Perforansgefäße 68
- Prolene-Netz 69
- Split-Inzision 68
- Transponieren 69

– Verschließen der Linea-arcuata-
  Lücke 69
Standardlagerung 19
Symmetry 18

Tätowiergerät 10, 11
– ACCENTS- 11
Tätowierung, Mamillen- 104
Teilamputation 123
Teilmastektomie (Quadrantekto-
  mie) 31
Templates 16, 87
Test
– Latissimus-Funktionstest 52
– Pigment-Hauttest 104
thorakoepigastrische Lappenplastik
  (TEL) 49
– Einmodellieren 49, 50, 51
– Hautinzisionen 49, 50
– Teil- oder Vollnekrose 52
– Weichteilmantelregionen, zu mobi-
  lisierende 49, 50
TNM-Klassifikation 5
TRAM/TRAM-Lappenplastik 61, 71
– Delay-Technik 80, 81
– – Choke-Zone 80
– – venöse Abstromrichtungen nach
  Delay-Technik 81
– doppelt-gestielte 61, 66, 67
– – mit 90°-Drehung 66
– – mit 180°-Drehung 67
– Drainage 64
– einfach-gestielte 71, 73, 76
– – ipsilateral, links mit 90°-Dre-
  hung 73, 76

– – ipsilateral, rechts mit 90°-Dre-
  hung 73, 76
– – kontralateral, links mit 90°-Dre-
  hung 73, 79
– – kontralateral, rechts mit 180°-
  Drehung 73, 78
– Einmodellieren 64
– Einnähen 64
– Entlastung
– – Heberegion 64
– – der Transplantationsregion 64
– epifasziales Mobilisieren des
  TRAM 63, 72
– funktionelle muskulofasziale Re-
  konstruktion der Heberegion 73
– Mitnahme vordere Rektusscheide,
  Rektusmuskel 72
– PDS-Schlaufennaht 64
– Prolene-Netz 64
– Rektusscheidenverschluß nach
  Viera 74
– Split-TRAM (*siehe auch dort*) 68,
  69
– Teil- oder Vollnekrose 52
– Umschneiden
– – des TRAM-Lappens 61
– – der vorderen Reduktscheide 63
– venöse Abstromrichtungen 80
– Verschließen der Rektusschei-
  de 64
Tumeszenz
– Liposuktion 10
– Lokalanästhesie 10
Tumor-Brust-Größenrelation 29, 31
Tumordistanz-Technik, digitale 30

Tumorektomie (Segmentresektion,
  „wide excision") 29
tumorlageradaptierte
– Hautschnittmuster 43
– Operationen 41
Tumorreduktionsbehandlung 41
tumorspezifische Sofortrekonstruktion 41
Twistmarker (Markierungs-
  draht) 27

Ultraschalldopplergerät 8
– Handydop-Set 8
– Taschendoppler-Set TDM2 8
Upper-filling-Verlustsyndrom 125
Urbansche Operation 27, 28
– Farbmarkieren 28
– Mamillendruckverband 28

Vasa epigastrica caudalia 63
Vasa perforantia, mediale und laterale Reihe 62

warm touch (Wärmeeinheit) 13, 20
Werkbank (intraoperative Dehnungsprothese) 87
wide excision (Tumorektomie) 29
Wundraum, retromamillärer, Spülen 117

YAG-Laser, Holmium: 13, 93

zweizeitiges Vorgehen 1

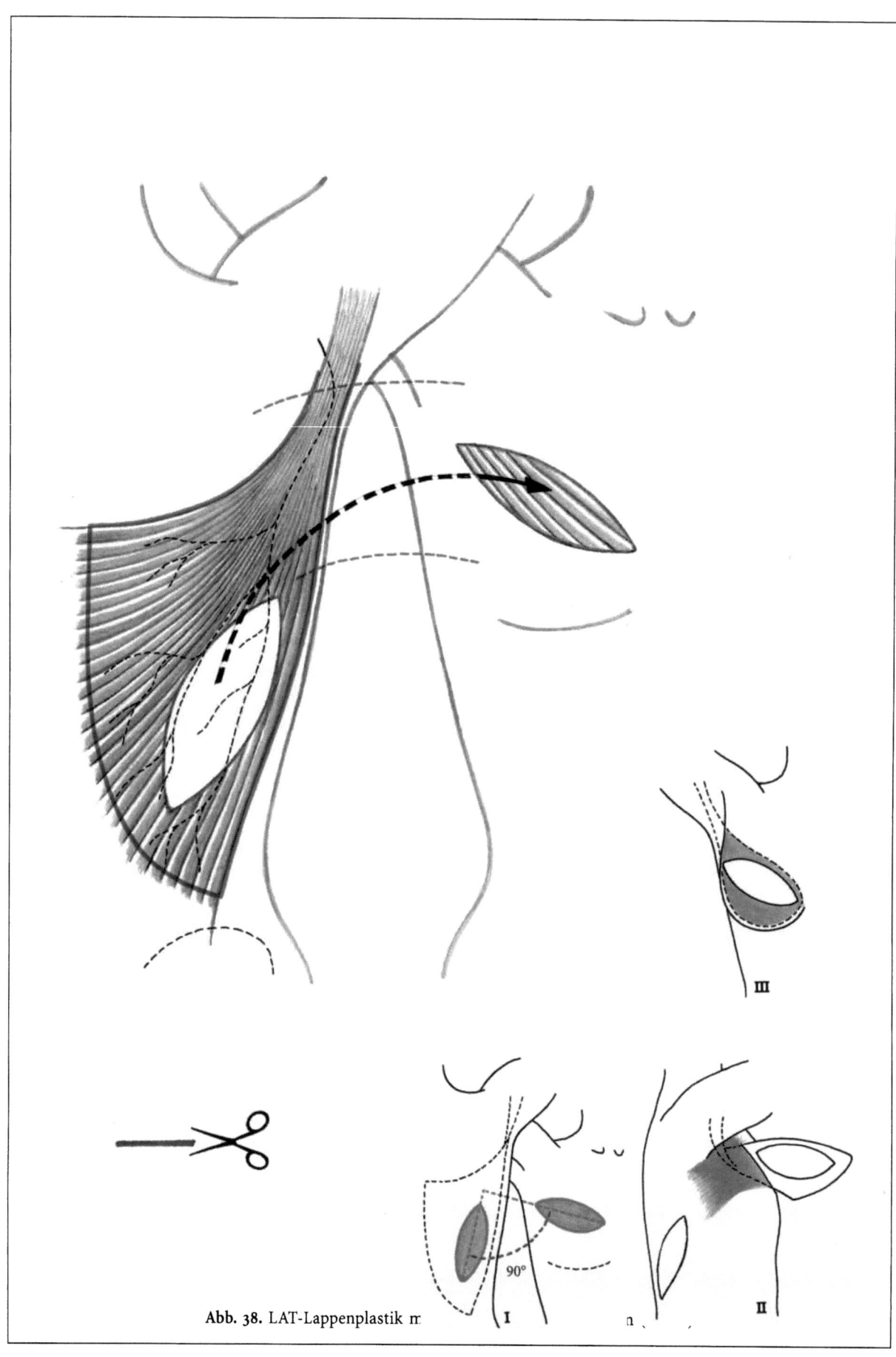

Abb. 38. LAT-Lappenplastik m

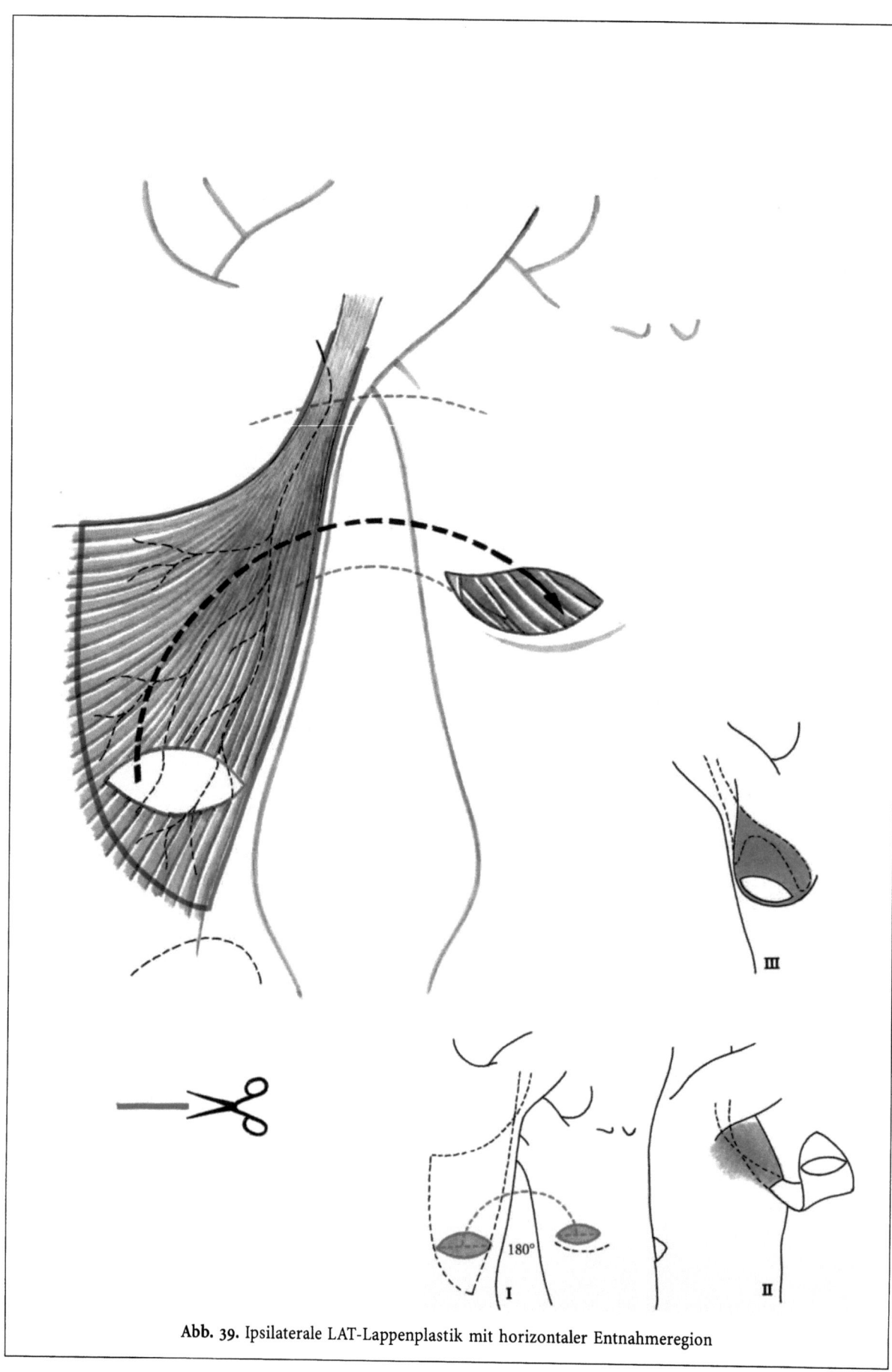

Abb. 39. Ipsilaterale LAT-Lappenplastik mit horizontaler Entnahmeregion

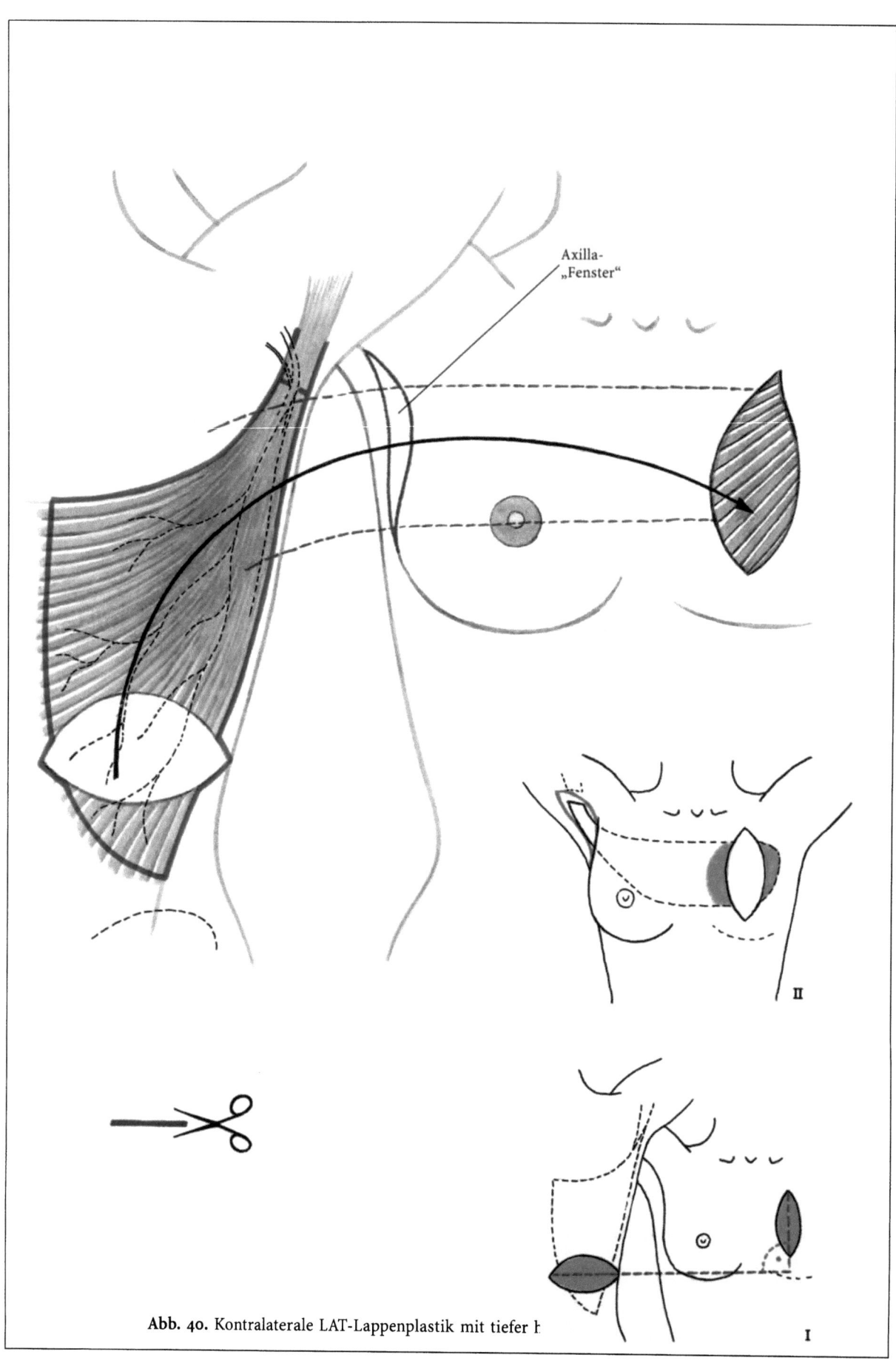

Abb. 40. Kontralaterale LAT-Lappenplastik mit tiefer h

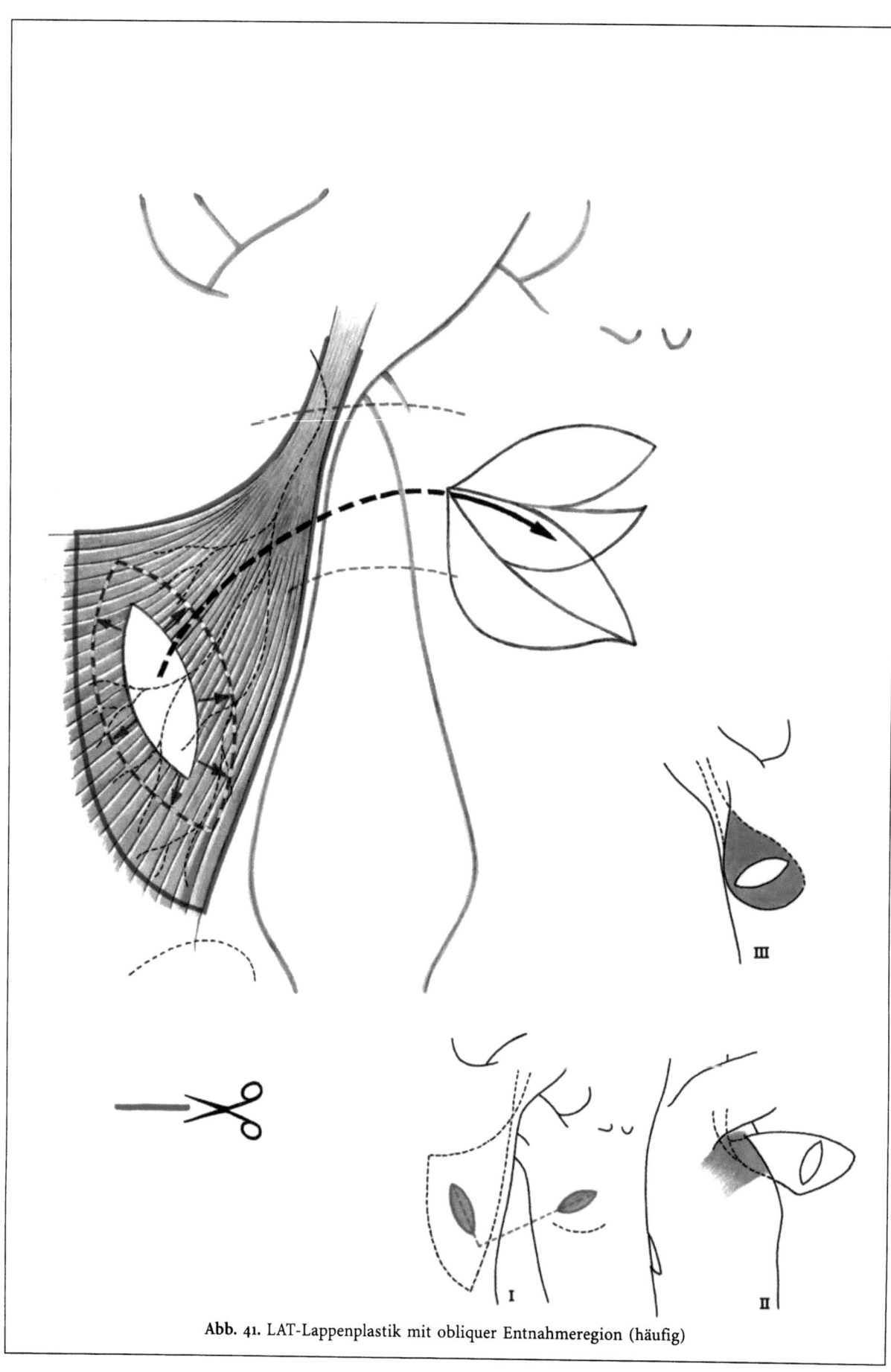

Abb. 41. LAT-Lappenplastik mit obliquer Entnahmeregion (häufig)

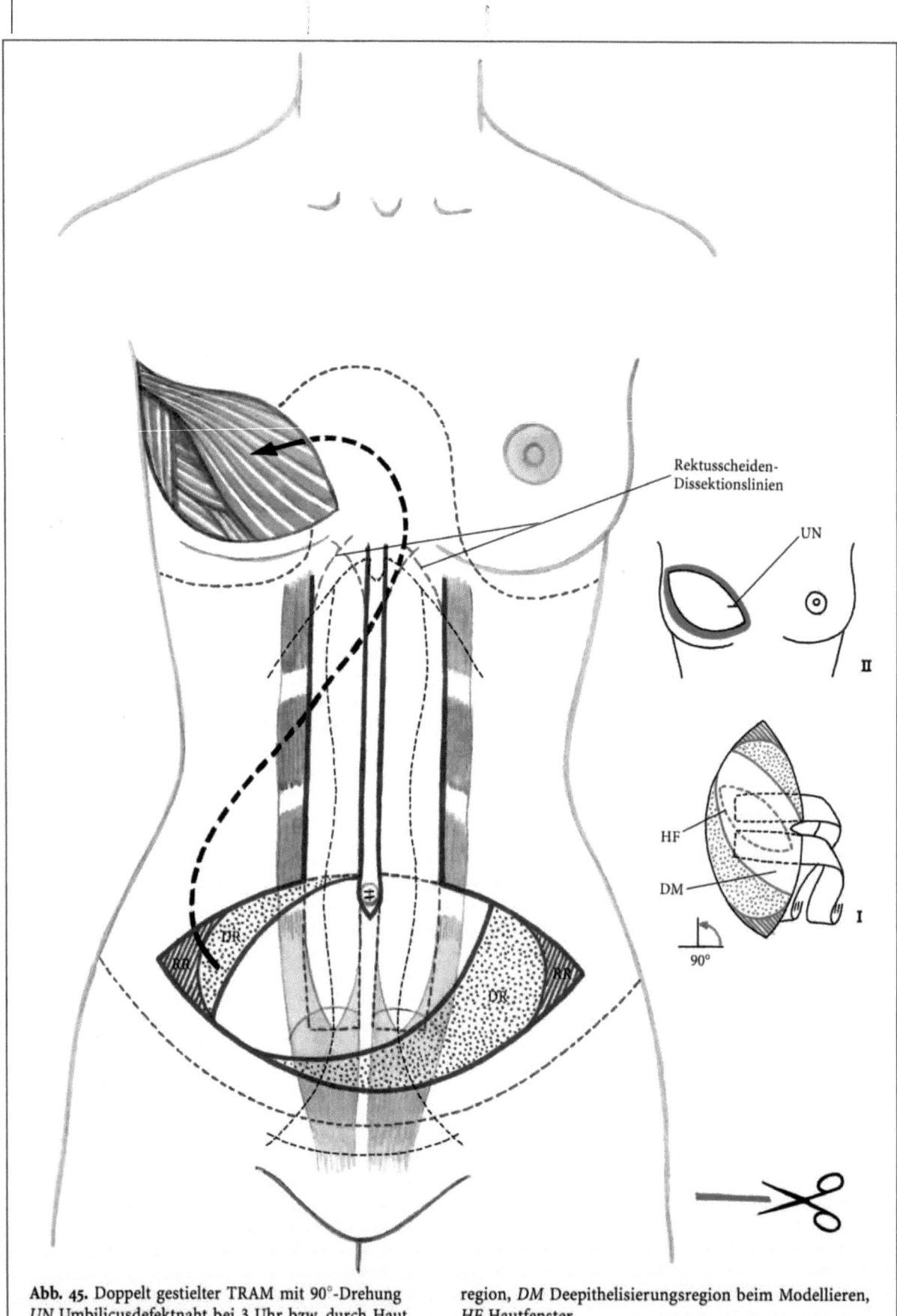

Abb. 45. Doppelt gestielter TRAM mit 90°-Drehung. *UN* Umbilicusdefektnaht bei 3 Uhr bzw. durch Haut verdeckt, *DR* Deepithelisierungsregion, *RR* Resektionsregion, *DM* Deepithelisierungsregion beim Modellieren, *HF* Hautfenster

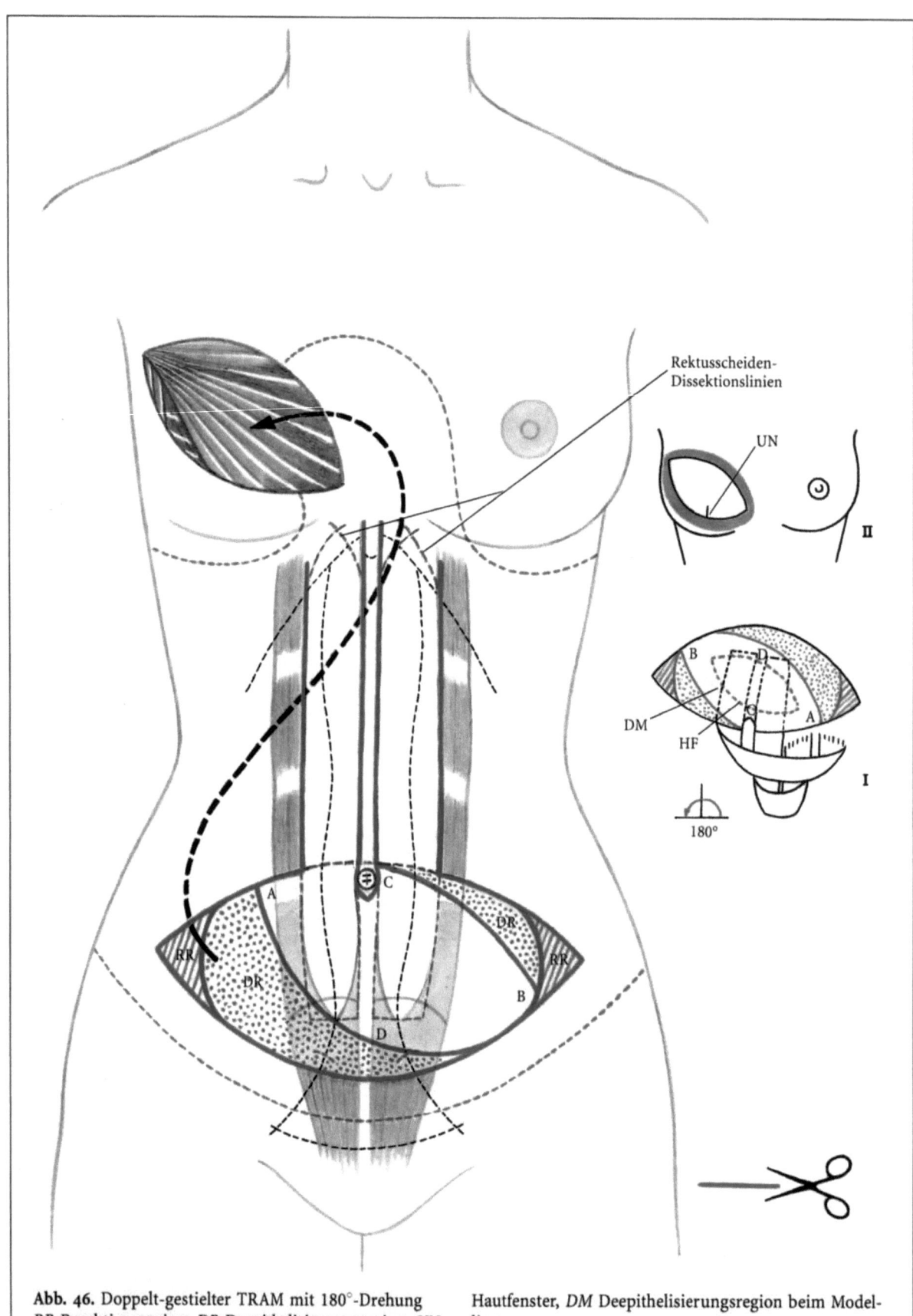

Abb. 46. Doppelt-gestielter TRAM mit 180°-Drehung. *RR* Resektionsregion, *DR* Deepithelisierungsregion, *UN* Umbilicusdefektnaht zwischen 4 und 6 Uhr sichtbar, *HF* Hautfenster, *DM* Deepithelisierungsregion beim Modellieren

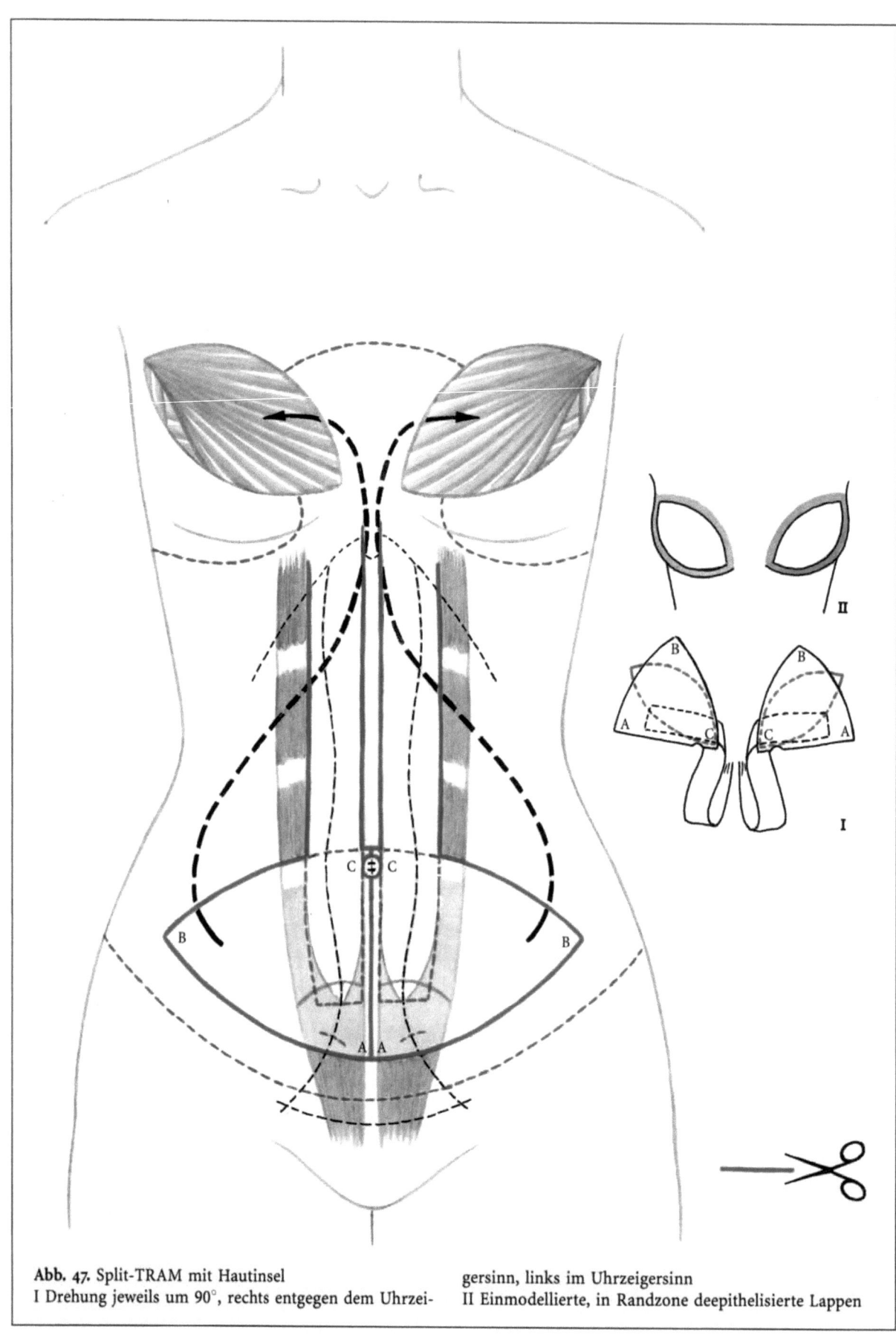

Abb. 47. Split-TRAM mit Hautinsel
I Drehung jeweils um 90°, rechts entgegen dem Uhrzeigersinn, links im Uhrzeigersinn
II Einmodellierte, in Randzone deepithelisierte Lappen

U. Herrmann W. Audretsch
Praxis der Brustoperationen
© Springer-Verlag Berlin Heidelberg 1995

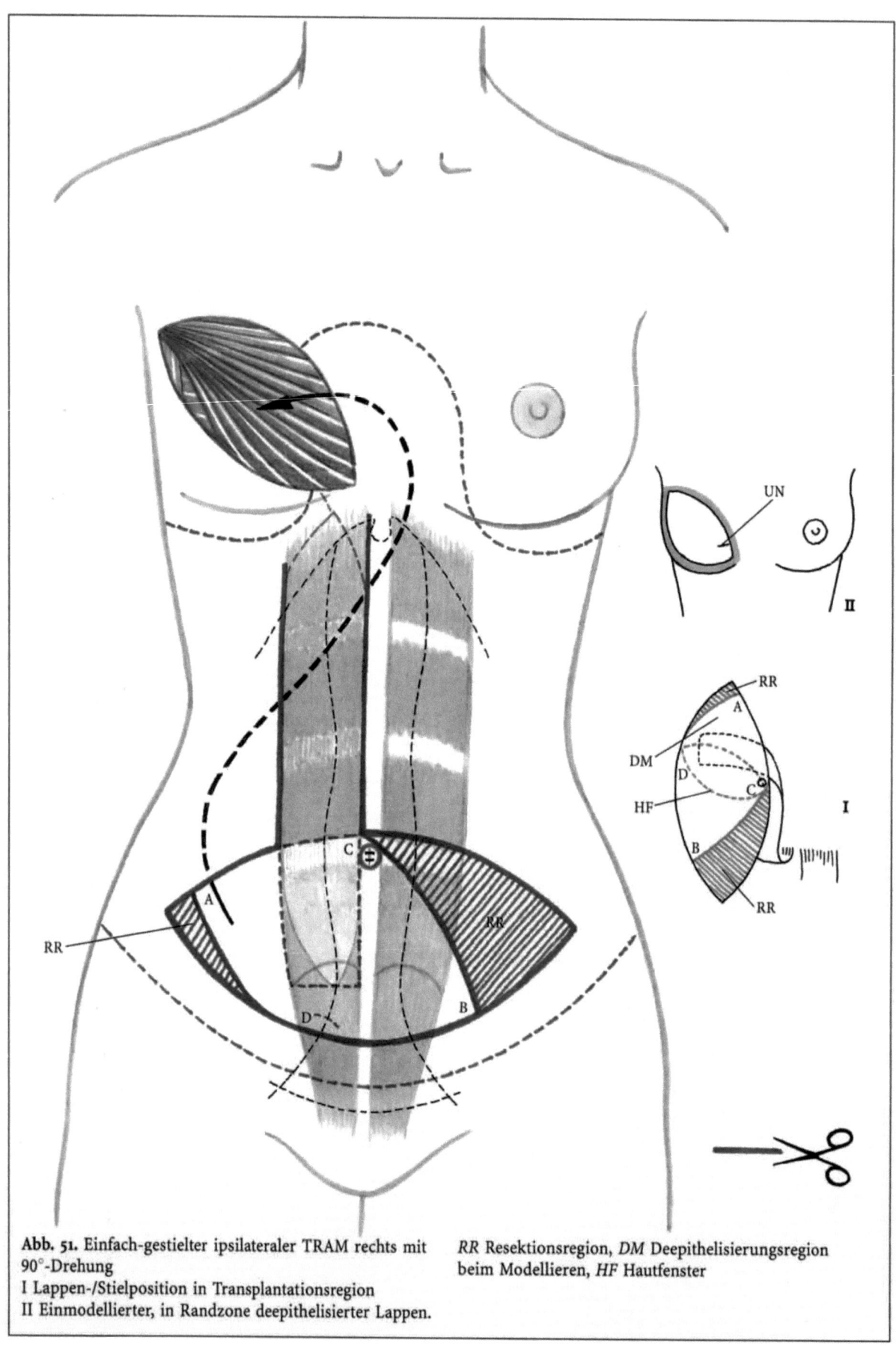

Abb. 51. Einfach-gestielter ipsilateraler TRAM rechts mit 90°-Drehung
I Lappen-/Stielposition in Transplantationsregion
II Einmodellierter, in Randzone deepithelisierter Lappen.

RR Resektionsregion, *DM* Deepithelisierungsregion beim Modellieren, *HF* Hautfenster

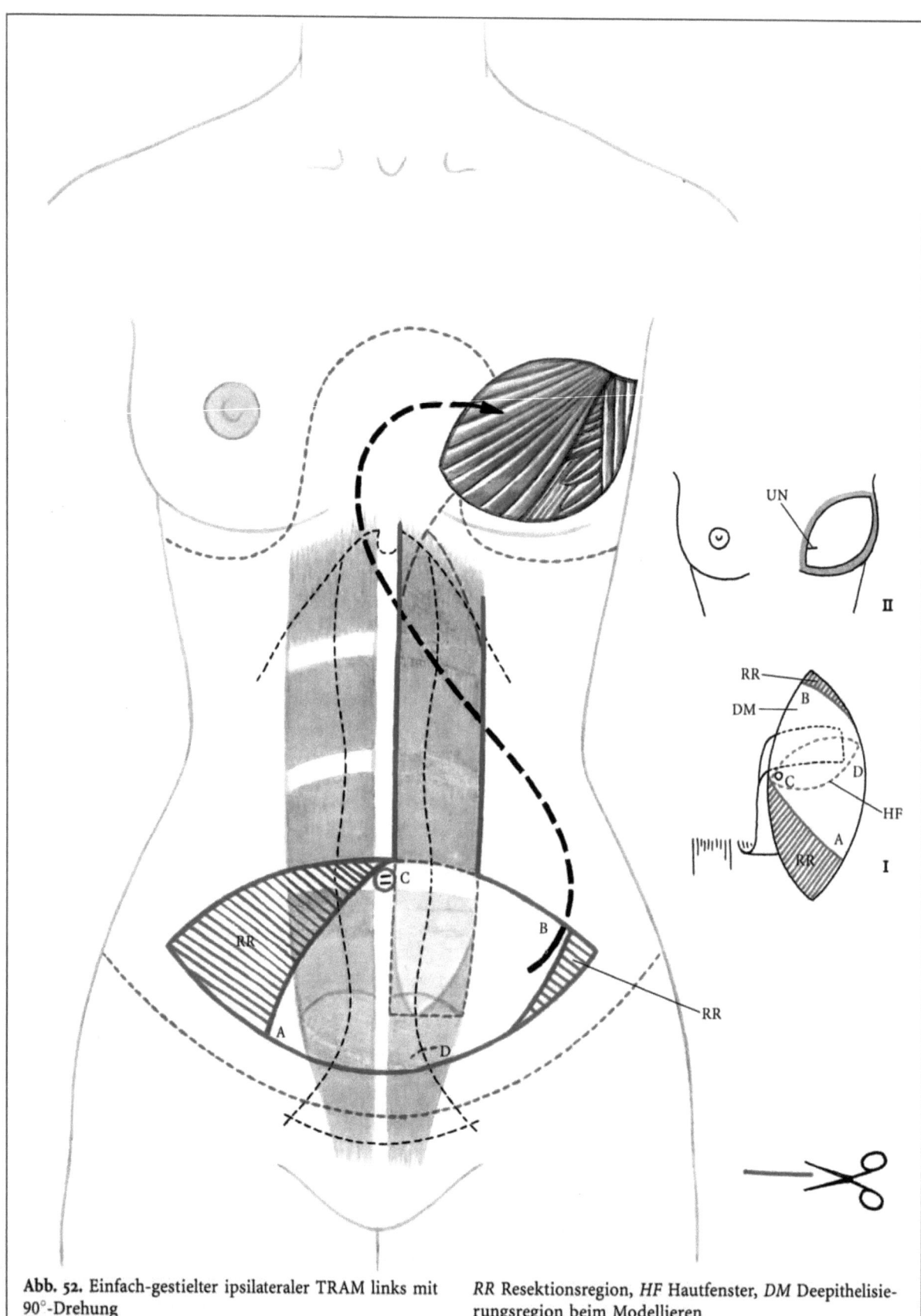

Abb. 52. Einfach-gestielter ipsilateraler TRAM links mit 90°-Drehung
I Lappen-/Stielposition in Transplantationsregion
II Einmodellierter, in Randzone deepithelisierter Lappen.

RR Resektionsregion, *HF* Hautfenster, *DM* Deepithelisierungsregion beim Modellieren

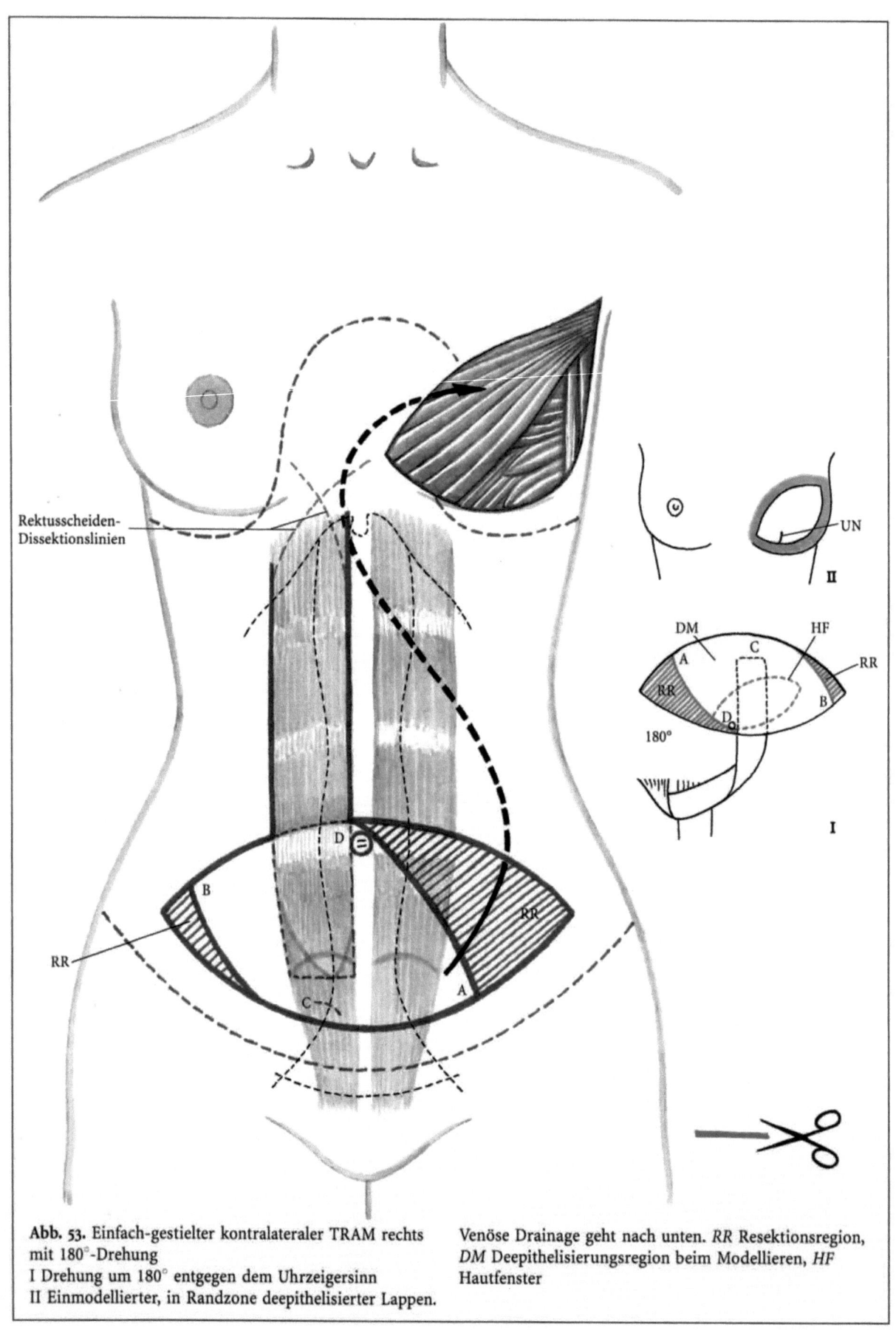

Abb. 53. Einfach-gestielter kontralateraler TRAM rechts mit 180°-Drehung
I Drehung um 180° entgegen dem Uhrzeigersinn
II Einmodellierter, in Randzone deepithelisierter Lappen. Venöse Drainage geht nach unten. *RR* Resektionsregion, *DM* Deepithelisierungsregion beim Modellieren, *HF* Hautfenster

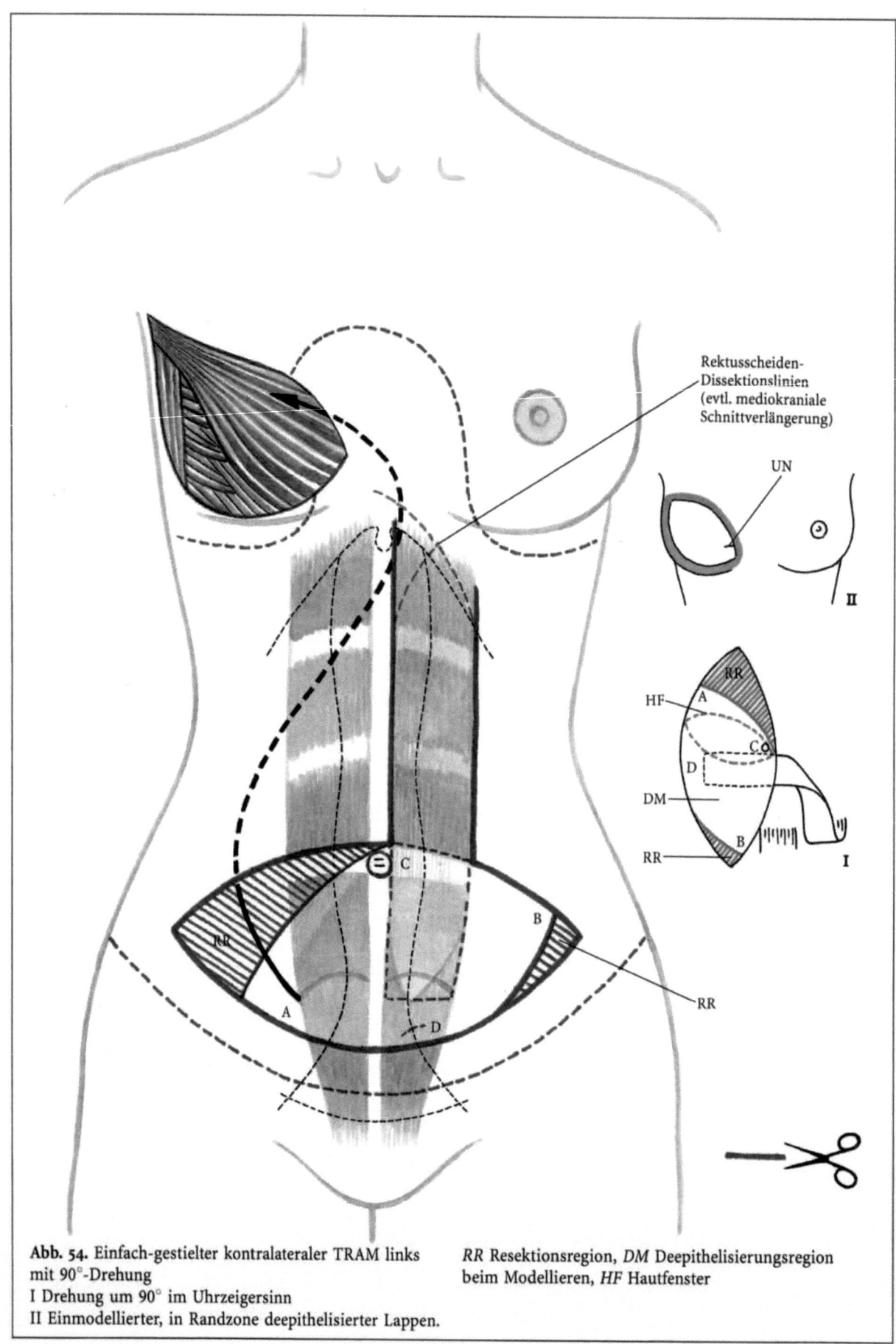

Abb. 54. Einfach-gestielter kontralateraler TRAM links mit 90°-Drehung
I Drehung um 90° im Uhrzeigersinn
II Einmodellierter, in Randzone deepithelisierter Lappen.

RR Resektionsregion, *DM* Deepithelisierungsregion beim Modellieren, *HF* Hautfenster

If you have any concerns about our products,
you can contact us on
ProductSafety@springernature.com

In case Publisher is established outside the EU,
the EU authorized representative is:
**Springer Nature Customer Service Center GmbH
Europaplatz 3, 69115 Heidelberg, Germany**

Printed by Libri Plureos GmbH
in Hamburg, Germany